Cost-Effective Evaluation and Management of
Cranial Neuropathy

颅神经疾病成本效益
评估与管理

原著 ［美］Seilesh C. Babu

　　　［美］Neal M. Jackson

主审　于炎冰　徐如祥

主译　汪永新　张洪钿　巴永锋

中国科学技术出版社
·北 京·

图书在版编目（CIP）数据

颅神经疾病成本效益评估与管理 /（美）塞莱斯·C.巴布 (Seilesh C. Babu) 等原著；汪永新，张洪钿，巴永锋主译 . — 北京 : 中国科学技术出版社，2024.1

ISBN 978-7-5236-0250-8

Ⅰ.①颅… Ⅱ.①塞…②汪…③张…④巴… Ⅲ.①颅—神经系统疾病—诊疗 Ⅳ.①R745.1

中国国家版本馆 CIP 数据核字 (2023) 第 084459 号

著作权合同登记号 : 01-2023-0386

策划编辑	宗俊琳　郭仕薪
责任编辑	孙　超
文字编辑	汪　琼
装帧设计	佳木水轩
责任印制	李晓霖

出　　版	中国科学技术出版社
发　　行	中国科学技术出版社有限公司发行部
地　　址	北京市海淀区中关村南大街 16 号
邮　　编	100081
发行电话	010-62173865
传　　真	010-62179148
网　　址	http://www.cspbooks.com.cn

开　　本	889mm×1194mm　1/16
字　　数	258 千字
印　　张	10.5
版　　次	2024 年 1 月第 1 版
印　　次	2024 年 1 月第 1 次印刷
印　　刷	北京盛通印刷股份有限公司
书　　号	ISBN 978-7-5236-0250-8/R·3098
定　　价	128.00 元

译校者名单

主　审　于炎冰　中日友好医院

　　　　徐如祥　四川省人民医院

主　译　汪永新　新疆医科大学第一附属医院

　　　　张洪钿　中国人民解放军总医院第七医学中心

　　　　巴永锋　安徽省太和县人民医院

副主译　邹志浩　新疆军区总医院

　　　　赵　冬　石河子大学医学院第一附属医院

　　　　周庆九　新疆医科大学第一附属医院

　　　　郝雪梅　中国人民解放军总医院第七医学中心

译校者　（以姓氏汉语拼音为序）

　　　　巴永锋　安徽省太和县人民医院

　　　　陈举林　新疆医科大学第一附属医院

　　　　范国锋　新疆医科大学第一附属医院

　　　　郝雪梅　中国人民解放军总医院第七医学中心

　　　　侯效胜　新疆军区总医院

　　　　吉文玉　新疆医科大学第一附属医院

　　　　刘　冬　新疆医科大学第一附属医院

　　　　刘　祺　石河子大学医学院第一附属医院

　　　　马木提江·木尔提扎　新疆医科大学第一附属医院

　　　　马小虎　新疆医科大学第一附属医院

　　　　马小龙　石河子大学医学院第一附属医院

　　　　秦　虎　新疆医科大学第一附属医院

　　　　田卫东　石河子大学医学院第一附属医院

　　　　图柯拜·吐尔托合提　新疆医科大学第一附属医院

　　　　汪永新　新疆医科大学第一附属医院

　　　　王佳明　新疆医科大学第一附属医院

　　　　王建江　新疆军区总医院

　　　　王　凯　新疆医科大学第一附属医院

　　　　王　猛　新疆医科大学第一附属医院

王世龙　石河子大学医学院第一附属医院

吴鹏飞　新疆医科大学第一附属医院

夏　鸣　新疆医科大学第一附属医院

依日扎提·艾力　新疆医科大学第一附属医院

张洪钿　中国人民解放军总医院

张开元　新疆军区总医院

赵　冬　石河子大学医学院第一附属医院

赵俊红　新疆医科大学第一附属医院

周庆九　新疆医科大学第一附属医院

邹志浩　新疆军区总医院

内容提要

本书引自 Thieme 出版社，由神经外科专家 Seilesh C. Babu 博士与 Neal M. Jackson 博士联袂编写，系统介绍了各种颅神经疾病的成本效益评估与管理。书中所述不仅包括颅神经相关疾病、颅神经疾病的成本效益评价、颅神经病变的放射影像学，还涉及颅底解剖学、临床评估、诊断评估、治疗方案等相关内容。以成本效益为关注点进行内容呈现，切合临床实际，有助于读者理解和掌握相关知识并从中获益，非常适合神经外科、眼科、言语语言病理学科、放射科及不同亚专科领域的耳鼻咽喉科医师阅读，也可供神经解剖学和神经生理学研究人员参考。

原书编著者名单

原 著

Seilesh C. Babu, MD
Neurotologist and Skull Base Surgeon
Department of Otology, Neurotology and Skull Base
　Surgery
Michigan Ear Institute
Farmington Hills, Michigan;
Program Director
Ascension Macomb Otolaryngology Residency
Macomb, Michigan;
Assistant Professor

Department of Otolaryngology and Neurosurgery
Wayne State University
Detroit, Michigan

Neal M. Jackson, MD
Chief of Neurotology
Department of Otolaryngology and Neurosurgery
Tulane University School of Medicine
New Orleans, Louisiana

参编者

Lacey Adkins, MD
Assistant Professor
Department of Otolaryngology-Head and Neck
　Surgery
Louisiana State University Health Science
　Center-New Orleans
Baton Rouge, Louisiana

Eric N. Appelbaum, MD
Otology, Neurotology, and Skull Base Fellow
Bobby R. Alford Department of
　Otolaryngology-Head and Neck Surgery
Baylor College of Medicine
Houston, Texas

Rizwan Aslam, DO, MScEd, MBA, FACS
Associate Professor
Department of Otolaryngology and Neurosurgery
Tulane University School of Medicine
New Orleans, Louisiana

Seilesh C. Babu, MD
Neurotologist and Skull Base Surgeon
Department of Otology, Neurotology and Skull
　Base Surgery
Michigan Ear Institute
Farmington Hills, Michigan;
Program Director

Ascension Macomb Otolaryngology Residency
Macomb, Michigan;
Assistant Professor
Department of Otolaryngology and
　Neurosurgery
Wayne State University
Detroit, Michigan

Marc L. Bennett, MD, FACS
Associate Professor
Department of Otology and Neuro-otology;
Quality Officer QSRP
Department of Otolaryngology-Head and Neck
　Surgery
Vanderbilt University Medical Center
Nashville, Tennessee

Daniel H. Coelho, MD, FACS
G. Douglas Hayden Professor
Department of Otolaryngology-Head & Neck
　Surgery
Virginia Commonwealth University School of
　Medicine
Richmond, Virginia

Matthew M. Dedmon, MD, PhD
Assistant Professor
Department of Otolaryngology-Head and Neck

Surgery
University of North Carolina School of
　Medicine
Chapel Hill, North Carolina

Michael Duan, BA
Medical Student
Baylor College of Medicine
Houston, Texas

Wissam Elfallal, DO
Neurosurgery Resident
Department of Neurosurgery
William Beaumont Royal Oak
Oakland university
Royal Oak, Michigan

Adam Folbe, MD
Vice Chair, Academic Affairs
Department of Otolaryngology
William Beaumont Hospital
Royal Oak, Michigan

Richard K. Gurgel, MD
Associate Professor
Department of Otolaryngology-Head and Neck
　Surgery
University of Utah School of Medicine

Salt Lake City, Utah

Erica E. Jackson, MD
Fellow
Department of Otolaryngology
Louisiana State University School of Medicine
New Orleans, Louisiana

Neal M. Jackson, MD
Chief of Neurotology
Department of Otolaryngology and
  Neurosurgery
Tulane University School of Medicine
New Orleans, Louisiana

Jeff Jacob, MD
Neurosurgery/Skull Base Surgeon
Department of Neurosurgery
William Beaumont Royal Oak, MHSI, and
  Mayo Clinic
Royal Oak, Michigan

Nicolas-George Katsantonis, MD
Otolaryngologist Head and Neck Surgeon
Raleigh Capitol Ear nose and Throat
UNC Rex Hospital
Raleigh, North Carolina

Matthew Kircher, MD
Associate Professor
Department of Otolaryngology-Head and Neck
  Surgery
Loyola University Medical Center
Maywood, Illinois

Gavriel D. Kohlberg, MD
Assistant Professor
Department of Otolaryngology-Head and Neck
  Surgery
University of Washington School of Medicine
Seattle, Washington

Melda Kunduk, PhD, CCC-SLP
Professor
Department of Communication Sciences and
  Disorders
Louisiana State University Health Science
  Center-New Orleans
Baton Rouge, Louisiana

Andrew G. Lee, MD
Chair, Blanton Eye Institute
Houston Methodist Hospital
Houston, Texas;
Professor of Ophthalmology, Neurology, and
  Neurosurgery

Weill Cornell Medicine
New York, New York;
Professor of Ophthalmology
UTMB and UT MD Anderson Cancer Center
  and Texas A and M College of Medicine
  (Adjunct)
College Station, Texas;
Adjunct Professor
Baylor College of Medicine and the Center for
  Space Medicine
The University of Iowa Hospitals and Clinics,
  and the University of Buffalo
Iowa City, Iowa

John Leonetti, MD
Professor and Vice Chair
Department of Otolaryngology-Head and Neck
  Surgery
Loyola University Medical Center
Maywood, Illinois

Andrew J. McWhorter, MD
Professor
Department of Otolaryngology-Head and Neck
  Surgery
Louisiana State University Health Science
  Center-New Orleans
Baton Rouge, Louisiana

Anna M. Pou, MD
Senior Surgeon
Department of Otolaryngology-Head and Neck
  Surgery
Ochsner Health System;
Interim Medical Director
St. Tammany Cancer Center
Covington, Louisiana

Claudia M. Prospero Ponce, MD
Fellow
Department of Ophthalmology
Blanton Eye Institute
Houston Methodist Hospital
Houston, Texas

Ravi N. Samy, MD, FACS
Chief, Division of Otology and Neurotology
Program Director, Neurotology Fellowship
University of Cincinnati and Cincinnati
  Children's Hospital
Cincinnati, Ohio

Brendan Smith, MS
Medical Student
Department of Otolaryngology-Head and Neck
  Surgery

Rutgers New Jersey Medical School
Newark, New Jersey

Peter Svider, MD
Rhinology Fellow
Department of Otolaryngology-Head and Neck
  Surgery
Rutgers New Jersey Medical School
Newark, New Jersey

Abigail Thomas, MD
Residency Physician
Department of Otolaryngology-Head and Neck
  Surgery
Medical College of Wisconsin
Milwaukee, Wisconsin

Vanessa Torrecillas, MD
Resident Physician
Department of Otolaryngology-Head and Neck
  Surgery
The University of Utah School of Medicine
Salt Lake City, Utah

Aroucha Vickers, DO
Fellow
Department of Ophthalmology
Blanton Eye Institute
Houston Methodist Hospital
Houston, Texas

Robert Wayne Jr., MBS
Medical Student
Department of Otolaryngology-Head and Neck
  Surgery
Rutgers New Jersey Medical School
Newark, New Jersey

Richard H. Wiggins, Ⅲ, MD, CIIP, FSIIM
Professor
Department of Radiology and Imaging
  Sciences, Otolaryngology, Head and Neck
  Surgery
University of Utah Health Sciences Center
Salt Lake City, Utah

Junru Yan, BA
Medical Student
Baylor College of Medicine
Houston, Texas

David Young, MD
Clinical Instructor
Department of Otolaryngology
Vanderbilt University Medical Center
Nashville, Tennessee

原 书 序

  我怀着极大的热情为本书作序。著者巧妙地将颅神经疾病包含的症状和体征归纳并总结出来。做得好！

  在医保成本不断攀升的环境下，大家都在关注其成本效益。目前，美国在医保方面的花费为 30 000 亿美元。如果不加以控制，预计至 2028 年，美国的医保花费将高达 60 000 亿美元。

  各位编者共同编撰了这部有价值的著作，值得称赞。

K. J. Lee, MD

Emeritus Chief of Otolaryngology-Head and Neck Surgery

Hospital of St. Raphael Campus, Yale New Haven Hospital

New Haven, Connecticut;

Associate Clinical Professor

Yale University School of Medicine

New Haven, Connecticut;

Associate Clinical Professor

Zucker School of Medicine

Hofstra/Northwell Hempstead, New York;

Director

Business Service Line Development

Northwell Health

System Manhattan, New York;

Past President

American Academy of Otolaryngology-Head and Neck Surgery/Foundation

Alexandria, Virginia

译者前言

疾病诊断相关分组（diagnosis related group，DRG）是用于衡量医疗服务质量效率及进行医保支付的一个重要工具。DRG 实质上是一种病例组合分类方案，即根据年龄、疾病诊断、合并症、并发症、治疗方式、病症严重程度及转归和资源消耗等因素，将患者分入若干诊断组进行管理的体系。2019 年 10 月，我国 30 个 DRG 试点城市发布，至 2020 年 6 月，CHS-DRG 细分组方案发布，至 2021 年底，各试点城市启动 DRG 实际付费，DRG 的支付方式改革正在从局部向全面、从部分到全体、从粗放式向精细化发展。在此政策背景下，越来越多的医疗支付者，如政府和保险公司，开始越来越多地关注诊断和治疗过程的成本效益。因此，临床实践中极富挑战性，专业医师不仅要做好财务资源的管理者，还要做好高质量医疗服务的提供者。

成本效益可通过多种方式来定义。一般来说，要将所提供护理的价值与该护理的花费进行对比。虽然这个比率乍一看很简单，但要准确地定义个人或更大规模范围的价值和花费可能是相当复杂的。通常，医疗保健价值的计算还包括多种无法测算的无形价值。在所有神经外科疾病中，颅神经疾病对 DRG 支付方式来说是最适合探索的一个病种，然而颅神经疾病的成本效益是复杂的。虽然有些疾病是简单的和良性的，但也有些疾病是很复杂的，涉及多学科诊疗的医师和专家，如耳鼻咽喉科医师、神经科医师、眼科医师、神经外科医师、物理治疗师，以及神经学专家、神经放射学专家、放射肿瘤学专家、言语语言病理学专家、听力学专家和其他专家等。美国密歇根大学的 Seilesh C. Babu 博士及其团队在本书中对颅神经疾病的管理和成本效益进行了深入探索，这无疑对我国颅神经外科医师在当前医保政策下，在控制成本的前提下，实施高质量的医疗服务有很强的借鉴作用。

汪永新　张洪钿　巴永锋

原书前言

　　本书为美国各地诊所、医院查房和专业会议中诸多讨论的精华汇总。颅神经疾病患者的治疗在临床上具有一定的挑战性。漏诊有时可能会危及生命。如今，越来越多的医疗支付者，如政府和保险公司，开始关注诊断和治疗步骤的成本效益。因此，医师经常处于一个富有挑战性的位置，既要做好财务资源的管理者，又要做好高质量医疗服务的提供者。本书将向读者展示颅神经问题本质上的复杂性，且需要专家的临床和影像学评估。编写本书的主要目的是在这些困难情况下指导临床医师。

　　我们要感谢为本书做出贡献的各位作者。他们来自不同专业，包括神经外科医师、眼科医师、言语语言病理学科医师、放射科医师，以及不同亚专科领域（包括耳神经学、喉科学、鼻科学和头颈肿瘤科学）的耳鼻咽喉科医师。

　　必须承认，随着新技术和证据的不断涌现，书中的建议可能需要修正。我们鼓励优秀的医师持续更新知识。

Seilesh C. Babu, MD

Neal M. Jackson, MD

致　谢

　　衷心感谢我们的导师、同事及家人在本书编写及出版过程中给予的指导与支持。

Seilesh C. Babu, MD

Neal M. Jackson, MD

目　录

第 1 章　颅神经疾病成本效益评价概要
Introduction to Cost-Effective Evaluation of Cranial Neuropathy

Seilesh C. Babu　Neal M. Jackson　著
吉文玉　秦　虎　译　　张洪钿　校

颅神经疾病既可以是一种毁灭性的、危及生命的疾病征兆，又可以是一种简单的良性疾病，可以自行完全康复。在评估颅神经疾病时，临床医师必须做出决定，以确定诊断的意义和永久性。虽然有许多测试方案可供选择，但需要考虑到这些测试的成本控制和必要性。正因为如此，本书笔者招募了一个来自不同学科的专家团队，对现有文献进行综合分析，提供他们专业的理解，并结合他们的意见，讨论颅神经疾病的成本效益评估和管理。

一、颅神经

颅神经被定义为大脑发出的并可以支配器官、肌肉、腺体或感觉感受器的神经。人体共有 12 对颅神经，见表 1-1。

颅神经功能对人类的生存至关重要，从气道保护到交流和感知环境。我们所有的生命功能都是通过颅神经完成的。诸如味觉、嗅觉、吞咽、说话、视觉和听觉等动作对我们的生存和享乐都至关重要。

虽然 12 对颅神经是这样归类的，但它们的神经纤维类型是不同的。有些颅神经是运动性神经（如颅神经Ⅳ、Ⅵ 和 Ⅻ），有些是感觉性神经（如颅神经 Ⅱ 和Ⅷ）。还有许多神经执行混合功能（如颅神经Ⅲ携带运动传出和副交感神经，而颅神经 Ⅴ 有感觉和运动分支）。

二、神经疾病

神经疾病可以被多种方式定义。临床上，神经疾病就是指颅神经功能障碍（如面部下垂伴面神经无力，面部麻木伴三叉神经无力）。这可能是由于神经本身的问题，或者是更靠近中心的神经核或神经节的问题。组织学上，周围神经病变可根据轴突和神经结缔组织的损伤程度进行分类。最流行的分类是 Sunderland 的五分类法：从简单的压迫性神经失用症到所有轴突和神经结缔组织的完全横断。神经损伤的原因包括医源性横断、肿物压迫、病毒性肿胀、感染、肿瘤侵袭等。

三、颅神经疾病的临床挑战

由于颅神经参与我们日常的许多功能，患者常常能意识到最轻微的变化。在外伤、卒中或严重感染等突发事件后，一些颅神经病变很容易被发现。而另一些病变在长期过程中表现出的变化微小，患者可能不会注意到这种递进性变化。有时患者能意识到这种变化（如听力丧失），但认为这是"正常的"。因此，可能需要一个由不同专业的临床医师组成的团队进行相关的诊断和管理。

颅神经病变患者可出现在以下任何临床地点：急诊室、初级保健医师诊室、耳鼻咽喉科

表 1–1　颅神经的名称及功能

颅神经序号	颅神经名称	纤维类型	功　能
I	嗅神经	纯感觉性	从鼻腔传递嗅觉
II	视神经	感觉性	将视觉信息从视网膜传递到大脑
III	动眼神经	运动性为主	支配大部分眼肌（上睑提肌、上直肌、内直肌、下直肌和下斜肌）、睫状肌和瞳孔括约肌
IV	滑车神经	运动性	支配上斜肌，使眼球下垂、横向旋转和内旋
V	三叉神经	感觉性和运动性	接收来自面部的感觉，并支配咀嚼肌
VI	展神经	运动性为主	支配外直肌，使眼球外展
VII	面神经	感觉性和运动性	支配面部表情肌、二腹肌后腹、茎突舌骨肌和镫骨肌的运动。传导来自舌前 2/3 的味觉，并携带分泌纤维到大多数唾液腺（不是腮腺）和泪腺
VIII	前庭蜗神经	感觉性为主	传导听觉和平衡觉
IX	舌咽神经	感觉性和运动性	传导来自舌后 1/3 的味觉，携带分泌纤维到腮腺，支配茎咽肌运动，是咽丛的一部分
X	迷走神经	感觉性和运动性	支配大部分喉部和咽部肌肉的感觉和运动，并提供几乎所有胸腹脏器下达脾曲的副交感神经纤维
XI	副神经	运动性为主	支配胸锁乳突肌和斜方肌
XII	舌下神经	运动性为主	支配大部分的舌肌运动

或神经内科诊室。评估和检查的范围从获取临床病史和体格检查（如 Bell 麻痹）到广泛的功能测试和多种影像学检查（听力前庭障碍）。

颅神经疾病的一部分挑战在于其复杂的解剖结构。在某些情况下，评估从中枢核团到受神经支配的末端器官的通路是复杂的。有些神经较短（如耳蜗神经），而有些神经较长（如脊副神经），神经走行曲折。因此本书每一章都包括解剖学的讨论。此外，还有一章专门介绍颅神经病变的影像学。

每一种感觉都由多个神经协同工作，以提供连贯的感觉。当成对颅神经中的一个患病时，向大脑传递的信号就会不一致，因此就会出现神经疾病的症状。例如，动眼神经功能障碍引起的复视，或前庭神经功能障碍引起的眩晕。颅神经的双侧支配也会使诊断困难。味觉或嗅觉障碍对患者来说几乎不可能显示出偏侧性。单侧声带功能障碍引起的发声困难或吞咽困难也是如此。

颅神经功能障碍是一个复杂的谱系。临床观察到的功能障碍可能是中枢性的（大脑）或周围性的（神经本身）。例如，患者的面部会因为卒中或 Bell 麻痹而出现功能障碍。

四、对成本效益的关注增加

医疗费用已经变得昂贵起来。由于第三方支付者（政府、保险公司）在某些检查和治疗的报销中发挥着更大的作用，我们更加重视针对疾病过程进行的成本效益的评估和管理。成本效益可以通过多种方式来定义。一般来说，要将所提供护理的价值与该护理的花费进行对比。虽然这个比率乍一看很简单，但要准确地定义个人或更大规模范围的价值和花费可能是相当复杂的。通常，医疗保健价值的计算还包括多种无法测算的无形价值。

许多这些被分配的价值观是被社会认为可以接受的，可能因文化而异，并取决于时代的倾向。关于颅神经疾病，不同疾病被赋予一定的相对价值（如通常认为失明比嗅觉丧失更严重）。有时，颅神经麻痹可能是一个更大问题的征兆（如脑瘤或脱髓鞘疾病），因此还需要进行及时和彻底的评估。

医保的真实费用往往难以预测和形成表格。根据患者的不同，或保险提供者、临床医师费用、设施费用和协商费率的不同，费用有所不同。也经常有新的诊断和治疗选择，可能会造成费用的混乱。

五、颅神经病变的成本效益

颅神经病变的成本效益是复杂的。虽然有些疾病是简单的和良性的，但还有些疾病可能很复杂，涉及许多专家，如耳鼻咽喉科医师、神经学家、神经科医师、眼科医师、神经外科医师、神经放射学家、放射肿瘤学家、物理治疗师、言语语言病理学家、听力学家和其他专家等。本书所募集的作者们反映了广泛的临床医师角色，希望为颅神经疾病的评估和管理提供一种新的临床途径。

第 2 章　颅神经 Ⅰ：嗅觉神经紊乱
Cranial Nerve Ⅰ: Olfactory Nerve Disorders

Brendan Smith　Peter Svider　Robert Wayne Jr.　Adam Folbe　著

王　猛　王世龙　译　　张洪细　校

摘　要

嗅觉丧失是临床上常见的表现症状。嗅觉功能障碍有许多潜在的病因，其中上呼吸道感染、鼻窦疾病和头部创伤等原因占了大多数。详细的病史和包括鼻内镜在内的体格检查能够区分导致嗅觉功能障碍的最常见原因，从而最大限度地减少对成像等昂贵的且可能无帮助的诊断工具的需求。廉价的嗅觉测试可以帮助确认嗅觉功能障碍的诊断，并可以监测对治疗的反馈。关于嗅觉功能障碍的治疗选择的资源有限，而且治疗往往取决于病因。嗅觉训练也显示出了治疗多种病因导致的嗅觉功能障碍的前景，并且可能是对最初治疗无效的嗅觉丧失和嗅觉减退患者最为有效的治疗方法。本章内容将涵盖嗅觉丧失和嗅觉减退的流行病学、解剖学、诊断和管理，重点是提供具有成本效益的卫生保健。

关键词

嗅觉丧失，嗅觉功能障碍，鼻息肉，颅底肿瘤，嗅觉和味觉障碍

正常的嗅觉功能是人类体验的重要组成部分。嗅觉在享受食物、感知记忆和避免潜在危险方面起着重要作用。记忆的感知可以避免潜在的危险（如火中的烟雾、不应食用的变质食物等）。因此，嗅觉障碍（嗅觉丧失和嗅觉减退）会影响患者生活的多个领域。嗅觉丧失被定义为嗅觉完全丧失，而嗅觉减退被定义为检测嗅觉和气味的能力下降。嗅觉丧失和生活质量下降之间的关系在文献中得到说明，因为嗅觉丧失和随之而来的味觉丧失会对一个人的健康产生重大影响，包括与精神疾病和抑郁的联系[1, 2]。

一、流行病学

嗅觉障碍在美国总人口中的普遍程度尚未得到充分的研究。近年来，美国国家健康与营养调查（National Health and Nutrition Examination Survey，NHANES）增加了包括化学感觉障碍（包括嗅觉丧失 / 嗅觉减退）在内的问题[3]。对该分析结果进行的横断面研究结果提供了关于美国成人嗅觉丧失 / 嗅觉减退流行病学最为有用的数据；重要的是，23.3% 的 40 岁以上的成年人在人生的任何时候都有过嗅觉障碍的经历[4]。另外，通过对嗅觉功能障碍的严重程度

进行的研究发现，12.4%～13.5% 的人有嗅觉障碍，其表现是在 8 个 NHANES 口袋嗅觉测试项目中正确识别的气味少于 6 种；而 3.2% 的人有嗅觉丧失 / 严重嗅觉减退（正确识别的气味少于 3 种）[3, 5]。

虽然嗅觉丧失 / 嗅觉减退的原因多种多样，但年龄和男性等危险因素可能导致嗅觉丧失 / 嗅觉减退的发展。例如，嗅觉功能障碍的发病率随着年龄的增长而增加，在 40—49 岁人群中患病率为 4.2%，在 50—59 岁人群中患病率为 12.7%，在 80 岁及以上人群中为 39.4%[3]。此外，男性面临的风险似乎比女性更高。基于 NHANES 数据库的结果，3.2% 的嗅觉丧失 / 严重嗅觉减退患者中，74% 为男性。更加复杂的是，嗅觉功能障碍的病程和严重程度因病因而异。

常见的原因首先是上呼吸道感染（upper respiratory tract infection，URI）；其次是鼻窦疾病，包括慢性鼻窦炎（chronic rhinosinusitis，CRS）或阻塞性病变；最后是头部外伤史。总的来说，这 3 个病因约占嗅觉功能障碍病例的 75%[2, 6]。较少见的原因包括鼻窦手术、先天性嗅觉丧失、口干症、毒素暴露（如吸烟）、某些药物（如血管紧张素转化酶抑制药、钙通道阻滞药等）、颅内肿瘤、慢性疾病（如肝肾衰竭、内分泌紊乱、自身免疫性疾病、营养不良等）和神经功能障碍（如卒中或帕金森病）[2, 6-8]。约 18% 的病例没有可立即确定的原因[2, 6]。鉴别诊断详见表 2-1。

嗅觉功能障碍对患者的主要影响是生活质量的下降。在前 1 年经历过味觉或嗅觉障碍的患者中，5.8% 的患者认为这影响了他们的生活质量[9]。在一项针对日常功能满意度影响的调查中，嗅觉功能障碍患者的生活质量下降了 20%[2]。总的来说，嗅觉障碍的高患病率及这些疾病对心理社会的影响使其成为临床医师了解和管理的一个重要条件。

二、嗅觉的解剖学和生理学

嗅觉系统的信号传导始于鼻黏膜，而鼻腔通道是第一个组成部分。鼻腔通道的功能之一是将空气输送到筛板、上鼻中隔、上鼻甲和中

表 2-1　嗅觉功能障碍的病因

鼻窦疾病	慢性鼻窦炎、变应性鼻炎、鼻中隔偏曲、鼻息肉病
病毒感染后	上呼吸道感染
头部创伤	
神经退行性疾病	帕金森病、阿尔茨海默病、多发性硬化症
毒素	香烟烟雾、挥发性化学物质、放疗 / 化疗
药物治疗	许多药物（包括 ACE 抑制药、钙通道阻滞药和利尿药等）
脑血管疾病	缺血性卒中、蛛网膜下腔出血、脑出血
肿瘤	鼻窦肿瘤、嗅觉脑膜瘤
先天性综合征	卡尔曼综合征
营养不良	维生素 B_{12} 和维生素 B_6、锌
慢性疾病	肾脏疾病、肝脏疾病、内分泌疾病（如甲状腺功能减退、糖尿病、艾迪生病、库欣综合征等）、自身免疫性疾病

ACE. 血管紧张素转化酶
引自 Malaty 和 Malaty, 2013[7]

鼻甲，在那里气味分子溶解在黏液中。一旦被溶解，气味就可以被埋在黏膜内的化学感受器取样。嗅觉神经元表达多达 350 种不同的个体化学受体蛋白中的 1 种[10]。当嗅觉神经元上的化学感受器与特定的底物结合时，神经元去极化，信号通过筛板穿孔沿黏膜上皮的嗅觉神经分支到达嗅觉神经（颅神经Ⅰ）。然后嗅觉神经投射到嗅觉皮质，它有多个功能区域。这些区域包括梨状皮质、杏仁核和内嗅皮质，它们协同作用，提供气味识别。

除了嗅觉辨别之外，嗅觉系统对味觉体验的功能也至关重要。在咀嚼食物时，空气从咽逆行到上鼻腔的嗅觉上皮，可以感知食物的气味，这使得味觉能让味蕾达到无法达到的深度。虽然人类能够品尝 5 种味觉（甜、咸、苦、酸或辣），但识别多达 350 种不同气味的能力有助于解释各种可能的味觉体验[10]。

气味辨别对整体嗅觉功能至关重要。因为需要空气运动来使气味分子与上鼻腔中的化学感受器靠近，所以任何气流阻塞（如鼻窦肿块或鼻塞）均可引起嗅觉功能障碍。影响嗅觉神经的创伤、肿块效应或脱髓鞘疾病也可导致嗅觉功能障碍。因为它们在鼻腔中黏膜的位置，嗅觉神经末梢很容易暴露于有毒的吸入气体（如烟草烟雾），这会影响气味辨别。最后，因为完整的嗅觉对食物的味道很重要，即使主要的问题是嗅觉功能障碍，患者最初也可能会报告味觉丧失（味觉异常/味觉减退）[7]。由于这些病因表现相似，彻底的病史询问和体格检查是至关重要的确定病因、病理的基础。

三、诊断评估

（一）现病史

详细的病史询问对于嗅觉功能障碍患者的准确诊断是至关重要的，而且成本很低。临床医师应确定症状出现的严重程度、持续时间和突发性[7, 8, 11, 12]。无既往病史的突然发作的嗅觉

丧失/嗅觉减退最常见的原因是上呼吸道感染后（post-URI）、开放性或闭合性头部创伤、医源性原因（如鼻窦手术）。因此，对于突然发作患者，随访问题应包括头部创伤史、最近的手术过程，以及检查 URI 症状，如发热、鼻塞、鼻炎、喉咙痛或咳嗽等[7, 8, 11, 12]。进行性或间歇性嗅觉功能障碍最有可能是由慢性鼻窦疾病（CRS、鼻中隔偏曲、变应性鼻炎、血管舒缩性鼻炎）、毒素暴露（如重金属、酸等）、高龄、神经退行性疾病、药物或肿瘤引起[7, 8, 11, 12]。CRS 伴有或不伴有鼻息肉病是进行性嗅觉丧失的常见原因[13]。如果患者同时有黏液脓性鼻引流、面部压力或鼻塞至少 12 周，则强烈考虑CRS 的诊断。

先天性嗅觉功能障碍的患者不会报告嗅觉的变化，因此可能会通过其他人指出的嗅觉缺陷而发现。最常见的例子包括卡尔曼综合征，这是由于缺乏促性腺激素释放激素（gonadotropin-releasing hormone，GnRH），导致不孕和嗅觉缺失。

关于鼻塞、鼻窦炎、鼻炎、记忆问题和神经功能缺陷的其他报告将有助于诊断。特应性疾病或神经退行性疾病的家族史也可能被揭示出来。吸烟、非法药物使用或环境毒素暴露的社会病史及对药物的审查将有助于完全排除或排除大多数剩余的潜在原因[7, 8, 11, 12]。

（二）体检结果

疑似嗅觉减退/嗅觉丧失患者的体格检查应从头颈部全面检查开始，特别注意头部、鼻腔和鼻咽[7, 8, 11, 12]。在引起急性嗅觉功能障碍的可能原因中，部分检查中可能会发现 URI（鼻炎、鼻咽部红斑）或创伤（撕裂伤、瘀斑）的支持证据。

进行性嗅觉功能障碍的患者应密切评估CRS、鼻窦疾病或变应性/非变应性鼻炎的证据。当检查外鼻时，变应性鼻炎习惯动作（过度抓挠外鼻引起的横向鼻折痕）和变应性黑眼

圈（定义为静脉充血、组胺释放和血管舒张引起的眼下皮肤变色）提示变应性鼻炎。带鼻窥镜的鼻镜检查侧重于显示前庭、前鼻中隔和下鼻甲的鼻腔病变。鼻内镜检查可显示后鼻中隔、鼻甲、中鼻道和鼻窦口（图 2-1）（译者注：原著疑有误，已修改）。变应性 / 血管运动性鼻炎患者可能表现为鼻炎和鼻咽部鹅卵石化。嗅觉功能障碍的可见原因包括鼻腔病变、下鼻甲肥大和鼻息肉。

在鼻腔和鼻咽部检查完成后，应进行颅神经检查。应特别注意颅神经 V、VII、IX 和 X，因为这些颅神经都与味觉有关，味觉缺陷可能提示原发性神经功能障碍或味觉功能障碍，而不是嗅觉功能障碍 [7, 8, 11, 12]。其余的神经系统检查也应完成，以评估局灶性神经功能缺损或震颤。上述情况可能提示颅内病理或其他可导致嗅觉丧失的神经退行性疾病，如多发性硬化症和帕金森病 [7, 8, 11, 12]。此时也可以进行认知测试来诊断轻度认知障碍和痴呆，这可能是由神经退行性疾病引起的，亦会导致嗅觉功能障碍 [7, 12]。

（三）嗅觉测试

嗅觉测试用于确认嗅觉减退 / 嗅觉丧失的诊断，并应在完成病史和体格检查后进行。测试的嗅觉域包括识别、阈值、强度和辨别能力。确认嗅觉减退或嗅觉丧失是患者症状的

原因，对于将其与原发性味觉障碍和嗅觉减退（嗅觉减弱）或幻嗅（幻觉闻到气味）区分开来很重要。常用的嗅觉测试包括宾夕法尼亚大学嗅觉识别测试（University of Pennsylvania Smell Identification Test，UPSIT）、圣地亚哥气味识别测试（San Diego Odor Identification Test，SDOIT）、嗅探棒、康涅狄格化学感觉临床研究中心（Connecticut Chemosensory Clinical Research Center，CCCRC）测试和嗅觉光盘（Briner and Simmen Diskette）测试 [8, 11]。

UPSIT 是一种有 40 种气味的刮擦和嗅探测试，可以在大约 15 分钟内完成。这种方法易于使用（可以自我监测），并且可检测嗅觉丧失和嗅觉减退时反复测试的可靠性，因而是临床上最常用的嗅觉功能障碍测试方法 [14]。患者被要求识别每一种气味，然后对正确识别的气味的数量进行评分，并与对照组数据库进行比较。临床医师通过规范数据解释基于年龄和性别的嗅觉辨别的正常差异 [8, 11]。这个测试的一个缩写版本称为跨文化嗅觉识别测试（Cross-Cultural Smell Identification Test，CC-SIT），也被称为简短的嗅觉识别测试（Brief Smell Identification Test，B-SIT）。这种测试是一个主观问答测试，共包含 12 个刮擦和嗅探项目 [14]。虽然这种简短的测试格式管理起来更快，但测试 - 重测的可靠性比完整的 UPSIT 测试要低。UPSIT 测试的检测包价格为 26.95 美元，通常由保险覆盖 [15]。

SDOIT 测试是在不透明的罐子中放置了 8 种气味，并附有气味项目的插图，患者必须从中选择正确的气味。在 50—70 岁的成年人中，该测试的信度为 85%，而复测的信度为 96% [16]。一般来说，每 45 秒就会使用一种新的气味，以减少适应的风险 [16]。因此，SDOIT 可以在与 B-SIT 相似的时间内使用。目前这个测试试剂盒还没有市售。

在用嗅探棒进行嗅觉评估时，将含有不同气味溶液的毡尖针放在距离患者鼻子约 2cm 的

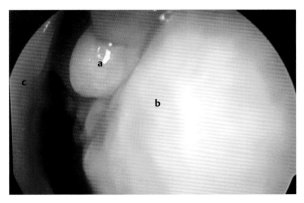

▲ 图 2-1　左鼻腔内镜检查
a. 鼻息肉；b. 下鼻甲；c. 鼻中隔

地方[17]。与其他一些仅限于识别的嗅觉测试（如 UPSIT）不同，嗅探棒可以用来测试阈值，从强制选择的 4 项列表中识别气味并辨别[17]。嗅觉功能正常定义为正确回答至少 75% 的强制选择题[8,17]。使用不同浓度的正布丁啡诺（n-Butorphanol）测试阈值，并要求患者从另外两个单独使用溶剂的笔中识别使用正布丁啡诺的笔[17]。为了测试辨别能力，患者被要求识别出 3 个嗅探棒中的哪一个与其他两个不同[17]。该测试大约需要 25 分钟才能完成，并且具有良好的重测信度（r=0.730）[8]。嗅探棒的初始成本远远高于单一的 UPSIT 套件，大多数零售商对 16 种气味识别套装的收费为几百美元。然而该检测方法的药物长时间稳定，可以用于多个患者，因此对于经常进行嗅觉功能障碍测试的医师，可能是比 UPSIT 更好的选择。

1988 年，CCCRC 开发了一种阈值和气味识别的嗅觉测试[18]。这种阈值测试类似于嗅探棒，通过在每个鼻孔中测试不同浓度的正布丁啡诺水溶液，直到患者能够从两个空白溶液中正确辨别出 4 种含正布丁啡诺的溶液[18]。气味识别测试的特点是在一面板上有 10 种不透明的气味溶液，然后，患者必须从 20 个答案中正确选择[18]。评分是 2 个子测试的表现分数的综合，超过 6 分被认为是正常的。CCCRC 测试的重测信度没有得到很好的研究。其缺点之一是缺乏商业上的实用性[17]。

嗅觉光盘测试是由 Briner 和 Simmen 开发的，它使用 8 个浸渍气味的光盘，通过强制选择的问题格式来测试气味辨别[19]。对于这个测试，大于 6 个正确识别定义为正常，少于 3 个正确答案都被认为是嗅觉丧失。检测结果可以通过嗅测仪来确认。嗅测仪是一种用来评估气味浓度的仪器，可用来确定嗅觉阈值[19]。完成测试过程大约需要 5 分钟。该方法具有较高的重测信度（r=0.999）[8]。该试验的敏感性和特异性尚未得到很好的研究。该产品已经上市，但价格信息尚不清楚。

虽然本章涵盖了一些最常用的嗅觉测试，但它肯定不是详尽的。还有其他的嗅觉测试方法，但并没有像这里提及的研究充分。

（四）诊断成像

在确认嗅觉功能障碍的诊断后，可以根据病史和体格检查结果，针对最可能的病因进行影像学研究。由于嗅觉功能障碍在一般人群中的终身患病率很高，因此在分析潜在的病因时，应在进行影像学研究之前考虑其他成本效益高的方法。

对于大多数以嗅觉功能障碍为主要主诉的患者不需要影像学检查。在最近一项针对 100 名嗅觉丧失或嗅觉减退患者进行的研究中，MRI 在 7% 的患者中有重要发现；然而，这些发现只影响了 1% 的病例的管理[20]。这项研究排除了 CRS 和鼻息肉患者，而这些梗阻性病变可通过病史和体格检查明确诊断[20]。

在经鼻内镜证实梗阻性病变的情况下，可能需要成像检查，因为这些病变可能需要手术来解决这些问题。当在内镜检查下发现结构性病变时，第一次成像检查应为无对比剂薄层计算机断层扫描（computed tomography，CT），以详细了解骨骼解剖结构，便于执行手术计划（图 2-2）（译者注：原著疑有误，已修改）。MRI 应主要用于内镜检查发现的可疑鼻部癌症病变的患者[21]，因为它可以帮助描述鼻部病变是否有任何颅内的延伸或完全是颅外的。MRI 通常也适用于头部创伤的患者，并可能显示嗅球的变化；然而，这并不影响疾病管理。对于伴有其他神经功能缺损或提示颅内病理的癫痫发作的患者，也应考虑进行影像学检查。

四、嗅觉功能障碍的成本效益评价

（一）嗅觉测试

最常用的嗅觉测试工具包是 UPSIT 测试。该测试套件的价格为 26.95 美元，检测大约需

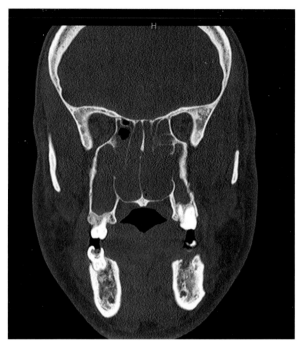

▲ 图 2-2　CT 扫描，冠状位骨窗显示鼻窦疾病累及筛窦和上颌窦

要 15 分钟。由于这些原因，它对疑似嗅觉功能障碍的患者是一个很好的筛查试验。

（二）诊断成像

诊断成像，如 CT 和 MRI，作为具有成本效益的评估方法存在争议。综上所述，大多数有嗅觉功能障碍的患者可以通过病史、体格检查和确认性嗅觉测试来诊断。急性嗅觉功能障碍和鼻窦疾病或阻塞性疾病的患者可以进行鼻内镜检查来诊断出大多数病因（如鼻息肉或鼻中隔偏曲）。头部和鼻窦的 CT 成像是详细描述这些患者解剖结构的另一种选择，特别是在考虑手术时尤为重要。在患有头部创伤的患者中，MRI 通常会显示嗅球的变化，而基于这些发现的管理方法没有改变。进行性嗅觉功能障碍且无明显鼻内镜检查异常的患者可进行 MRI 检查 [22]。当 URI 是疑似病因时，不需要进行影像学检查。

根据 2018 年医疗保险和医疗补助服务中心（Center for Medicare and Medicaid Services，CMS）报销数据库，头部 CT（增强或平扫）

的成本为 195.12 美元，头部 MRI（增强或平扫）的成本为 385.56 美元，鼻内镜检查的成本为 214.56 美元。对于确诊为嗅觉功能障碍但病史和体格检查没有明显原因的患者，影像学成本效益的文献结论是模糊的。

在最近一项对 122 例嗅觉丧失患者的研究中，MRI 显示 25.4% 的患者与嗅觉功能障碍相关 [23]。在显示与嗅觉功能障碍相关病理的 MRI 系列中，约 3/4 显示存在隐匿性额筛窦炎 [23]。其余与嗅觉功能障碍相关的患者是由于中枢性原因，如嗅觉脑膜瘤、嗅觉萎缩、嗅觉创伤或嗅觉系统内的梗死 [23]。在 122 例患者中，6 例（4.9%）在 MRI 上显示为良性肿瘤。只有 2 例患有与嗅觉功能障碍相关的嗅觉脑膜瘤，其余的病变被认为与嗅觉功能障碍无关 [23]。这项研究的作者认为，当权衡对一个漏诊的颅内肿瘤相关的医疗事故进行赔付时，支付 MRI 的成本是适当的 [23]。发现一个与嗅觉功能障碍相关的单一颅内肿瘤需要进行 61 次 MRI 检查，估计费用为 14.64 万美元 [23]；相比之下，每起误诊或延迟进行治疗诉讼的医疗事故费用平均约为 60 万美元 [23]。

然而，最近的一项利用本研究中颅内肿瘤的概率而进行的经济分析发现，对特发性嗅觉功能障碍患者使用 MRI 的增量成本效益比为 115 669.50 美元 [22]。这远远高于最常用的 5 万美元的支付意愿门槛。随后进行的敏感性分析显示，"无 MRI" 方法的有效成本为 5 万美元，确定性为 81% [22]。

另一项最近对 100 名患者的研究表明，嗅觉功能障碍患者的常规 MRI 临床效果较低 [20]。在本研究中，7 例（7%）在 MRI 上有嗅觉功能障碍相关的病理证据 [20]。然而，7 名患者中有 6 名发育不良或嗅觉器官缺失，无法进行治疗 [20]。只有 1 名患者患有颅内肿瘤（神经母细胞瘤）引起的嗅觉功能障碍，这意味着只有 1% 的研究组根据 MRI 结果改变了管理计划 [20]。重要的是，所有的研究都排除了有更明显的嗅觉功能障碍原因的患者（如 CRS）。

最终，这些发现表明，在特发性嗅觉功能障碍患者中，影像学在嗅觉功能障碍中的使用并不划算。因此，病史和体格检查对于主诉为嗅觉丧失的患者至关重要。大多数患者可以在没有影像学检查的情况下进行诊断和治疗；即使有颅内表现，影像学检查也很少影响治疗方案[20, 22, 23]。

五、管理

（一）病毒感染后嗅觉功能障碍

治疗病毒感染后嗅觉功能障碍最常用的方法之一是鼻内或口服糖皮质激素[24]。在当代的实践中，口服类固醇和许多常用的鼻内类固醇的成本都很低，而且通常由保险公司承担。有许多研究比较了不同配方的类固醇在治疗病毒感染后嗅觉功能障碍方面的疗效。一项研究发现，在口服泼尼松龙 2 周（每天 30mg，连续 3 天；每天 20mg，连续 4 天；每天 10mg，连续 7 天）联合莫米松每日 2 次，连续 1 个月，CC-SIT 气味测试得分显著升高（$P<0.001$）[25]。然而，这项研究是为了观察银杏叶对改善嗅觉功能障碍的影响，没有设置一个真正的阴性对照组[25]。

一项双盲安慰剂对照研究显示，患有各种原因造成的嗅觉丧失 / 嗅觉减退的患者在接受口服类固醇和鼻内类固醇联合使用 10 天的疗程后，CCCRC 阈值测试得分均显著升高[26]。在剩余的研究时间里，治疗组、安慰剂组和对照组之间的 CCCRC 评分都没有显著差异[26]。

最后，Schriever 等发现，26.6% 的嗅觉功能障碍患者在接受 14 天疗程的全身类固醇治疗后，其嗅探棒综合评分提高了 6 分以上[27]。虽然本研究纳入病毒感染后嗅觉功能障碍的患者，但它没有包含该亚组的表现分析，因此很难得出结论。

其他治疗方法（包括维生素 A、米诺环素、胡萝卜碱和硫辛酸）已经被研究；但目前还没有足够的证据证明它们的疗效[24]。

总之，有低水平的证据支持在患有病毒感染后嗅觉功能障碍的患者中使用类固醇。在资深研究的实践中，通常为这些患者开具 2 周的类固醇减量处方；但在我们的领域显然没有基于证据的共识。因此，还需要更多的研究来测试类固醇的使用和观察，并更好地描述疾病的自然病程。

（二）鼻窦疾病

与病毒感染后嗅觉功能障碍一样，类固醇通常用于治疗鼻窦嗅觉丧失的病因。特别是，变应性鼻炎、慢性鼻炎和鼻息肉病都已被证明对全身糖皮质激素治疗有反应[27]。

在一项治疗各种病因的嗅觉功能障碍患者的研究中，治疗后嗅探棒评分的表现有所改善[27]。有趣的是，亚组分析显示，鼻窦疾病患者的嗅探棒评分明显高于其他任何亚组[27]。在 14 天的治疗中，共有 36.7% 的鼻窦疾病患者的气味阈值、鉴别和识别（threshold, discrimination, and identification, TDI）评分增加大于 6 分[27]。变应性鼻炎是嗅觉功能障碍的另一个鼻窦原因，它对鼻内类固醇反应良好，治疗 1 个月后嗅探棒评分明显较高[28]。除了鼻内类固醇治疗外，鼻息肉或 CRS 和嗅觉功能障碍的患者对适当的手术治疗反应良好，术后 B-SIT 评分明显高于基线水平[29]。

（三）创伤

创伤后嗅觉功能障碍的治疗选择有限。大多数患者可以观察到自发性恢复。除非嗅束损伤或瘢痕严重，否则嗅觉神经元的再生应提供一定程度的嗅觉恢复。在一项对 14 例患者进行的小型回顾性研究中，4 例患者通过嗅觉检测显示嗅觉功能有改善[30]。因而在推荐类固醇用于治疗创伤后嗅觉功能障碍之前，还需要更多的研究。

（四）神经退行性疾病

由于神经退行性疾病（如帕金森病、阿尔茨海默病、痴呆症和多发性硬化症）是进行性的和不可逆的，因此对于这些患者的嗅觉功能障碍没有可靠的治疗选择。尽管还需要进一步的研究来更好地描述这一证据，治疗潜在的疾病过程可能是延长这些患者嗅觉功能的最佳选择。

（五）嗅觉训练

嗅觉功能障碍患者的嗅觉训练是多种嗅觉丧失的一种治疗选择[31]。嗅觉训练包括在几周的治疗过程中，每天反复接触不同的气味[31]。多项研究表明，它可以提高 TDI 的性能[31]。在最近的一项 Meta 分析中，嗅觉训练显示 TDI 评分平均增加了 3.77 分［95% 置信区间（CI）：2.28～5.26 分］[31]。

结论

嗅觉功能障碍是常见的，其最常见的原因是病毒感染后嗅觉功能障碍、头部创伤和鼻窦疾病。完善彻底的病史和体格检查，包括耳鼻咽喉科医师的鼻内镜检查是必要的。嗅觉丧失或嗅觉减退的诊断可以通过充分验证及廉价的测试来确认，如 UPSIT 或嗅探棒。对于确诊的嗅觉丧失但其他检查结果为阴性的患者，昂贵的检查如 CT 和 MRI 等是有争议的，因为绝大多数检查的结果都是阴性，而且阳性结果往往不适合临床干预。治疗方案是基于潜在的病理，通常包括局部鼻内和（或）全身类固醇治疗。嗅觉训练已被证明可以提高嗅觉功能障碍患者的 TDI 评分。目前仍需要精心设计的随机对照临床试验来确定病毒感染后和神经退行性嗅觉功能障碍的最有效的治疗方法。

参考文献

[1] Kohli P, Soler ZM, Nguyen SA, Muus JS, Schlosser RJ. The association between olfaction and depression: a systematic review. Chem Senses 2016;41(6):479–486

[2] Temmel AFP, Quint C, Schickinger-Fischer B, Klimek L, Stoller E, Hummel T. Characteristics of olfactory disorders in relation to major causes of olfactory loss. Arch Otolaryngol Head Neck Surg 2002;128(6):635–641

[3] Hoffman HJ, Rawal S, Li C-M, Duffy VB. New chemosensory component in the U.S. National Health and Nutrition Examination Survey (NHANES): firstyear results for measured olfactory dysfunction. Rev Endocr Metab Disord 2016;17(2):221–240

[4] Rawal S, Hoffman HJ, Bainbridge KE, Huedo-Medina TB, Duffy VB. Prevalence and risk factors of self-reported smell and taste alterations: results from the 2011–2012 US National Health and Nutrition Examination Survey (NHANES). Chem Senses 2016;41(1):69–76

[5] Liu G, Zong G, Doty RL, Sun Q. Prevalence and risk factors of taste and smell impairment in a nationwide representative sample of the US population: a cross-sectional study. BMJ Open 2016;6(11):e013246

[6] Kim DH, Kim SW, Hwang SH, et al. Prognosis of olfactory dysfunction according to etiology and timing of treatment. Otolaryngol Head Neck Surg 2017;156(2):371–377

[7] Malaty J, Malaty IAC. Smell and taste disorders in primary care. Am Fam Physician 2013;88(12):852–859

[8] Enriquez K, Lehrer E, Mullol J. The optimal evaluation and management of patients with a gradual onset of olfactory loss. Curr Opin Otolaryngol Head Neck Surg 2014;22(1):34–41

[9] Bhattacharyya N, Kepnes LJ. Contemporary assessment of the prevalence of smell and taste problems in adults. Laryngoscope 2015;125(5):1102–1106

[10] DeVere R. Disorders of taste and smell. Continuum (Minneap Minn) 2017;23 (2, Selected Topics in Outpatient Neurology):421–446

[11] Daramola OO, Becker SS. An algorithmic approach to the evaluation and treatment of olfactory disorders. Curr Opin Otolaryngol Head Neck Surg 2015;23(1):8–14

[12] Boesveldt S, Postma EM, Boak D, et al. Anosmia: a clinical review. Chem Senses 2017;42(7):513–523

[13] Alt JA, Mace JC, Buniel MCF, Soler ZM, Smith TL. Predictors of olfactory dysfunction in rhinosinusitis using the brief smell identification test. Laryngoscope 2014;124(7):E259–E266

[14] Doty RL, McKeown DA, Lee WW, Shaman P. A study of the test-retest reliability of ten olfactory tests. Chem Senses 1995;20(6):645–656

[15] Sensonics International. https://sensonics.com/smell-identification-test-international-versions-available.html

[16] Krantz EM, Schubert CR, Dalton DS, et al. Test-retest reliability of the San Diego Odor Identification Test and comparison with the brief smell identification test. Chem Senses 2009;34(5):435–440

[17] Hummel T, Sekinger B, Wolf SR, Pauli E, Kobal G. "Sniffin' sticks": olfactory performance assessed by the combined testing of odor identification, odor discrimination and

olfactory threshold. Chem Senses 1997;22(1):39–52

[18] Cain WS, Gent JF, Goodspeed RB, Leonard G. Evaluation of olfactory dysfunction in the Connecticut Chemosensory Clinical Research Center. Laryngoscope 1988;98(1):83–88

[19] Briner HR, Simmen D, Jones N. Impaired sense of smell in patients with nasal surgery. Clin Otolaryngol Allied Sci 2003;28(5):417–419

[20] Powell J, Elbadawey MR, Zammit-Maempel I. Does imaging of the olfactory tract change the clinical management of patients with olfactory disturbance? A case series of 100 consecutive patients. J Laryngol Otol 2014;128(9):810–813

[21] Holbrook EH, Leopold DA. Anosmia: diagnosis and management. Curr Opin Otolaryngol Head Neck Surg 2003;11(1):54–60

[22] Rudmik L, Smith KA, Soler ZM, Schlosser RJ, Smith TL. Routine magnetic resonance imaging for idiopathic olfactory loss: a modeling-based economic evaluation. JAMA Otolaryngol Head Neck Surg 2014;140(10):911–917

[23] Decker JR, Meen EK, Kern RC, Chandra RK. Cost effectiveness of magnetic resonance imaging in the workup of the dysosmia patient. Int Forum Allergy Rhinol 2013;3(1):56–61

[24] Harless L, Liang J. Pharmacologic treatment for postviral olfactory dysfunction: a systematic review. Int Forum Allergy Rhinol 2016;6(7):760–767

[25] Seo BS, Lee HJ, Mo J-H, Lee CH, Rhee C-S, Kim J-W. Treatment of postviral olfactory loss with glucocorticoids, Ginkgo biloba, and mometasone nasal spray. Arch Otolaryngol Head Neck Surg 2009;135(10):1000–1004

[26] Blomqvist EH, Lundblad L, Bergstedt H, Stjärne P. Placebo-controlled, randomized, double-blind study evaluating the efficacy of fluticasone propionate nasal spray for the treatment of patients with hyposmia/anosmia. Acta Otolaryngol 2003;123(7):862–868

[27] Schriever VA, Merkonidis C, Gupta N, Hummel C, Hummel T. Treatment of smell loss with systemic methylprednisolone. Rhinology 2012;50(3):284–289

[28] Dalgic A, Dinc ME, Ulusoy S, Dizdar D, Is A, Topak M. Comparison of the effects of nasal steroids and montelukast on olfactory functions in patients with allergic rhinitis. Eur Ann Otorhinolaryngol Head Neck Dis 2017;134(4):213–216

[29] Levy JM, Mace JC, Bodner TE, Alt JA, Smith TL. Defining the minimal clinically important difference for olfactory outcomes in the surgical treatment of chronic rhinosinusitis. Int Forum Allergy Rhinol 2017;7(8):821–826

[30] Ikeda K, Sakurada T, Takasaka T, Okitsu T, Yoshida S. Anosmia following head trauma: preliminary study of steroid treatment. Tohoku J Exp Med 1995;177(4):343–351

[31] Pekala K, Chandra RK, Turner JH. Efficacy of olfactory training in patients with olfactory loss: a systematic review and meta-analysis. Int Forum Allergy Rhinol 2016;6(3):299–307

第 3 章 颅神经Ⅱ：视神经疾病
Cranial Nerve Ⅱ: Visual Disorders

Junru Yan　Michael Duan　Aroucha Vickers　Claudia M. Prospero Ponce　Andrew G. Lee　著
刘　祺　马小龙　译　　张洪钿　校

摘　要

　　本章重点介绍不同类型的视神经（颅神经Ⅱ）疾病，视神经病变如何呈现给全科医师，以及关于诊断、转诊和一些费用考虑的建议。考虑到各种检查的平均费用也很重要，这包括保险覆盖范围、保险类型、各种保险计划所涵盖的类型。在本章中将使用平均费用估算，这可能会出现地域和其他差异，并且价格可能会因美国当地、区域和州的市场差异而产生变化。建议对所讨论的每种视神经疾病进行眼科会诊。视神经疾病患者经常会进行一些检查，包括磁共振成像、计算机断层扫描、眼眶超声、荧光素血管造影、Humphrey 视野检查和其他自动视野检查、光学相干断层扫描、视网膜电图和视觉诱发反应。文中列出了一些检查费用估算的示例。

关键词

　　视神经，视神经病变，视神经炎，视盘水肿，视盘疾病

一、初步评估和一般考虑

（一）病史

　　临床病史和体格检查是临床检查的重要方面，可为准确诊断提供实用的参考。临床医师在获取病史时应注意以下事项：存在眼部缺陷，包括但不限于青光眼或白内障；患者年龄；病史，应特别关注糖尿病、高血压或视力变化；近期是否使用矫正眼镜；与眼睛有关的显著变化，包括但不限于疼痛、发红、流泪；复视，包括单眼或双眼复视；其他视力变化，包括远视、近视、暗点或视野中的闪光 / 斑块 / 斑点。如果视物模糊是主诉，则应仔细注意发病的诱因、病程、触发因素、一天中的发病次数、是否累及双侧视力、是否影响中心视力或周边视力等。此外，应重点关注模糊视觉在给定距离中（远与近）是否更明显。

（二）体格检查

　　在对视觉和动眼神经系统的体格检查中，舒适度和熟练的技术是必不可少的。基本眼科检查的示例如下所示。

- 评估视力：要求患者先后使用不同侧眼睛，分别在使用和不使用矫正工具的情况下，（从适当的距离）在视力测试图表中读取他们能够看清的最低线。近用检查卡应与患者保

持约 14in（1in ≈ 2.54cm）或正常阅读距离。对于因为眼部干燥造成视物模糊的患者，使用人工泪液即可改善。对于因为屈光不正造成视物模糊的患者，使用针孔面罩即可改善。如果没有针孔面罩，测试屈光不正的一个简单方法是用铅笔尖在卡片上打一个洞，然后让患者通过洞阅读。

- 评估视野：与患者保持一臂的距离，让患者遮住一只眼睛，看向医师的鼻子，不要移动。遮住医师对侧的眼睛（患者被遮住的眼睛对面的一侧），将另一只手移动到视觉象限的所有角落并伸出任意数量的手指，让患者说出所示手指的数量。在所有四个象限和对侧眼中重复上述动作。

- 评估眼外向运动：面对患者，让患者直视医师并保持头部稳定。医师的手指以 H 形缓慢移动，让患者仅用眼睛跟随手指移动（约 1ft 远）（1ft ≈ 30.48cm）。最后将手指伸向患者的鼻梁以测试收敛性。评估眼球运动的流畅度、眼球震颤和完成动作的困难程度。

- 检查眼球：观察眼睑和眶周皮肤的颜色和饱满度。观察眼睑是否不对称及其与瞳孔中心的距离。检查对光反射是否相同。展开眼睑以检查眼表面是否有分泌物或出血，并评估角膜表面是否有磨损。

- 测试眼轮匝肌：让患者闭上眼睛。当医师尝试用手指打开眼睑时，让患者对该动作进行抵抗。

- 测试眼压（粗略估计）：让患者闭上眼睛，轻轻将眼睑压向眼球中心。将此压力与按压鼻尖的压力进行比较——按压眼球的感觉应该比按压鼻尖更柔软或同样柔软。

- 检查瞳孔：注意瞳孔的大小及是否存在红色反射。首先调暗室内光线，然后将光线照射到瞳孔，让患者看向远处，测试瞳孔对光的反射（直接和间接），两眼之间间隔数秒。此外还要注意相对传入侧瞳孔是否存在缺陷。

8. 眼底检查：首先调暗室内光线，让患者看向远处。右手拿着眼底镜检查右眼，反之亦然。检查红色反射时，检查距离从 12～18in 到 2～3in。注意评估角膜或玻璃体是否混浊。检查视网膜和视网膜血管。检查视盘的颜色、轮廓、是否水肿和视杯深度。

（三）紧急转诊和诊断性测试的适应证

出现以下症状的患者应立即转诊给眼科医师。

1. 眼睛的物理性伤口，包括划伤、割伤、刺破或怀疑有异物卡在眼睛里。

2. 如果患者称其使用隐形眼镜，隐形眼镜可能会"卡"在他们的眼睑下。

3. 突然急性视力丧失，伴有或不伴有疼痛。

4. 双眼复视伴疼痛。

5. 出现闪光或飞蚊现象，即使只有部分视野受损。

6. 急性和不明原因的眼睛疼痛或发红。慢性症状可能是眼科医师的常见病。

7. 伴有恶心、头痛或呕吐的眼痛。

8. 化学品接触眼睛。

9. 感染性疾病，如单纯疱疹、带状疱疹或急性泪囊炎。

其他视力变化可能不是紧急情况，但仍可能需要转诊给眼科医师进行观察。在转诊或使用诊断测试时，医师应考虑常见检查和影像学检查的成本（表 3-1）。因为实际价格可能会因保险范围和市场差异而有很大差异，这些价格仅供参考。

二、血管性疾病

（一）前部缺血性视神经病变

1. 非动脉炎性

【病因和病理生理学】

非动脉炎性前部缺血性视神经病变（nonarteritic anterior ischemic optic neuropathy，NAION）是成人中最常见的急性单侧视神经病

表 3-1　视神经病变测试中一些常用检查的医疗保险价格

检查（CPT 代码）	医疗保险费用（美元）
头部磁共振成像（70553）	400
头部磁共振血管造影（染色或不染色）（70546）	510
增强或普通头部 CT（70470）	201
眼球超声（76510）	150，单眼
增强或普通眼眶磁共振成像（70543）	460
荧光素血管造影（92242）	241
视网膜电图（92275）	160
视觉诱发反应（95930）	74
光学相干断层扫描（92134）	44
Humphrey 视野（92083）	68

注意：某些患有视神经疾病的患者可能需要进行基因检测。这些测试的价格可能会有所不同，但重要的是要注意此类测试通常不在保险范围内

变。可能的风险因素包括高血压、糖尿病、动脉粥样硬化、曾做过大量失血的手术、血栓形成前状况、阻塞性睡眠呼吸暂停、夜间低血压、胺碘酮衍生物和勃起功能障碍药物的使用[1, 2]。

【症状和体征】

通常表现为急性、单侧、无痛性视力丧失。NAION 患者的杯盘比（C∶D）通常较小，这是一个易诱发的结构性危险因素。视力丧失是可变的。眼底检查显示急性期视盘水肿[3]。视神经萎缩（扇形或弥漫性）可能会随着时间的推移而发生发展（图 3-1）。

【临床思维】

(1) 诊断：NAION 的诊断是初步的临床诊断，因为 NAION 没有实验室检查或影像学发现。这项诊断基于年龄较大、血管病变危险因素的存在、视力丧失模式、视盘水肿和较小的杯盘比。NAION 患者通常不需要神经影像学检查。在老年患者（如 50 岁以上）中，可能需要通过临床检查和实验室检查排除巨细胞动脉炎（giant cell arteritis，GCA）（见下文）。

(2) 目前的治疗方案：消除或调整前面列出的风险因素可能是有益的。目前还没有针对 NAION 的循证治疗。视神经减压和阿司匹林未显示出可改善视力的效果，皮质类固醇的使用仍存在争议[4, 5]。目前正在进行 NAION 的临床试验。

成本考虑 [a]	
不推荐	MRI、腰椎穿刺不适用于典型的 NAION
推荐	如果怀疑有 GCA，检测红细胞沉降率（ESR）/C 反应蛋白（CRP）
可选方案	全血细胞计数（CBC）和血小板计数

a. 笔者意见，并非共识

2. 巨细胞动脉炎

【病因和病理生理学】

动脉炎性前部缺血性视神经病变（arteritic anterior ischemic optic neuropathy，AAION），简称巨细胞动脉炎，是一种全身性肉芽肿性血管炎，影响大中型动脉。GCA 因其侵袭性病程而被视为眼科急症[4]。

【症状和体征】

GCA 最常见的眼部表现是急性单侧疼痛性视力丧失，最初可表现为短暂性视力丧失[5]。此外，GCA 患者可能会诉有咀嚼暂停、头皮压痛、头痛、髋关节和肩关节痛、不适及发热[6]（图 3-2）。

【临床思维】

(1) 诊断：诊断的金标准是颞动脉活检（temporal artery biopsy，TAB），但请注意 TAB

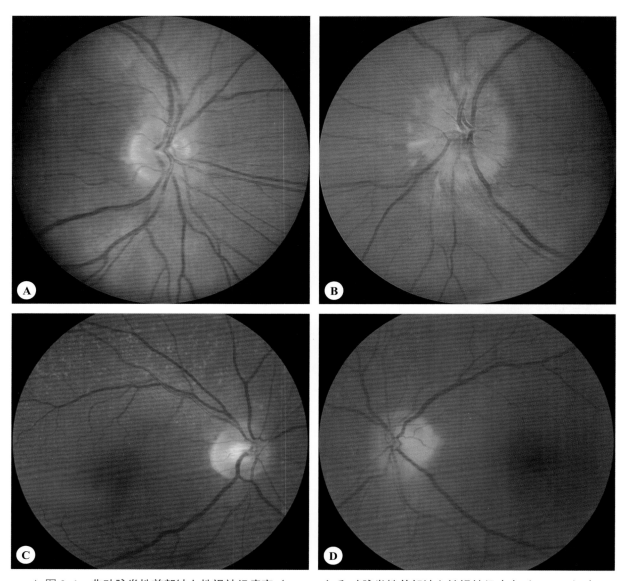

▲ 图 3-1 非动脉炎性前部缺血性视神经病变（NAION）和动脉炎性前部缺血性视神经病变（AAION）中的视盘（ONH）的表现

A. 健康的眼睛表现出特征性的拥挤外观，这被称为"危险视盘"；B. NAION 中 ONH 表现，水肿呈节段性，伴有轻度叠加的苍白和火焰状出血；C. 健康的眼睛表现出正常的杯盘比，有视盘缺失风险提示 AAION；D. AAION 中 ONH 表现，苍白更为明显（经美国眼科学会许可转载）

的敏感性范围为 70%～90%[7]。研究还建议使用颞动脉超声诊断 GCA，其可能表现为阳性"晕征"（动脉周围的炎症）。一些研究显示超声特异性高，敏感性中等，但超声尚未达到替代 TAB 诊断 GCA 的水平[8, 9]。

（2）目前的治疗方案：目前对 GCA 的治疗仍然是使用大剂量皮质类固醇[10]。疗程可能不同，但可能需要 1～2 年的慢性类固醇治疗周期，并且需要缓慢减少类固醇的治疗剂量以防止 GCA 复发[6]。此外，最近的研究发现了托珠单抗治疗 GCA 的潜力[11]。一份 162mg 含量的预装注射器包装的托珠单抗，费用为 355 美元[12]。大多数 GCA 患者的药物使用都需要咨询风湿免疫科医师。对于那些考虑使用包括托珠单抗在内的类固醇保留疗法的患者，尤其如此。

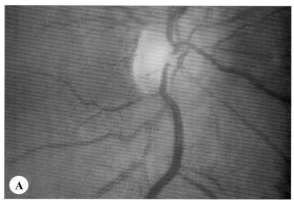

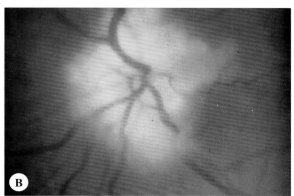

▲ 图 3-2　GCA 的眼底镜检查表现

A. 眼底镜检查显示右侧视盘正常，杯盘比约为 0.3；B. 左侧视盘因巨细胞动脉炎而表现出苍白、肿胀，左眼大面积梗死（苍白色或"白垩色"外观），并延伸至周围视网膜（经美国眼科学会许可转载）

成本考虑

不推荐	腰椎穿刺
推荐	ESP/CRP、TAB、类固醇
可选方案	CBC 和血小板计数、超声检查、MRI、分数各向异性（FA）

（二）后部缺血性视神经病变

【病因和病理生理学】

后部缺血性视神经病变（posterior ischemic optic neuropathy，PION）是一种由视神经球后部分梗死导致的视神经疾病。这种形式的视神经病变比前部缺血性视神经病变（AION）少见，可以通过正常的视盘与 AION 区分开来[8]。PION 根据病因通常被分为 3 类：围术期（外科）、动脉炎性（GCA）和非动脉炎性（特发性）[9]。

【症状和体征】

PION 患者通常表现为急性中央或周围视力丧失[8]。其他的症状是由 PION 的不同类型决定的。

【临床思维】

(1) 诊断：PION 的诊断是一种排除性诊断。需要进行彻底的眼科检查，完善头颅 MRI，排除 GCA 及其他引起球后视神经病变的原因后方可诊断[9]。

(2) 目前的治疗方案：治疗取决于 PION 发生的机制。目前没有任何一种治疗方法可以显著改善围术期 PION 和非动脉炎性 PION 导致的视力丧失。动脉炎性 PION 患者如果怀疑是 GCA，可以考虑使用皮质类固醇治疗[13]。

成本考虑

不推荐	—
推荐	ESP、CRP、头颅和眼眶 CT 和（或）MRI（平扫或增强扫描）
可选方案	若考虑 GCA 可进行 TAB

（三）高血压性视网膜病变

【病因和病理生理学】

高血压性视网膜病变（hypertensive retinopathy，HR）是在高血压患者中发现的一种以视网膜血管病变为特征的疾病。

【症状和体征】

传统的 HR 分类系统被称为 Keith-Wagener-Barker（KWB）分级量表，根据疾病的程度将 HR 分为轻度、中度和恶性。恶性包括严重的 4 级视网膜病变和视盘水肿[15]。高血压患者也可能出现 NAION。

【临床思维】

(1) 诊断：早期发现 HR 是有益的，因为一些研究表明视网膜病变与长期卒中风险之间存在关联。眼底镜检查和视网膜摄影技术被推荐用于高血压患者视网膜病变的诊断和严重程度判断[16]。

(2)目前的治疗方案：HR 治疗主要是以降低全身血压为目标[17]，也可向视网膜疾病专家咨询，以寻求进一步治疗。

（四）糖尿病性视盘炎

【病因和病理生理学】

糖尿病性视盘炎（diabetic papillitis，DP）是一种罕见的发生于 1 型或 2 型糖尿病患者的视盘水肿[18]。该病的病理生理学机制尚不明确，但有证据表明糖尿病的病程不是 DP 的危险因素[19]。

【症状和体征】

DP 患者的视神经功能通常是完整的，可能出现单侧或双侧视盘充血肿胀。患者偶尔会出现视力下降，但大多数情况下是没有症状的[18]。在 70%～100% 的 DP 患者中，黄斑水肿可能是作为并发症存在。在 35%～90% 的患者中可以发现糖尿病视网膜病变的其他体征[19]。

【临床思维】

(1)诊断：DP 的诊断是一种排除性诊断。目前列出的 DP 诊断标准如下：①患者必须已经确诊为 1 型或 2 型糖尿病；②视盘水肿；③视神经功能基本完整；④颅内压正常；⑤视神经没有炎症、感染和（或）浸润。头颅和眼眶的磁共振成像及腰椎穿刺可以用来排除其他疾病[18]。

(2)目前的治疗方案：DP 具有一定的自限性，通常无须治疗。目前对使用皮质类固醇是否能有效遏制疾病的发展存在争议。其他治疗方案如使用血管内皮生长因子（VEGF）抑制药来减轻肿胀和改善视力也有报道，但需要进一步试验以确认其疗效[19]。

三、感染性疾病

感染性神经性视网膜炎

【病因和病理生理学】

神经性视网膜炎包含一些感染相关表现，常见的感染相关病因包括巴尔通体、梅毒和莱姆病。

巴尔通体神经性视网膜炎，又称猫抓病（cat scratch disease，CSD），是巴尔通体感染眼部的表现，是神经性视网膜炎最常见的感染性原因，占所有病例的 64%[20]。

梅毒是由梅毒苍白螺旋体感染导致的一种慢性、性传播疾病，它可能影响包括眼部在内的全身任何部位。眼部的梅毒感染是不常见的，一般发生在梅毒晚期[21, 22]。

莱姆病是一种以硬蜱为媒介的、伯氏疏螺旋体感染引起的感染性疾病。局部感染以游走性"牛眼"红斑开始，感染扩散后在没有治疗的情况下，高达 15% 的患者可能会出现神经系统并发症[23]。

【症状和体征】

患者可能表现为视力下降，视盘可能出现黄斑星形水肿[20, 24]。广泛的葡萄膜炎是眼梅毒中最常见的眼科表现[25]（图 3-3）。

【临床思维】

(1)诊断：诊断的依据是病史、体格检查和血清学检查。

(2)目前的治疗方案：咨询传染病专家来协助治疗是十分必要的。数据显示，对于巴尔

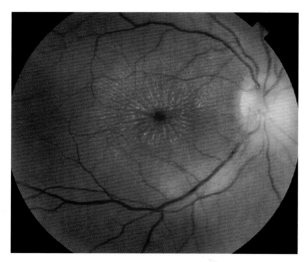

▲ 图 3-3　猫抓病引起的神经性视网膜炎患者的视盘水肿和黄斑星形改变（经美国眼科学会许可转载）

通体导致的神经性视网膜炎，成人可以在眼科医师的指导下使用多西环素和利福平 4～6 周；对于 8 岁以下的儿童，可以考虑使用 4～6 周的利福平和阿奇霉素或甲氧苄啶 / 磺胺甲噁唑[26]。

对于眼梅毒，肠外使用青霉素是目前首选的治疗方案，通常在 1 个月内可以使视力得到改善，炎症得到控制。通常不使用皮质类固醇，但如果有出血黄斑水肿等其他的炎症并发症，可以考虑使用皮质类固醇[25]。

对于莱姆病的早期治疗，口服多西环素、阿莫西林和头孢呋辛都表现出同样的有效性。在这些抗菌药物中，多西环素被认为可以穿过血脑屏障[27]。

成本考虑	
不推荐	—
推荐	血清学检测
可选方案	腰椎穿刺、MRI、传染病科转诊

四、压迫性 / 肿瘤性疾病

（一）压迫性视神经病变

1. 视神经胶质瘤

【病因和病理生理学】

视神经胶质瘤是最常见的视神经肿瘤[28]。良性视神经胶质瘤可以在任何年龄出现，但大多数在 20 岁以前出现症状[24]。恶性视神经胶质瘤少见，主要发生于 20 岁以上的男性[28]，患者可能同时会有 1 型神经纤维瘤病（neurofibromatosis type 1，NF1）的表现[29]。

【症状和体征】

视神经胶质瘤患者可能表现为进行性视功能下降、突眼、视盘水肿和（或）斜视，通常没有眼部和眼眶疼痛[28]。

【临床思维】

(1) 诊断：MRI 是诊断的金标准，CT 见肿瘤内钙化时也可以考虑该病[29]（图 3-4）。

(2) 目前的治疗方案：视神经胶质瘤的治疗依赖于患者。推荐采用多学科联合治疗，咨询眼科医师、放射肿瘤科医师、儿科肿瘤科医师、神经放射科医师和神经外科医师[29]。

成本考虑	
不推荐	腰椎穿刺
推荐	MRI
可选方案	神经外科和（或）放射肿瘤科会诊

2. 视神经鞘脑膜瘤

【病因和病理生理学】

视神经鞘脑膜瘤（optic nerve sheath meningioma，ONSM）是罕见的良性肿瘤，起源于视神经周围的脑膜[30]。它们是继视神经胶质瘤之后第二常见的视神经肿瘤，占原发性视神经肿瘤的 1/3[31]。这些肿瘤往往边界清晰，进展缓慢，但它们仍然可能压迫前部视觉通路导致视力丧失。95% 的病例是单侧的。双侧病例不常见，并可能与 2 型神经纤维瘤病有关[32]。

【症状和体征】

最初的 1～5 年内患者可能表现为进行性无痛性视力丧失[31]。眼底镜检查可以发现视盘肿胀（早期）、苍白，或者出现视睫状体分流血管（晚期），这就是视网膜侧支循环[31, 33]。患者也可能有突眼和眼球运动障碍，这取决于肿瘤的大小和位置。

【临床思维】

(1) 诊断：头颅和眼部的 MRI（含或不含钆）被认为是诊断 ONSM 的金标准（图 3-5）[31]。普通头颅 CT 显示视神经管扩大和神经鞘钙化也有一定的诊断价值，这些表现有时会在 ONSM 患者中出现[30]。

(2) 目前的治疗方案：根据视力丧失的程度予以不同程度的观察。对于中度至重度视力丧

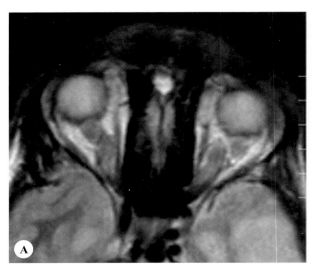
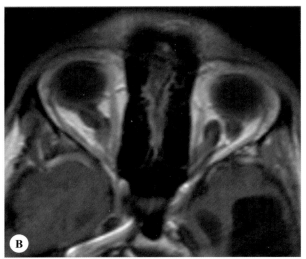

▲ 图 3-4　伴有 1 型神经纤维瘤病的双侧视神经胶质瘤患者

A. 双侧视神经在 T_2 加权图像中均扩张和呈高信号；B. 它们在强化后的 T_1 加权图像中没有表现为增强（改编自 Forsting M, Jansen O, ed. MR Neuroimaging: Brain, Spine, Peripheral Nerves. 1st edition. New York, NY: Thieme; 2016.）

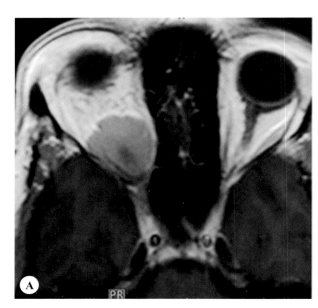
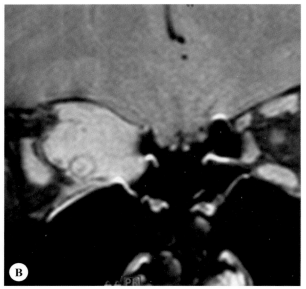

▲ 图 3-5　视神经鞘脑膜瘤

大型视神经鞘脑膜瘤患者，右眼失明 6 年，之前考虑为视神经炎。A. T_1 加权（T_1W）图像显示，右眼眶锥体内有一个大的、扩张的、均匀强化的肿块，边缘光滑。在肿块的中心，几乎看不到被包裹的视神经；B. 给予对比剂后的脂肪饱和冠状位 T_1W 图像更清楚地显示了脑膜瘤下外侧象限的被包裹的视神经（改编自 Forsting M, Jansen O, ed. MR Neuroimaging: Brain, Spine, Peripheral Nerves. 1st edition. New York, NY: Thieme; 2016.）

失，立体定向分散放射治疗是一个可以尝试的解决方案[34]。由于肿瘤生长位置欠佳，术后容易导致永久性的视力丧失，因此手术治疗通常不适用于 ONSM[35]。综合眼科、神经外科和放射肿瘤科的多学科治疗方法可能是有益的。

成本考虑	
不推荐	腰椎穿刺
推荐	头部和眼眶的 MRI
可选方案	头部 CT、神经外科和（或）放射肿瘤科会诊

3. Foster Kennedy 综合征

【病因和病理生理学】

Foster Kennedy 综合征是一种罕见的综合征，其特征是颅内肿物（通常是脑膜瘤）导致同侧视神经萎缩和嗅觉缺失，颅内压力升高导致对侧视盘水肿[33, 36]。

【症状和体征】

这种综合征的检查结果包括神经压迫导致的单眼视力逐渐丧失，同时对侧出现视盘水肿（可表现为盲区扩大）[37]。此外，如果额叶受累可能会有人格改变[38]。

【临床思维】

(1) 诊断：上述表现需要磁共振进行神经影像学检查以明确诊断[33]。

(2) 目前的治疗方案：主要治疗方法包括手术切除肿瘤，也可以考虑放射治疗。术后对视神经的损害可能是可逆的，也可能是不可逆的[39]。

成本考虑	
不推荐	腰椎穿刺
推荐	MRI 和神经外科及放射肿瘤科会诊
可选方案	—

4. 甲状腺眼病

【病因和病理生理学】

甲状腺眼病（thyroid eye disease，TED）是一种自身免疫性、炎症性、非感染性眼窝病变，与甲状腺功能亢进或桥本甲状腺炎有关。TED 的病因和病理生理学在第 4 章（颅神经 Ⅲ、Ⅳ、Ⅵ：颅神经引起的眼球运动障碍）中有更详细的讨论。

【症状和体征】

在某些 TED 病例中，眼外肌增大和眼眶炎症可能导致压迫性视神经病变。6% 的 TED 患者被证实有视神经受累。色觉和视野的缺失也被注意到。TED 的其他症状和体征，包括更常见的眼睑回缩和眼球突出，在第 4 章中有更详细的讨论。

【临床思维】

(1) 诊断：TED 的诊断需要甲状腺激素研究，以及潜在甲状腺自身抗体的研究。初始成像首选无增强的普通 CT。详见第 4 章（图 3-6）。

(2) 目前的治疗方案：在压迫性视神经病变的情况下，可能需要紧急干预。放疗和皮质类固醇可用于减少眼眶炎症。此外，在某些情况下，眼眶减压手术可能是必要的。关于 TED 管理的更详细的讨论请参考第 4 章中甲状腺眼病相关内容。

成本考虑	
不推荐	—
推荐	甲状腺抗体
可选方案	眼眶超声、MRI、CT、类固醇、放疗、减压

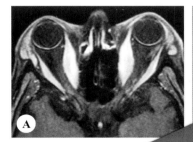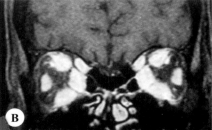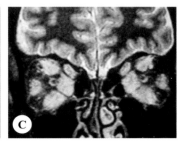

图 3-6　53 岁女性，甲状腺眼窝病变，双侧眼球突出

轴位（A）和冠状位（B）脂肪抑制 T_1 加权图像显示不对称增大的眼外肌有强化，未累及两侧眼眶相应的肌腱；C. 受累肌肉变形，冠状位反转恢复时间成像（STIR）信号略高（改编自 Meyers S, ed. Differential Diagnosis in Imaging: Head and Neck. 1st ed. New York, NY: Thieme; 2016.）

（二）浸润性视神经病变

浸润性视神经病变可能继发于赘生物或多种感染和炎症病因。视神经最常被原发性或继发性肿瘤浸润，其中原发性肿瘤明显更为普遍。原发性肿瘤包括视神经胶质瘤（最常见）、神经节胶质瘤、毛细血管瘤、海绵状血管母细胞瘤和黑色素细胞瘤等[36, 42]。可能浸润视神经的继发性肿瘤包括转移性癌、淋巴瘤、白血病和骨髓瘤等[36]。结节病最常见的表现是炎性和机会性真菌感染。其中隐球菌是最常见的感染病因[36]。可能出现视力或色觉丧失、视觉盲点和视盘肿胀。然而，许多视神经浸润的病例并没有视神经病变的特征[36]。根据潜在病因，考虑在治疗这些病例时可咨询眼科、肿瘤科或传染病科。

五、退行性病变

青光眼

【病因和病理生理学】

青光眼是仅次于白内障的第二大致盲原因，其定义为眼压（intraocular pressure，IOP）升高导致视神经病变。可分为开角型青光眼和闭角型青光眼[43]。

【症状和体征】

开角型青光眼的特征是在中央视力减退之前出现的进行性视野缺损。眼底检查通常能发现凹陷样改变。急性闭角型青光眼患者可出现突发性、疼痛性红眼。这提示发生了眼科急症，建议在 24 小时内进行治疗，以防止不可逆转的失明[44]。

【临床思维】

(1) 诊断：如果视神经杯直径大于视神经盘直径的 50%，则可怀疑为青光眼。如果眼压大于 20mmH₂O，可以转诊眼科[44]。

(2) 目前的治疗方案：治疗的目的主要是降低眼压。一线治疗方法通常包括局部使用前

列腺素；重症患者可使用多种药物治疗。抗青光眼药物的成本通常低于 20 美元 / 支。在可能需要手术干预之前，也可以考虑激光治疗。类固醇的使用可能会恶化青光眼，这一点可能很重要[45]。

成本考虑	
不推荐	—
推荐	眼压检测、抗青光眼药物
可选方案	转诊眼科或青光眼专家会诊

六、炎症性 / 自身免疫性疾病

（一）视神经炎

1. 与多发性硬化症相关的视神经炎

【病因和病理生理学】

与多发性硬化症（multiple sclerosis，MS）相关的视神经炎是由炎症导致的视神经脱髓鞘引起的，可造成急性单眼视力丧失。这种情况通常发生在 20—40 岁的患者中[46]，主要影响高加索白种人女性[47]。

【症状和体征】

与 MS 相关的视神经炎通常表现为单眼视力丧失[47]。眼球活动疼痛和红色色盲也很常见[47]。

【临床思维】

(1) 诊断：与多发性硬化症相关的视神经炎的诊断如下（基于 2017 年 McDonald 多发性硬化症诊断标准[48]）。对于怀疑患有视神经炎的患者，可进行脑部和脊髓的增强 / 非增强 MRI 检查[46]。如果儿童（小于 15 岁）出现症状，可考虑感染或感染后引起的视神经病变。在患者年龄大于 50 岁的情况下[49]，可考虑为缺血性视神经病变，如巨细胞动脉炎（GCA）或缺血性视神经疾病[46]（图 3-7）。

(2) 目前的治疗方案：视神经炎推荐静脉注射甲泼尼龙（intravenous methylprednisolone，IVMP）。

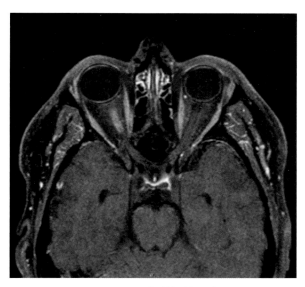

▲ 图 3-7　急性视神经炎

脂肪抑制、对比增强的 T_1 加权 TSE 图像平行于视神经，显示右侧视神经中的细长高信号区域（改编自 Forsting M, Jansen O, ed. MR Neuroimaging: Brain, Spine, Peripheral Nerves. 1st ed. New York, NY: Thieme; 2016.）

最近的研究表明[50]，大剂量口服皮质类固醇或大剂量静脉注射皮质类固醇在治疗急性视神经炎方面具有生物等效性，可能对患者更具成本效益和更方便[51]。

成本考虑	
不推荐	—
推荐	头部 MRI、眼眶 ± 脊柱、神经学查体、类固醇
可选方案	腰椎穿刺、视神经脊髓炎（NMO）、髓鞘少突胶质细胞糖蛋白（MOG）、IVMP 或生物等效口服类固醇

2. 与视神经脊髓炎相关的视神经炎

【病因和病理生理学】

与视神经脊髓炎（NMO）相关的视神经炎，又称 Devic 病，是一种中枢神经系统脱髓鞘性自身免疫性疾病，选择性地以视神经和脊髓为靶点。现在普遍认为 NMO 不同于 MS。NMO 特有的水通道蛋白 -4 特异性自身抗体（抗 AQP4，也称为 NMO-IgG），作为该疾病的主要

免疫特征加强了这一区别[52]。NMO 似乎在非白种人和女性人群中更为普遍。

【症状和体征】

患者可能出现单侧或双侧急性视力丧失，并可能出现括约肌功能障碍、感觉异常和横断性脊髓炎引起的四肢瘫痪 / 下肢轻瘫。通常受影响的是延髓，可能导致顽固性恶心、呕吐和打嗝[52]。

【临床思维】

(1) 诊断：最新的诊断标准要求同时存在视神经炎和急性脊髓炎，非必需的辅助标准包括 MRI 显示连续脊髓损伤、脑 MRI 不符合 MS 诊断标准和抗 AQP4 血清阳性等[53]（图 3-8）。

(2) 目前的治疗方案：急性发作的治疗可包括静脉注射皮质类固醇，随后用 IVIG 进行血浆置换。首次发作后，可使用长期免疫抑制药，如硫唑嘌呤、霉酚酸酯和利妥昔单抗。这些疗法可单独使用或与口服皮质类固醇联合使用，用于 NMO 维持治疗。NMO 在发病数月内表现出不同程度的恢复，但许多患者会有残留功能障碍或反复发作[52]。总的来说，与 MS 相比，NMO 的预后和治疗反应较差[54]。

成本考虑	
不推荐	—
推荐	头部 MRI、眼眶 ± 脊柱、NMO 检测、转诊神经科、类固醇、免疫抑制
可选方案	腰椎穿刺、MOG

3. 与 NMO 谱疾病相关的视神经炎

视神经炎患者的一个亚组被确定为没有 MS 和缺乏抗 AQP4 自身抗体（存在于 NMO 患者中）的患者。相反，这些患者的抗髓磷脂少突胶质细胞糖蛋白（抗 MOG）抗体可能呈阳性。这种形式的视神经炎往往容易复发，对类固醇治疗反应强烈[55]。目前梅奥诊所可以进行 MOG 抗体检测[56]。

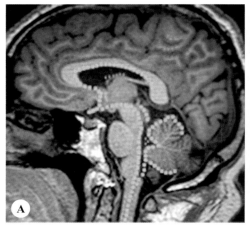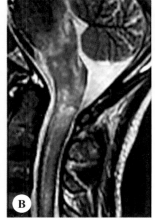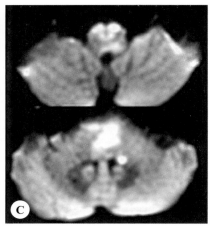

▲ 图 3-8　视神经脊髓炎（NMO）病变与中枢神经系统水通道蛋白 -4（AQP-4）通道分布

A. 叠加在矢状位 T_1 加权像上的示意图显示了 AQP-4 通道蛋白位点在中枢神经系统的主要分布。在脊髓中央、下丘脑、室管膜下白质、视上核、视神经 / 视交叉、小脑皮质（黄色点）、室管膜细胞（蓝色点）和皮质下白质（橙色点）均有高浓度的 AQP-4 通道蛋白。B. 急性 NMO 病变在矢状位 T_2 加权像上常表现为纵向广泛或横向分布的脊髓炎，常累及髓质和脊髓交界处。C. 急性病灶弥散受限，弥散加权成像呈高信号（延髓和脑桥水平轴位视图）（改编自 Leite C, Castillo M, ed. Diffusion Weighted and Diffusion Tensor Imaging. A Clinical Guide. 1st ed. Stuttgart: Thieme; 2015. ）

（二）结节病

【病因和病理生理学】

结节病是一种病因不明的自身免疫性疾病，可导致免疫系统不适当的激活，引起组织系统性炎症浸润、肉芽肿形成和纤维化。这种疾病在非裔美国人中发病率较高。在神经结节病患者中[57]，高达 1/3 的患者可能有神经眼科表现[58]。

【症状和体征】

患者可表现为视神经炎、葡萄膜炎、眼睑炎、干眼症或其他眼眶疾病[59, 60]。

【临床思维】

(1) 诊断：明确诊断结节病需要组织学活检。患者也可能出现血清血管紧张素转化酶（angiotensin converting enzyme，ACE）升高，一项研究表明其敏感性为 73%，特异性为 83%。ACE 检测可与全身镓扫描结合使用提高其特异性[61]。已知 ACE 水平在脑脊液（cerebrospinal fluid，CSF）中升高，但敏感性较差[62]。

(2) 目前的治疗方案：结节病相关视神经病变的治疗通常包括口服或静脉注射使用大剂量皮质类固醇。在病情反复发作的情况下，加用免疫抑制药[57]，可考虑转到眼科和风湿病科进行治疗。

（三）其他疾病

其他炎症性疾病可能会累及视神经，尤其是自身免疫性血管炎。这些血管炎包括但不限于肉芽肿性多血管炎（granulomatosis with polyangiitis，GPA）、嗜酸性 GPA（eosinophilic GPA，EGPA）、结节性多动脉炎（polyarteritis nodosa，PAN）和贝赫切特综合征。血清学检测可能有助于血管炎的诊断。对于这些情况，除眼科学外，还需要考虑采用多学科方法进行风湿病学研究。

七、遗传性视神经病变

（一）显性视神经萎缩

【病因和病理生理学】

显性视神经萎缩（dominant optic atrophy，DOA）是最常见的遗传性视神经萎缩，通常由 3 号染色体上的 *OPA1* 基因突变引起[63]。该疾病表现为常染色体显性遗传，具有近全外显率和高度可变的表达[64]。

【症状和体征】

显性视神经萎缩的特征是隐匿性发作的中心视力丧失和视神经萎缩，通常发生在儿童早期[63]。

【临床思维】

(1) 诊断：显性视神经萎缩的诊断基于临床表现，如年龄和发病方式、视力变化和视盘苍白，尤其是常染色体显性遗传方式等。

OPA1 基因的遗传分析可以作为一种明确诊断显性视神经萎缩的新方法。如果没有发现显著的基因突变或缺失，可能考虑对全长线粒体基因组进行测试。建议应用遗传咨询进行突变鉴定[65]。

(2) 目前的治疗方案：目前还没有具体的治疗方法，但低视力辅助可能对严重视力丧失的患者有帮助。避免使用烟草、酒精和其他可能干扰线粒体代谢的药物[65]。

成本考虑	
不推荐	—
推荐	家族史
可选方案	基因检测

（二）莱伯遗传性视神经疾病

【病因和病理生理学】

莱伯遗传性视神经病变（Leber hereditary optic neuropathy，LHON）是导致视神经病变最常见的线粒体疾病。它通过不完全外显的母系遗传进行传递。环境因素，即导致活性氧增多的环境因素，可能促进疾病的发展[60]。

【症状和体征】

LHON 常见于年轻成年男性，以双侧、无痛、连续性亚急性视力丧失为特点[66]。

【临床思维】

(1) 诊断：LHON 的诊断可与遗传测试一起进行，从而可鉴定出三种常见的 mtDNA（线粒体 DNA）致病性变异中的一种。最常见的 LHON 的点突变位于 G11778A，随后是 T14484C 和 G3460A，占所有病例的 95%[60]。

(2) 目前的治疗方案：艾地苯醌已被证明有助于预防进一步的视力损害，并在某些情况下有促进视力恢复的案例；然而，其有效性可能取决于药物剂量[67, 68]。该药物目前仅批准在欧洲使用，而没有获批在美国或加拿大境内使用。特别提醒患者需要避免使用可能具有线粒体毒性的物质和药物，包括酒精、烟草和一些药物。对部分患者建议使用一般线粒体病疗法；然而，很少有证据表明这些疗法对疾病的治疗有效[69]。

成本考虑	
不推荐	—
推荐	避免线粒体刺激物
可选方案	基因检测、线粒体病鸡尾酒疗法

八、先天性视盘异常

先天性视盘异常被定义为视盘和视网膜的解剖或外观异常。正常视盘通常为圆形和粉红色，直径大约 1.5mm，中心凹陷（视杯）[70]。视盘畸形、视盘发育不全、巨大视盘、视盘倾斜综合征和牵牛花综合征等都属于先天性视盘异常。眼科通常建议转诊和常规随访（图 3-9 和图 3-10）。

九、外伤

外伤性视神经病变

【病因和病理生理学】

外伤性视神经病变（traumatic optic neuropathy，TrON）是一种罕见的外伤后视力丧失，病因通常是钝性或穿透性损伤。直接外伤性视神经病变是指对视神经造成的直接穿透性损伤，与间接外伤性视神经病变相比更加少见。直接外伤性视神经病变对视神经的损伤是由于冲击力对头部造成损伤，导致视神经管内神经挫伤[71]。最常见的伤害机制包括机动车事故、袭击、自行车事故和坠落[72]。

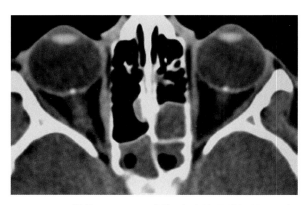

▲ 图 3-9　轴位 CT 显示双侧视盘小的局灶性的圆形钙化区，代表双侧视盘水肿

改编自 Meyers S, ed. Differential Diagnosis in Neuroimaging: Head and Neck. 1st ed. New York, NY: Thieme; 2016.

【症状和体征】

患有外伤性视神经病变的患者可能会出现一系列的神经 – 眼科症状，包括视力下降、色觉下降、视野缺陷和传入瞳孔缺陷等[71]。

【临床思维】

(1) 诊断：可以考虑通过眼眶和视神经管 CT 进行诊断[71]。

(2) 目前的治疗方案：对于直接外伤性视神经病变，预后较差，可能出现严重的视力丧失。对于间接外伤性视神经病变，视力恢复率为 40%～60%。视觉恢复到基线视力是重要的预后指标[42]。虽然过去支持"大剂量"皮质类固醇用于外伤性视神经病变的临床治疗，但后来这种疗法被推翻[72]。2004 年的 CRASH 试验结果显示，格拉斯哥昏迷评分（Glasgow coma score，GCS）小于 14 分的患者接受大剂量皮质类固醇治疗后，死亡率上升[73]。

直接外伤性视神经病变中的手术干预可能有益于损伤因素的去除，但尚未被证明有益于间接外伤性视神经病变[72]。

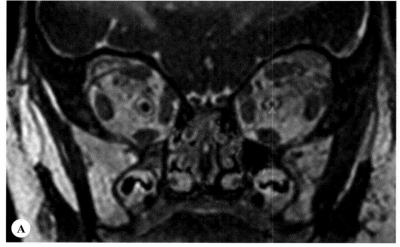
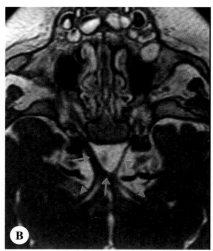

▲ 图 3-10　视神经发育不全

A. 对一名 1 岁男童使用稳态采集快速成像技术（FIESTA）进行头部冠状位扫描，显示左侧视神经眶段体积不对称减少（红箭头），表明视神经发育不全。B. 视交叉的轴斜位 FIESTA 图像证实了左侧视神经萎缩（红箭头）和右侧正常口径视神经（红箭）。在视交叉（绿箭）的后面，有一个对称的小于预期体积的视束（绿箭头）。未发现该患者发育不全的病因（改编自 Choudhri A, ed. Pediatric Neuroradiology. Clinical Practice Essentials. 1st edition. Stuttgart: Thieme; 2016.）

成本考虑	
不推荐	如果 GCS≤14 分，使用类固醇
推荐	眼眶或视神经管 CT
可选方案	—

成本考虑	
不推荐	—
推荐	—
可选方案	MRI、毒素和维生素水平测试、清除毒性物质、替代缺陷

十、代谢性疾病

中毒性视神经病变和营养性视神经病变

【病因和病理生理学】

中毒性视神经病变（toxic optic neuropathy, TxON）是由毒素（包括药物、重金属、苯或甲苯等有机溶剂、甲醇、二氧化碳和烟草等）对视神经造成损伤而引起的一系列疾病[74]。

视神经容易受到多种药物的损伤，包括胺碘酮、PDE5 抑制药、抗结核药物（乙胺丁醇和异烟肼）、一些抗菌药物（利奈唑胺、环丙沙星、西咪替丁和氯霉素）、抗癫痫药物（氨己烯酸）、双硫仑、卤化氢喹啉（抗阿米巴药物）、抗代谢药（如甲氨蝶呤、顺铂、卡铂、长春新碱和环孢素）、他莫昔芬和西地那非等[74]。

重金属毒性也可能导致中毒性视神经病变[75]。尤其是在毒素暴露的情况下，B 族维生素和叶酸缺乏可导致视神经病变[74]。

【症状和体征】

中毒性视神经病变患者通常表现为双侧无痛性进行性视力下降。早期视神经可能是正常的，肿胀或充血。视神经萎缩可能随着疾病的进展而发展[75]。

【临床思维】

(1) 诊断：通过询问饮食、药物 / 毒素暴露、物质使用和职业可能是有益的[75]。建议进行神经成像排除其他致病原因。

(2) 目前的治疗方案：在大多数营养性视神经病变病例中，补充 B 族维生素可部分或完全恢复视力[74]。对于药物或化学毒性引起的中毒性视神经病变，治疗取决于损伤原因。

十一、特发性疾病

特发性颅内高压（假性脑瘤）

【病因和病理生理学】

特发性颅内高压（idiopathic intracranial hypertension，IIH），以前被称为假性脑瘤（pseudotumor cerebri，PTC），是一种以颅内压升高为特征，并且不伴脑室扩大、肿瘤或肿块的综合征[76]。IIH 除了压力升高以外，脑脊液的含量正常，主要见于育龄肥胖妇女[77]。

【症状和体征】

头痛是成人 IIH 最常见的症状。其他常见症状包括短暂性视物模糊、搏动性耳鸣和水平性复视[78]。IIH 患者最显著的体征是双侧视盘水肿，这在大多数情况下可能存在[77]。

【临床思维】

(1) 诊断：MRI、MR 静脉造影（MR venography，MRV）和腰椎穿刺可以被认为符合改良 Dandy 标准（图 3-11）。

(2) 目前的治疗方案：饮食调整和减肥是一线治疗方法[77]。利尿药，特别是乙酰唑胺等碳酸酐酶抑制药（在临床试验中研究）或较不常用的甲唑胺也可用于治疗 IIH。托吡酯具有抑制碳酸酐酶的特性，如果乙酰唑胺失效，可考虑使用托吡酯。呋塞米是另一种利尿药，有时用作二线治疗[78]。

手术干预可用于视盘水肿造成的视力丧失，在最大限度的药物治疗失败后进行。伴视力丧失的急性、暴发性 IIH 可能需要紧急手术干预。可以考虑进行视神经鞘开窗术（optic nerve sheath fenestration，ONSF）和（或）脑室腹腔（ventriculoperitoneal，VP）及腰腹腔（lumboperitoneal，LP）分流。建议转诊至神经外科行 VP 或 LP。对于 ONSF，可考虑转诊给眼科整形外科医师[78]。

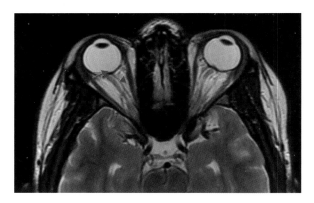

▲ 图 3-11　视盘水肿

16 岁女孩，患有严重头痛和假性脑瘤，T_2 加权轴位图像显示视盘隆起（蓝箭），表示视盘隆起 / 视盘水肿在磁共振成像的相关性。视神经鞘内可见明显的脑脊液（蓝箭头），伴有视盘水肿，提示颅内压升高（改编自 Choudhri A, ed. Pediatric Neuroradiology. Clinical Practice Essentials. 1st edition. Stuttgart: Thieme; 2016.）

成本考虑	
不推荐	—
推荐	头颅和眼眶 MRI、脑静脉窦 MRV、腰椎穿刺
可选方案	超声、ONSF、VP/LP 分流

结论

　　一般来说，视神经病变的诊断需要眼科专家进行评估。临床医师应该了解视神经病变的常见原因，包括缺血性、脱髓鞘、炎症性、创伤性、遗传性和感染性病因。

参考文献

[1] Tamhankar M, Nicholas J. Nonarteritic anterior ischemic optic neuropathy: Clinical features and diagnosis. Waltham, MA:UpToDate; 2016

[2] Fasler K, Traber GL, Jaggi GP, Landau K. Amiodarone-associated optic neuropathy: a clinical criteria-based diagnosis? Neuroophthalmology 2017;42(1):2–10

[3] Atkins EJ, Bruce BB, Newman NJ, Biousse V. Treatment of nonarteritic anterior ischemic optic neuropathy. Surv Ophthalmol 2010;55(1):47–63

[4] De Smit E, O'Sullivan E, Mackey DA, Hewitt AW. Giant cell arteritis: ophthalmic manifestations of a systemic disease. Graefes Arch Clin Exp Ophthalmol 2016;254(12):2291–2306

[5] Kawasaki A, Purvin V. Giant cell arteritis: an updated review. Acta Ophthalmol 2009;87(1):13–32

[6] Pineles S, Kozak A, Burkat C, Marcet M. Giant cell arteritis. EyeWiki. San Francisco, CA: American Academy of Ophthalmology; 2017

[7] Lee AW, Chen C, Cugati S. Temporal arteritis. Neurol Clin Pract 2014;4(2):106–113

[8] Hayreh SS. Posterior ischaemic optic neuropathy: clinical features, pathogenesis, and management. Eye (Lond) 2004;18(11):1188–1206

[9] Sadda SR, Nee M, Miller NR, Biousse V, Newman NJ, Kouzis A. Clinical spectrum of posterior ischemic optic neuropathy. Am J Ophthalmol 2001;132(5):743–750

[10] Bhatti MT, Tabandeh H. Giant cell arteritis: diagnosis and management. Curr Opin Ophthalmol 2001;12(6):393–399

[11] Leuchten N, Aringer M. Tocilizumab in the treatment of giant cell arteritis. Immunotherapy 2018;10(6):465–472

[12] Tocilizumab (Actemra): Adult patients with moderately to severely active rheumatoid arthritis [Internet]. Ottawa (ON): Canadian agency for drugs and technologies in health; 2015 Aug. Available from: https://www.ncbi.nlm.nih.gov/books/NBK349521/

[13] Tamhankar M, Nicholas JV. Posterior Ischemic Optic Neuropathy. UpToDate. Waltham, MA: UpToDate; 2017

[14] Karaca M, Coban E, Ozdem S, Unal M, Salim O, Yucel O. The association between endothelial dysfunction and hypertensive retinopathy in essential hypertension. Med Sci Monit 2014;20:78–82

[15] Aissopou EK, Papathanassiou M, Nasothimiou EG, et al. The Keith-Wagener-Barker and Mitchell-Wong grading systems for hypertensive retinopathy: association with target organ damage in individuals below 55 years. J Hypertens 2015;33(11):2303–2309

[16] Ong YT, Wong TY, Klein R, et al. Hypertensive retinopathy and risk of stroke. Hypertension 2013;62(4):706–711

[17] Harjasouliha A, Raiji V, Garcia Gonzalez JM. Review of hypertensive retinopathy. Dis Mon 2017;63(3):63–69

[18] Slagle WS, Musick AN, Eckermann DR. Diabetic papillopathy and its relation to optic nerve ischemia. Optom Vis Sci 2009;86(4):e395–e403

[19] Tamhankar M, Nicholas J. Diabetic papillopathy. In: Wilterdink J, ed. UpToDate. Waltham, MA: UpToDate; 2016

[20] Spach D, Kaplan S. Microbiology, epidemiology, clinical manifestations, and diagnosis of cat scratch disease. In: Mitty J, ed. UpToDate. Waltham, MA: Up-ToDate; 2017

[21] Moradi A, Salek S, Daniel E, et al. Clinical features and incidence rates of ocular complications in patients with ocular syphilis. Am J Ophthalmol 2015;159(2):334–343

[22] Lee SY, Cheng V, Rodger D, Rao N. Clinical and laboratory characteristics of ocular syphilis: a new face in the era of HIV co-infection. J Ophthalmic Inflamm Infect 2015;5(1):56

[23] Lozano A, Rodriguez-Garcia A, Feldman B. Lyme disease. EyeWiki. San Francisco, CA: American Academy of Ophthalmology

[24] Rush JA, Younge BR, Campbell RJ, MacCarty CS. Optic glioma. Longterm follow-up of 85 histopathologically verified cases. Ophthalmology 1982;89(11):1213–1219

[25] Davis JL. Ocular syphilis. Curr Opin Ophthalmol 2014;25(6):513–518

[26] Spach D, Kaplan S. Treatment of cat scratch disease. In: Mitty J, ed. UpToDate. Waltham, MA: UpToDate; 2018

[27] Hu L. Treatment of Lyme disease. In: Mitty J, ed. UpToDate. Waltham, MA: UpToDate; 2017

[28] Miller NR. Primary tumours of the optic nerve and its sheath. Eye (Lond) 2004;18(11):1026–1037

[29] Recht L. Optic pathway glioma. In: Eichler A, ed. UpToDate. Waltham, MA: Up-ToDate; 2017

[30] O'Brien J, Pineles S. Optic Nerve Sheath Meningioma. In: O'Brien J, ed. EyeWiki. San Francisco, CA: American Academy of Ophthalmology; 2015

[31] Shapey J, Sabin HI, Danesh-Meyer HV, Kaye AH. Diagnosis and management of optic nerve sheath meningiomas. J Clin Neurosci 2013;20(8):1045–1056

[32] Najem K, Margolin E. Meningioma, Optic Nerve Sheath. Treasure Island, FL: StatPearls; 2018

[33] Lai AT, Chiu SL, Lin IC, Sanders M. Foster Kennedy syndrome: now and then. J Neuroophthalmol 2014;34(1): 92–94

[34] Eddleman CS, Liu JK. Optic nerve sheath meningioma: current diagnosis and treatment. Neurosurg Focus 2007;23(5):E4

[35] Schick U, Dott U, Hassler W. Surgical management of meningiomas involving the optic nerve sheath. J Neurosurg 2004;101(6):951–959

[36] Hoyt Wa. Compressive and infiltrative optic neuropathies In: Miller N, Newman N, Biousse V, Kerrison J, eds. Walsh & Hoyt's Clinical Neuro-Ophthalmology. Philadelphia, PA: Lippincott Williams & Wilkins; 2005

[37] Pastora-Salvador N, Peralta-Calvo J. Foster Kennedy syndrome: papilledema in one eye with optic atrophy in the other eye. CMAJ 2011;183(18):2135

[38] Lotfipour S, Chiles K, Kahn JA, Bey T, Rudkin S. An unusual presentation of subfrontal meningioma: a case report and literature review for Foster Kennedy syndrome. Intern Emerg Med 2011;6(3):267–269

[39] Parafita-Fernández A, Sampil M, Cores C, Cores FJ, Viso E. Foster Kennedy syndrome: an atypical presentation. Optom Vis Sci 2015;92(12):e425–e430

[40] Durairaj VD. Clinical perspectives of thyroid eye disease. Am J Med 2006;119(12):1027–1028

[41] Kumari R, Chandra Saha B. Advances in the management of thyroid eye diseases: an overview. Int Ophthalmol 2017

[42] Yu-Wai-Man P. Traumatic optic neuropathy: clinical features and management issues. Taiwan J Ophthalmol 2015;5(1):3–8

[43] Kingman S. Glaucoma is second leading cause of blindness globally. Bull World Health Organ 2004;82(11):887–888

[44] Jacobs D. Open-angle glaucoma: epidemiology, clinical presentation, and diagnosis. In: Sullivan D, ed. UpToDate. Waltham, MA: UpToDate; 2018

[45] Jacobs D. Open-angle glaucoma: treatment. In: Sullivan D, ed. UpToDate. Waltham, MA: UpToDate; 2018

[46] Osborne B, Balcer LJ. Optic neuritis: pathophysiology, clinical features, and diagnosis. In: Wilterdink J, ed. UpToDate. Waltham, MA: UpToDate; 2016

[47] Optic Neuritis Study Group. The clinical profile of optic neuritis. Experience of the optic neuritis treatment trial. Arch Ophthalmol 1991;109(12):1673–1678

[48] Thompson AJ, Banwell BL, Barkhof F, et al. Diagnosis of multiple sclerosis: 2017 revisions of the McDonald criteria. Lancet Neurol 2018;17(2):162–173

[49] Boomer JA, Siatkowski RM. Optic neuritis in adults and children. Semin Ophthalmol 2003;18(4):174–180

[50] Osborne B, Balcer LJ. Optic neuritis: prognosis and treatment. In: Wilterdink J, ed. UpToDate. Waltham, MA: UpToDate;. 2018

[51] Morrow SA, Fraser JA, Day C, et al. Effect of treating acute optic neuritis with bioequivalent oral vs intravenous corticosteroids: a randomized clinical trial. JAMA Neurol 2018;75(6):690–696

[52] Pereira WL, Reiche EM, Kallaur AP, Kaimen-Maciel DR. Epidemiological, clinical, and immunological characteristics of neuromyelitis optica: a review. J Neurol Sci 2015;355(1–2):7–17

[53] National Multiple Sclerosis Society. Symptoms and Diagnosis of NMO. New York, NY: National Multiple Sclerosis Society; 2018

[54] Drori T, Chapman J. Diagnosis and classification of neuromyelitis optica (Devic's syndrome). Autoimmun Rev 2014;13(4–5):531–533

[55] Chalmoukou K, Alexopoulos H, Akrivou S, Stathopoulos P, Reindl M, Dalakas MC. Anti-MOG antibodies are frequently associated with steroid-sensitive recurrent optic neuritis. Neurol Neuroimmunol Neuroinflamm 2015;2(4):e131

[56] Mayo Clinic Mayo Medical Laboratories. Myelin Oligodendrocyte Glycoprotein (MOGIgG1) Fluorescence-Activated Cell Sorting (FACS) Assay, Serum. Rochester, MN: Mayo Clinic Mayo Medical Laboratories; 2018

[57] Kidd DP, Burton BJ, Graham EM, Plant GT. Optic neuropathy associated with systemic sarcoidosis. Neurol Neuroimmunol Neuroinflamm 2016;3(5):e270

[58] Baughman RP, Weiss KL, Golnik KC. Neuro-ophthalmic sarcoidosis. Eye Brain 2012;4:13–25

[59] Rosenbaum J. Uveitis: etiology, clinical manifestations, and diagnosis. In: Trobe J, Romain P, eds. UpToDate. Waltham, MA: UpToDate; 2017

[60] Rasool N, Lessell S, Cestari DM. Leber hereditary optic neuropathy: bringing the lab to the clinic. Semin Ophthalmol 2016;31(1–2):107–116

[61] Pillai P, Hossain K. Sarcoid uveitis. EyeWiki. San Francisco, CA: American Academy of Ophthalmology; 2019

[62] Khoury J, Wellik KE, Demaerschalk BM, Wingerchuk DM.

Cerebrospinal fluid angiotensin-converting enzyme for diagnosis of central nervous system sarcoidosis. Neurologist 2009;15(2):108–111

[63] Kjer B, Eiberg H, Kjer P, Rosenberg T. Dominant optic atrophy mapped to chromosome 3q region. II. Clinical and epidemiological aspects. Acta Ophthalmol Scand 1996;74(1):3–7

[64] Eiberg H, Kjer B, Kjer P, Rosenberg T. Dominant optic atrophy (OPA1) mapped to chromosome 3q region. I. Linkage analysis. Hum Mol Genet 1994;3(6):977–980

[65] Lenaers G, Hamel C, Delettre C, et al. Dominant optic atrophy. Orphanet J Rare Dis 2012;7:46

[66] Yu-Wai-Man P, Chinnery PF. Leber hereditary optic neuropathy. In: Adam MP, Ardinger HH, Pagon RA, et al, eds. GeneReviews(R)). Seattle, WA: University of Washington; 1993

[67] Lyseng-Williamson KA. Idebenone: a review in Leber's hereditary optic neuropathy. Drugs 2016;76(7):805–813

[68] Chen J, Ren M, Du Y. Ineffectiveness of low-dosage Idebenone on Chinese patients with Leber's hereditary optic neuropathy: report of two cases. Kuwait Med J 2018;50(1):95–99

[69] Newman NJ. Treatment of Leber hereditary optic neuropathy. Brain 2011;134(Pt 9):2447–2450

[70] Golnik KC. Congenital anomalies and acquired abnormalities of the optic nerve. In: Paysse E, Armsby C, eds. UpToDate. Waltham, MA: UpToDate; 2017

[71] Gardiner M. Overview of eye injuries in the emergency department. In: Torrey S, Wiley J, eds. UpToDate. Waltham, MA: UpToDate; 2017

[72] Levin LA, Beck RW, Joseph MP, Seiff S, Kraker R. The treatment of traumatic optic neuropathy: the International Optic Nerve Trauma Study. Ophthalmology 1999;106(7):1268–1277

[73] Roberts I, Yates D, Sandercock P, et al; CRASH trial collaborators. Effect of intravenous corticosteroids on death within 14 days in 10008 adults with clinically significant head injury (MRC CRASH trial): randomised placebo-controlled trial. Lancet 2004;364(9442):1321–1328

[74] Grzybowski A, Zülsdorff M, Wilhelm H, Tonagel F. Toxic optic neuropathies: an updated review. Acta Ophthalmol 2015;93(5):402–410

[75] Altiparmak UE. Toxic optic neuropathies. Curr Opin Ophthalmol 2013; 24(6):534–539

[76] McGeeney BE, Friedman DI. Pseudotumor cerebri pathophysiology. Headache 2014;54(3):445–458

[77] Spennato P, Ruggiero C, Parlato RS, et al. Pseudotumor cerebri. Childs Nerv Syst 2011;27(2):215–235

[78] Friedman DI. The pseudotumor cerebri syndrome. Neurol Clin 2014; 32(2):363–396

第4章 颅神经Ⅲ、Ⅳ、Ⅵ：颅神经引起的眼球运动障碍
Cranial Nerves Ⅲ, Ⅳ, Ⅵ: Ocular Motor Cranial Nerve Disorders

Michael Duan　Junru Yan　Aroucha Vickers　Claudia M. Prospero Ponce　Andrew G. Lee　著

刘　冬　图柯拜·吐尔托合提　译　　张洪钿　校

摘　要

　　本章讨论颅神经（即动眼神经、滑车神经和展神经）引起的眼球运动障碍。其内容将特别关注患者症状、诊断和转诊的建议，以及总体花费的细节。然而，对复视的总体评估超出了本章的范围。对颅神经引起的眼球运动障碍的初步评估始于完整的病史采集和体格检查。患有非孤立性的神经源性眼球运动颅神经麻痹（如具有系统性或全身症状、体征，或者具有局部神经系统体征）的患者应接受相应的实验室和影像学评估。患有孤立性的神经源性眼球运动障碍的患者可能需要针对性的神经成像（如对大脑和眼眶进行增强或普通 MRI），但对于不能接受 MRI 或存在可以替代成像的特定指征（如甲状腺所致眼病、鼻窦疾病）的患者，可能需要其他成像方式（如 CT 或眼眶超声）。有时也可能需要其他实验室研究或诊断方式（如对胸部、腹部和骨盆等身体其他部位进行 PET 检查或 CT 扫描），以寻找替代性诊断（如结节病、淋巴瘤）或寻找可能提供诊断性活检的部位。正文详细描述了其中一些诊断方式和流程的估算费用。

关键词

　　复视，斜视，隐斜视，振动幻视，眼肌麻痹，颅神经病变，动眼神经，滑车神经，展神经

一、复视

　　复视，定义为双重视觉或同时感知两个相对移位的图像，是患者寻求眼科诊疗的最常见症状之一。复视可以分为单眼复视和双眼复视：双眼复视随着一只眼睛的闭合而消失，而单眼复视持续存在。单眼复视通常由眼镜、隐形眼镜、白内障或角膜疾病等光学和眼部原因引起；而双眼复视通常与大脑、神经或肌肉病变有关。一般来说，单眼复视的评估仅限于光学检查，不需要额外的实验室检测或神经影像学检查。

　　区分复视的麻痹性病因和限制性病因非常重要，前者可能是神经源性的，后者则涉及眼外肌（extraocular muscle, EOM）的机械性活动受限。本章主要讨论神经源性（眼

运动性颅神经病变）麻痹引起的眼运动功能障碍，当然也讨论了一些重要的受限性病因。

眼球运动障碍大致分为核上性、核性和核下性。核上性病变涉及颅神经核（cranial nerve nucleus，CNN）上游的任何结构，包括大脑皮质和皮质下。核性病变是脑干中枢神经系统损伤的结果。核下性病变包括外周颅神经（peripheral cranial nerve，PCN）本身的疾病，以及包括影响神经肌肉接头或肌肉的疾病。本章主要涉及核性和核下性病变。

二、颅神经Ⅲ、Ⅳ、Ⅵ的麻痹

我们将回顾每一种颅神经麻痹的典型表现。在颅神经Ⅲ（动眼神经）麻痹中，受累的眼球可以向下偏斜（下斜视）和向外偏斜（外斜视）；这可能伴有部分或完全性上睑下垂，可能还有瞳孔扩大（瞳孔大小不等）。在颅神经Ⅳ（滑车神经）麻痹中，受累的眼球可能会出现强迫性的同侧小角度上斜视（hypertropia，HT）。上述患者在眼球向对侧凝视和头部向受累侧倾斜时出现典型的上斜视加重。患者可以通过将头部远离受累侧倾斜，以便校正这种错位。在颅神经Ⅵ（展神经）麻痹中，受累的眼球可能向内偏斜（内斜视），并可能表现出部分或完全的外展受限[1]（图4-1至图4-3）。

这些孤立性的颅神经源性眼球运动障碍最常见的病因是缺血性小血管梗死。压迫性病变包括颅内动脉瘤（主要为后交通动脉瘤导致的累及瞳孔的动眼神经瘫痪）、外伤（主要累及滑车神经，但有时也累及展神经）和肿瘤（可能累及一个或多个颅神经）可产生颅神经相关眼球运动障碍引起的复视。即使在现代神经影像时代，超过25%的孤立性颅神经麻痹性眼运动障碍仍然是"原发性"的[1]。颅神经麻痹引起的眼球运动障碍最常见的病因将在后面更详细地讨论。另外，请参考第3章"初步评估和一般考虑"。表4-1总结了颅神经麻痹的眼球运动障碍检查中可能需要的一些诊断检查和程序的估计费用。

表4-1 一些常见和可能的眼球运动障碍检查及费用（2018年）

检查（CPT 代码）	医疗保险费用（美元）
头部 MRI（70553）	400
头部 MRA（染色或不染色）（70546）	510
增强或普通头部 CT（70470）	201
CT 脑血管造影（73706）	375
增强或普通眼眶 MRI（70543）	460
眼球超声（76510）	150，单眼
腰椎穿刺（62270）	180
脑血管造影（36224）	2200

三、血管性疾病

（一）卒中

【病因和病理生理学】

卒中是由缺血或出血引起的急性脑损伤。缺血性卒中可根据病因进一步分为血栓形成、栓塞、血栓栓塞和全身灌注不足[2]。根据卒中的部位，患者可能会出现非常特殊的颅神经病变表现，如下所述[1]。

【症状和体征】

卒中的症状和体征很大程度上取决于病变的位置，可能包括脑皮质、脑干或外周神经。

- 影响前额视野区域的皮质卒中可能导致凝视麻痹，从而导致眼球向病变侧偏斜[3]。
- 影响中脑的脑干病变可能导致动眼神经或滑车神经核性或束性麻痹，而脑桥病变可能出现展神经麻痹。可能会出现基于损伤位置的神经功能缺损。
- 周围性眼运动性颅神经病通常被认为是

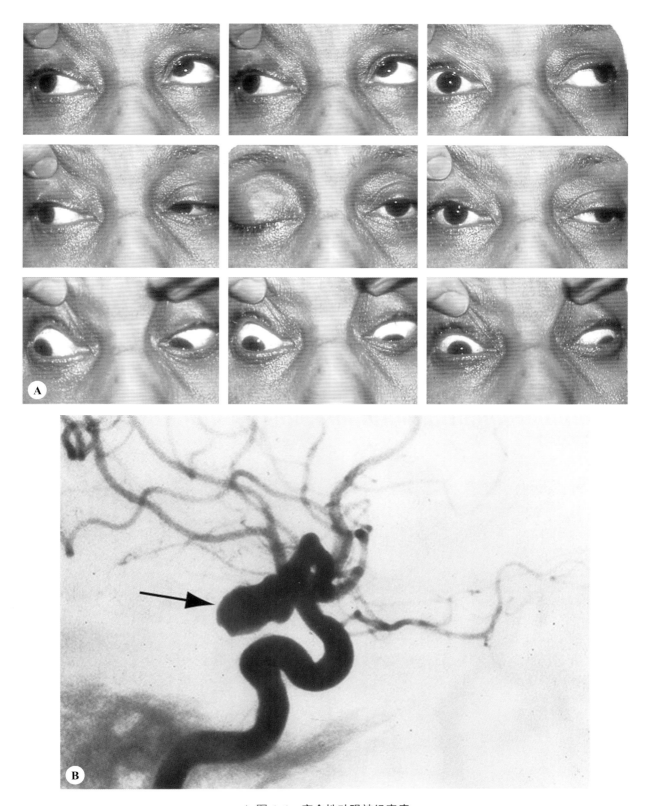

▲ 图 4-1　完全性动眼神经麻痹

62 岁女性自诉经历了"一生中最剧烈的头痛"。A. 检查发现右侧上睑完全下垂，瞳孔散大，无对光反射，除了外展运动外，眼球运动严重受限；B. 脑血管造影侧位视图显示后交通动脉瘤（箭）（经美国眼科学会许可转载）

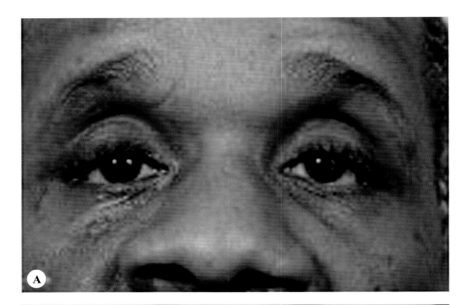

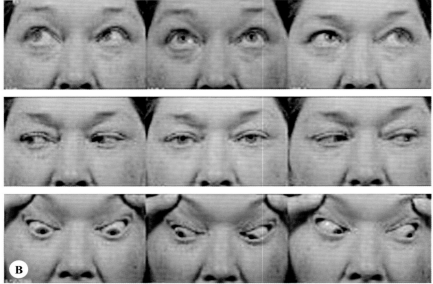

◀ 图 4-2 滑车神经麻痹

A. 外伤性左侧滑车神经麻痹，左眼凝视时左眼上斜视；B. 左侧滑车神经麻痹患者。注意左眼上斜视，与对侧相比左眼下视受限（改编自 Sekhar L, Fessler R, ed. Atlas of Neurosurgical Techniques: Brain. Vol. 2. 2nd ed. New York, NY: Thieme; 2015.）

由微血管缺血引起的。具体的临床症状取决于受影响的神经。如糖尿病神经病变等一些常见的病因，将在之后的内容中详细讨论[4]。

【临床思维】

(1) 诊断：急性皮质或脑干卒中的诊断包括对生命体征的监测，尤其是血压、呼吸和体温。通常需要完善一次 CT 平扫，CT 对出血检测敏感性很高。如果怀疑蛛网膜下腔出血（subarachnoid hemorrhage，SAH），但 CT 未显示时，需要行腰椎穿刺术（lumbar puncture，LP）。也可以考虑完善普通或增强 MRI。为了协助诊断，经常要求神经内科会诊。

(2) 目前的治疗方案：可以通过佩戴眼罩来缓解复视症状，但主要问题是区分小血管缺血性及脑干梗死造成的孤立性神经源性颅神经麻痹。脑干卒中通常由定位于脑干的其他神经症状和体征来定义（"伴随症状"）。通常小血管缺血性卒中引起的复视有望随着时间的推移而改善。然而，脑干梗死具有多变的预后，这取决于严重程度和病因（如出血）。不同类型卒中的治疗取决于卒中的病因。一般来说，根据脑干

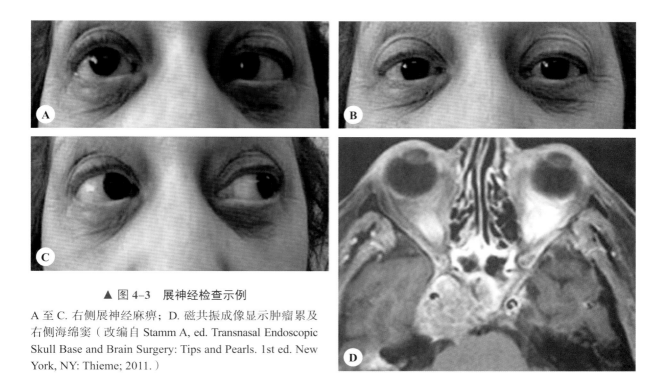

▲ 图 4-3　展神经检查示例

A 至 C. 右侧展神经麻痹；D. 磁共振成像显示肿瘤累及右侧海绵窦（改编自 Stamm A, ed. Transnasal Endoscopic Skull Base and Brain Surgery: Tips and Pearls. 1st ed. New York, NY: Thieme; 2011.）

梗死相关症状出现的时间可请神经内科、神经外科、介入科和重症科会诊。

非孤立性或非血管病变性孤立性眼运动性颅神经病评估的成本考虑	
推荐	在急性脑干卒中患者中，首先进行头部 CT 检查，然后进行 MRI 检查（增强）、CTA/ MR 血管造影（MRA）、入院检查和卒中会诊
可选方案	在某些情况下（特别是瞳孔涉及颅神经 III 麻痹），传统的导管血管造影可能是必要的

（二）动脉瘤

【病因和病理生理学】

急性孤立性神经源性动眼神经麻痹的常见原因之一是动脉瘤（通常是后交通动脉瘤）的压迫[6]。这些动脉瘤有破裂的风险，导致在症状最初发作的几小时或几天内出现蛛网膜下腔出血[7]。

【临床症状和体征】

蛛网膜下腔出血患者可能会出现一生中最剧烈的头痛，并出现上睑下垂和眼肌麻痹。患侧眼球瞳孔可能会扩大[6]。

【临床思维】

(1) 诊断：总的来说，出现急性疼痛的动眼神经麻痹患者，无论有无瞳孔受累，都应该紧急接受头部 CT 平扫检查。在怀疑有动脉瘤的情况下，应在急性期进行 CTA。对于原因不明的非动脉瘤性动眼神经麻痹患者，尽管 CT/CTA 阴性，仍有必要进行头颅 MRI 和 MRA 检查，以排除非动脉瘤性动眼神经麻痹相关的疾病。高度怀疑动脉瘤的患者，尽管 CT/CTA 和 MRI/MRA 阴性，可能仍需要全脑血管造影[6]。

(2) 目前的治疗方案：因动脉瘤导致动眼神经急性麻痹症状的患者应住院。手术夹闭和血管内弹簧圈栓塞是治疗动脉瘤的常用技术[8]。复视和上睑下垂可能在治疗后随着时间的推移而不同程度地恢复。如果复视或上睑下垂持续存在，可以佩戴光学眼镜或进行斜视手术和（或）上睑下垂修复术[7]。

成本考虑

不推荐	累及瞳孔的痛性动眼神经麻痹不需要评估重症肌无力
推荐	推荐 CT 头部平扫，然后在急性期进行对比剂 CTA 检查。对于动眼神经麻痹的非神经系统原因，应考虑普通或增强 MRI 和 MRA。尽管基于非导管的神经成像（如 CT/MRI）呈阴性，但临床上高度怀疑动脉瘤，可能仍需要标准的导管血管造影检查。对重症肌无力和其他原因引起的动眼神经麻痹进行评估，尤其应该评估孤立的、对瞳孔无影响的和无痛的动眼神经麻痹
可选方案	如果神经影像呈阴性，行腰椎穿刺术可能是必要的。根据发现，可能需要神经内科、介入科或神经外科会诊

（三）海绵窦瘘

【病因和病理生理学】

当动脉（如颈外或颈内动脉）和海绵窦（图 4-4）之间形成异常连接时就会出现颈动脉海绵窦瘘（carotid-cavernous fistula，CCF）。这些异常连接可以自发出现（典型的低流量硬脑膜颈动脉海绵窦瘘），也可以由头部外伤（典型的高流量硬脑膜海绵窦瘘）引起[9]。

【症状和体征】

颈动脉海绵窦瘘可能表现出多种症状，如视力丧失（视神经病变、视网膜静脉阻塞、眼部缺血综合征或青光眼）、眼球突出、结膜充血水肿及眼肌麻痹（由神经性或眼外肌功能障碍引起）。颈动脉海绵窦瘘也能引起颅内出血[9]。其他症状可能包括颅内杂音、复视、流泪、红眼、上睑下垂、眼部异物感、视物模糊和头痛等[10]（图 4-5）。

【临床思维】

(1) 诊断：针对颈动脉海绵窦瘘，CT/CTA 和 MR/MRA 的敏感性和特异性都不高[10]，眼眶成像可能显示眼上静脉增粗。然而，颈动脉

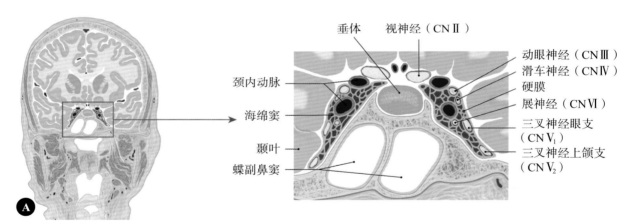

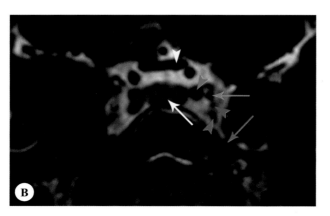

▲ 图 4-4　海绵窦的解剖

A. 海绵窦模拟图；B. 注射对比剂后稳态采集冠状位快速成像显示垂体侧的海绵窦（白箭）。在海绵窦内的是颈内动脉（蓝箭头）和展神经。沿着外侧边缘是动眼神经（绿箭）、滑车神经（绿箭头）、三叉神经眼支（红箭头）和上颌支（红箭）。视丘被标记（白箭头）作为参考；然而，视神经并不在海绵窦内走行（图 A 改编自 Gilroy et al., Atlas of Anatomy. 3rd ed. 2017. Based on: Schuenke M, Schulte E, Schumacher U. THIEME Atlas of Anatomy. Head and Neuroanatomy. 插图引自 Voll M and Wesker K. 2nd ed. New York: Thieme Medical Publishers; 2016.）

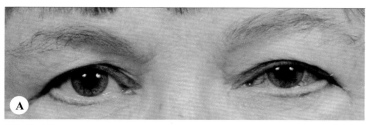
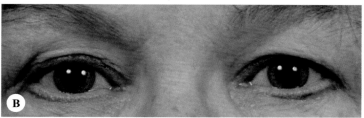

◀ 图 4-5　眼眶外观

A. 行颈动脉海绵窦瘘经血管内弹簧圈栓塞术，术前 2 周；B. 术后 3 个月。注意治疗前左眼的球结膜水肿和轻度眼睑下垂（改编自 Sekhar L, Fessler R, ed. Atlas of Neurosurgical Techniques: Brain. Vol. 1. 2nd ed. New York, NY: Thieme; 2015.）

海绵窦瘘的诊断和治疗（血管内）通常都需要标准的经导管血管造影。

（2）目前的治疗方案：硬脑膜颈动脉海绵窦瘘治疗的选择包括观察自发性症状的改善（在低流量颈动脉海绵窦瘘中）、使用降眼压药物对症治疗，以及闭合颈动脉海绵窦瘘的血管内介入治疗[10]。观察可能是治疗低风险、低流量颈动脉海绵窦瘘病例的首选方法，因为高达 70% 的硬脑膜颈动脉海绵窦瘘会自行闭合[10]。血管内介入技术已经取代开放手术成为治疗颈动脉海绵窦瘘的首选治疗方法，治愈率高达 90%～100%，但也带来一些罕见的并发症。

成本考虑	
不推荐	在颈动脉海绵窦瘘的评估中，实验室检查和腰椎穿刺通常不是必需的
推荐	CT/MRI 和 CTA/MRA；大多数病例需要标准的导管血管造影来诊断
可选方案	请血管内介入专家会诊

四、感染性疾病

带状疱疹、梅毒、莱姆病和 HIV

【病因和病理生理学】

虽然相对少见，但仍存在感染性病原体导致颅神经眼球运动障碍而引起复视。这些疾病包括眼部带状疱疹（herpes zoster ophthalmicus，HZO）、莱姆病、神经梅毒和人类免疫缺陷病毒（human immunodeficiency virus，HIV）/ 获得性免疫缺陷综合征（acquired immunodeficiency syndrome，AIDS）。

带状疱疹是由儿童时期的水痘带状疱疹感染重新激活引起的。在 20% 的病例中，这种疾病表现为沿眼睛分部的带状疱疹[11]。最常受影响的神经是动眼神经，其次是展神经，然后是滑车神经。通常情况下，老年人往往更容易受影响。当免疫功能正常时，本病通常具有自限性[12]。因为存在沿眼神经分布的皮肤囊状皮疹，病因通常比较明显，但有些病例没有皮疹（带状疱疹）或存在沿面神经分布的耳后区或腭部囊泡（Ramsay-Hunt 综合征）。

莱姆病是一种由伯氏疏螺旋体引起的传染病，可导致全身性炎症。中枢神经系统神经病变可能出现在疾病的第二阶段，最常见的是影响三叉神经，但也影响动眼神经、滑车神经、展神经、面神经前庭蜗神经[13]。通常通过季节性接触或旅行到莱姆病流行区被蜱虫叮咬、出现皮疹（如慢性游走性红斑的靶性病变）以及莱姆病的其他症状或体征来进行诊断。

神经梅毒由梅毒螺旋体感染引起，可表现为中枢神经系统（central nervous system，CNS）受累和眼部表现[14]。通常动眼神经、展神经、面神经和前庭蜗神经会受到影响[15]。

HIV/AIDS 是由 HIV 核糖核酸（ribonucleic acid，RNA）逆转录病毒引起的，并且可能由于病毒的直接作用或由于患者免疫状态下降引起的机会性感染，以及恶性肿瘤的间接作用而导致神经性眼不良反应。50%～75% 的 HIV 患者会出现眼部病变表现。展神经最常受到影响，但动眼神经和滑车神经也可能受到影响。最有可能导致神经眼科疾病的感染和恶性肿瘤包括梅毒、隐球菌病和淋巴瘤[16]。

【症状和体征】

根据受影响的神经及头痛和脑膜炎等症状，可能会出现垂直、水平或倾斜复视[15, 17]。带状疱疹患者可能出现哈钦森征（由鼻睫神经引起的鼻尖受累）和三叉神经眼支受累的单侧水疱性皮炎，随后发展为眼球麻痹（图 4-6）[11]。

【临床思维】

(1) 诊断：可以考虑对上述患者进行血清学检测。普通及增强头颅 MRI 可能有助于排除中枢神经麻痹的其他原因[11, 17, 18]。可以通过使用腰椎穿刺来检测这两种不同致病病原体[17]。

(2) 目前的治疗方案：任何免疫力低下或妊娠的患者，如果因感染而出现单一或多个颅神经病变，都应考虑住院治疗。

典型的带状疱疹治疗通常包括口服阿昔洛韦，加或不加用糖皮质激素；然而，当带状疱疹涉及任何颅神经时，通常建议静脉注射阿昔洛韦和糖皮质激素[11, 19]。涉及颅神经的莱姆病的治疗通常包括静脉注射抗生素，如头孢曲松[17]。神经梅毒的治疗方法是静脉注射青霉素 G[18]。HIV 引起的眼肌麻痹的治疗因病因而异。除了针对 HIV 进行的抗病毒治疗之外，对眼科、传染病科和神经科的会诊咨询可能是有益的[16]。

成本考虑	
不推荐	—
推荐	脑脊液（CSF）中的传染病血清学和聚合酶链反应（PCR）
可选方案	MRI、腰椎穿刺和传染病咨询

五、肿瘤性疾病

（一）软脑膜癌

【病因和病理生理学】

软脑膜癌是一种罕见的癌症并发症，当疾病转移到软脑膜时就会发生。疾病晚期通常预后不良，未治疗的总生存期为 6～8 周[20]。它可能存在于 5%～15% 的淋巴瘤或白血病患者中，以及 1%～5% 的实体瘤患者中。其中大多数病例与腺癌相关。乳腺癌是软脑膜癌最常见的原发肿瘤来源，其次是肺癌和黑色素瘤[21]。

【症状和体征】

由于软脑膜癌可累及任意水平的中枢神经系统，因此可表现出广泛的临床症状，包括多发性单侧或双侧颅神经麻痹[22, 23]。

【临床思维】

(1) 诊断：典型的增强头颅 MRI，在 75%～90% 的脑脊液阳性患者中可显示脑膜强化[23]

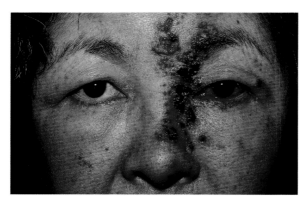

▲ 图 4-6　带状疱疹病毒（或带状疱疹）在三叉神经的重新激活可导致带状疱疹眼病。这种情况下，树突状角膜病变和葡萄膜炎可导致明显的眼部疼痛和视力丧失。由鼻睫神经支配的鼻尖皮肤受累，常常与眼部受累有关。口服阿昔洛韦或其衍生物的治疗常常可以减轻症状并缩短病程。如果怀疑有眼部受累，应该由眼科医师对患者进行评估。最近在 60 岁以上的患者中引入了预防带状疱疹的疫苗，这可能对未来带状疱疹眼病的发病率产生影响（经美国眼科学会许可转载）

（图 4-7）。脑脊液细胞学检查在 70%～90% 的病例中可能是阳性的[21]。非特异性脑脊液标志物可能包括颅内压升高、淋巴细胞增多和脑脊液蛋白含量升高等。

(2) 目前的治疗方案：软脑膜癌的治疗通常是姑息性的。目前已经探索过的三种方式包括放射治疗、全身治疗和鞘内治疗，每种方式都有明显的缺点[23]。最近的研究表明，小分子量靶向抑制药和鞘内化疗药物的联合应用有望延长患者的生存期[20]。

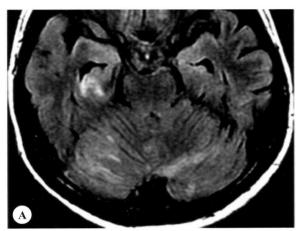
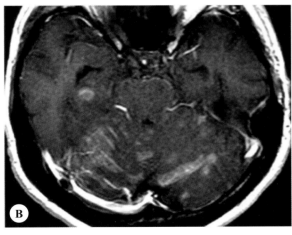

▲ 图 4-7　乳腺癌转移患者的软脑膜转移表现

A. 轴位 T_2 加权（T_2W）压水序列（FLAIR）图像显示沿右颞叶内侧和双侧小脑半球的异常高信号；B. 轴位 T_1 加权增强图像显示 T_2-FLAIR 像中信号异常区域有明显的线性强化，证实有软脑膜转移（改编自 Tsiouris A, Sanelli P, Comunale J, ed. Case-Based Brain Imaging. 2nd ed. New York, NY: Thieme; 2013. ）

成本考虑	
不推荐	—
推荐	头颅和脊柱 MRI（普通和增强）
可选方案	腰椎穿刺和肿瘤学病理

（二）其他肿瘤

【病因和病理生理学】

眼眶、眶上裂、眶尖和海绵窦内的肿瘤可导致眼肌麻痹[24]。除了颅神经眼球运动病变之外，产生同侧视神经病变通常是由潜在的眶尖综合征（orbital apex syndrome，OAS）引起的[25]。原发性鞍旁肿瘤包括垂体腺瘤、脑膜瘤、颅咽管瘤和脊索瘤，可能侵犯眶尖或海绵窦。鼻咽转移性恶性肿瘤、淋巴瘤、鳞状细胞癌或远处实体器官肿瘤（乳腺癌、肺癌、黑色素瘤和前列腺癌）也可能侵犯眼眶系统[24]。

【症状和体征】

OAS 的主要症状包括复视、眼肌麻痹、眼球突出和视力下降[25]。

【临床思维】

(1) 诊断：对患者进行高分辨率的 MRI 检查，可以在脂肪抑制序列和增强序列中观察眼眶及周围组织中的病变。手术活检是确诊的金标准[25]。

(2) 目前的治疗方案：早期可以使用皮质类固醇缓解肿瘤性 OAS 的症状，但是仍需要神经外科和肿瘤科医师共同会诊，寻找病因。

成本考虑	
不推荐	—
推荐	脑和眼眶 MRI
可选方案	活检、激素、神经外科和肿瘤科干预

六、自身免疫性疾病

（一）甲状腺眼病

【病因和病理生理学】

甲状腺眼病（thyroid eye disease，TED）

虽然不是眼运动性颅神经病变，但它可以累及眼外肌，并出现类似颅神经麻痹的症状。TED 是成人眼眶疾病的最常见病因，最常见于 Graves 病，也可见于桥本甲状腺炎或甲状腺正常的患者中。TED 是一种自身免疫性、炎症性、非感染性的眼眶疾病，女性发病率是男性的 6 倍[26]。

【症状和体征】

TED 可能出现类似于动眼神经、滑车神经或展神经麻痹的表现。引起 TED 许多临床体征和症状的原因是 EOM 的增大和脂肪组织的肥厚。EOM 受累的顺序通常是下直肌、内直肌、上直肌、外直肌，最后是下斜肌[27]。眼睑回缩或眼球突出通常伴有眼干、疼痛、角膜刺激或溃疡[28]（图 4-8）。

【临床思维】

(1) 诊断：通过检测血清中游离 T_4、游离

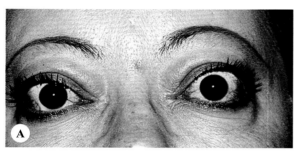
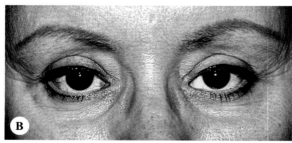
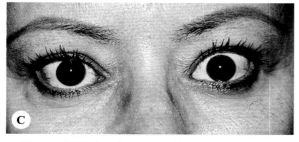

▲ 图 4-8　甲状腺眼病表现（经美国眼科学会许可转载）

T_3 或总 T_3 和促甲状腺激素（thyroid-stimulating horomone，TSH）进行初筛[27]。携带甲状腺自身抗体的 TED 患者甲状腺功能也可能正常，因此需要进行包括促甲状腺激素受体抗体（TRAb）、甲状腺球蛋白抗体（TgAb）、甲状腺过氧化物酶抗体（TPOAb）、TSH 抗体（TSHAb）和促甲状腺素结合抑制免疫球蛋白（TBII）的检测[29]。

为了排除其他眼眶内病变，首选 CT 平扫[27]。另外 MRI 或超声检查等成像方式也可以用于诊断和鉴别诊断。

(2) 目前的治疗方案：需要内分泌科专科治疗，可以使用皮质类固醇治疗。适当补充硒也改善了一些研究对象的症状，但还需要进一步的研究证实。对于难治性患者，可以考虑行手术或眼眶放射治疗[27]。对于需要长期服用药物控制甲状腺功能亢进的患者，可以考虑行放射性碘治疗或甲状腺切除术[28]。除此之外可考虑行眼睑手术以纠正眼睑退缩，行眼肌手术以纠正复视和 EOM 功能障碍，以及行眼眶内减压术以缓解眼眶压力[26]。当视力受到影响时可以眼部整形专科治疗。

成本考虑	
不推荐	含碘对比剂可能使未控制的甲状腺疾病恶化
推荐	甲状腺功能和抗体检查
可选方案	眼眶 CT/MRI/ 超声和内分泌科治疗

（二）重症肌无力

【病因和病理生理学】

重症肌无力（myasthenia gravis，MG）是神经 - 肌肉接头处传递功能障碍所引起的自身免疫性疾病，其抗体靶向结合神经 - 肌肉接头处的乙酰胆碱受体（acetylcholine receptor，AChR）。女性通常在 20—30 岁发病，男性在 60—80 岁发病。大约 50% 的 MG 患者血清

AChR 阳性，50% 为阴性。血清阴性的 MG 病例（尤其是眼部受累）的其他 MG 抗体可能阳性，包括肌肉特异性受体酪氨酸激酶（muscle specific receptor tyrosine kinase，MuSK）。10%～15% 的 MG 患者可能与胸腺肿瘤有关[30]。多种药物都会使 MG 病情加重，包括抗生素、钙通道阻滞药、β 受体拮抗药和镇静药等[31]。

【症状和体征】

MG 的主要症状为易疲劳性和易变性[30]。患者通常会出现波动性肌无力，并在一天中症状加重。可表现为疲劳性上睑下垂和眼外肌麻痹，类似于动眼神经、滑车神经、展神经麻痹的表现。瞳孔光反射不会受到影响[31]。其他眼征可包括 Cogan 眼睑抽搐和眼轮匝肌无力。除此之外还会伴发球部受累症状，如构音障碍、吞咽困难和呼吸困难。全身症状可能进一步发展为近端肢体和呼吸肌无力[32]。

【临床思维】

(1) 诊断：传统上采用冰袋试验和静脉注射新斯的明试验辅助诊断，但是诊断结果有存在假阳性和假阴性的可能。因此需要对 AChR 的抗体进行血清学检测，对于检测阴性的病例，可能需要对 MuSK 等进行检测。重复神经电刺激（repetitive nerve stimulation，RNS）或单纤维肌电图（single-fiber electromyography，SFEMG）有助于明确诊断。对于怀疑患有 MG 的患者，建议进行胸部 CT 或 MRI 检查以排除胸腺瘤可能[32]。

(2) 目前的治疗方案：推荐的一线治疗是胆碱酯酶抑制药，其中吡啶斯的明通常用于缓解症状。进一步使用免疫抑制药进行治疗，如糖皮质激素（剂量缓慢上调以避免不良反应）或其他长效免疫抑制药（如硫唑嘌呤或霉酚酸酯）。血浆置换术和免疫球蛋白（IV immunoglobulin，IVIG）可以在短期内快速控制病情。合并胸腺瘤的患者需进行胸腺切除术，此时建议胸外科会诊[33]。

成本考虑	
不推荐	—
推荐	MG 血清抗体检测和胸部 CT
可选方案	RNS、SFEMG、免疫抑制、胸腺切除术

（三）米勒 – 费雪综合征

【病因和病理生理学】

米勒 – 费雪综合征（Miller Fisher's syndrome，MFS）被认为是吉兰 – 巴雷综合征（Guillain-Barré syndrome，GBS）的变体[34]，是一种自身免疫抗体介导的周围神经病变。MFS 常在上呼吸道感染或胃肠道疾病后发病。亚洲人和男性患 MFS 的风险较高[35]。

【症状和体征】

MFS 的典型临床特征是眼外肌麻痹、共济失调和反射消失[36]。MFS 可表现为累及单个或多个、单侧或双侧颅神经的麻痹。

【临床思维】

(1) 诊断：检测抗 GQ1b 抗体有助于诊断，且抗体滴度与 MFS 的严重程度相关。脑脊液检测中可以发现蛋白含量增高而白细胞计数正常（蛋白 – 细胞分离）的非特异性表现[35]。

(2) 目前的治疗方案：MFS 通常具有自限性，总体预后良好，复发率和死亡率低。只要呼吸功能不受影响，支持性治疗即可治疗。相关药物治疗方案尚未进行随机对照试验，但是初步研究表明，用于 GBS 治疗的 IVIG 和血浆透析等治疗方法对 MFS 的效果欠佳[35]。

成本考虑	
不推荐	—
推荐	血清神经节苷脂检测，头颅及眼眶 MRI
可选方案	脑脊液细胞 – 蛋白分离检测

（四）痛性眼肌麻痹综合征

【病因和病理生理学】

痛性眼肌麻痹综合征（Tolosa-Hunt Syndrome，THS）是一种累及海绵窦的特发性肉芽肿性炎症，可影响动眼神经、滑车神经、展神经，并产生激素反应性、痛性眼肌麻痹。对 THS 的诊断应进行排除诊断[22]。

【症状和体征】

THS 是一种痛性眼肌麻痹，表现为反复发作的单侧眼周疼痛伴同侧眼肌麻痹[24]。

【临床思维】

(1) 诊断：MRI 是诊断 TSH 的最佳成像方式，与 CT 比较，其对海绵窦软组织有更好的分辨率（图 4-9）。THS 的诊断标准包括眼肌麻痹、眼周疼痛、眼球运动障碍、皮质类固醇治疗迅速起效（72 小时内）[22]。

(2) 目前的治疗方案：THS 通常在皮质类固醇治疗后迅速彻底缓解。当出现激素相关并发症或多次复发时，可以使用局部放射治疗[24]。

成本考虑	
不推荐	仅行 CT 检查
推荐	头部和眼眶 MRI 及激素治疗
可选方案	腰椎穿刺和实验室检测

（五）脱髓鞘疾病：多发性硬化症相关核间性眼肌麻痹

【病因和病理生理学】

多发性硬化症（multiple sclerosis，MS）是一种炎性、脱髓鞘和轴突变性的疾病，目前病因不明[37]。多发性硬化症最常见的眼部症状是核间性眼肌麻痹（internuclear ophthalmoplegia，INO），17%～41% 的多发性硬化症患者因内侧纵束（medial longitudinal fasciculus，MLF）的病变而出现这种症状[38]。尤其是在伴有偏斜的情况下，INO 可能被误诊为"动眼神经麻痹"。

【症状和体征】

多发性硬化症引起的核间性眼肌麻痹患者

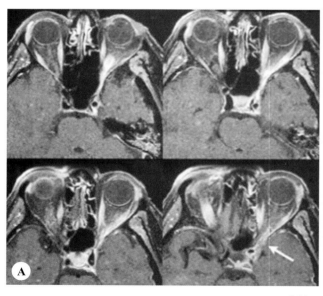
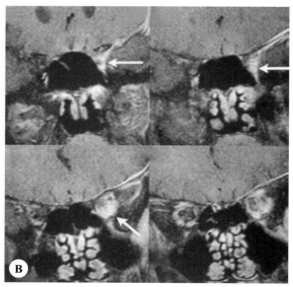

▲ 图 4-9　痛性眼肌麻痹综合征

A. 轴位；B. 冠状位。脂肪抑制 T_1 加权图像显示，左眶尖部分强化信号不清晰，向后延伸至左眶上裂和左海绵窦（箭）（改编自 Meyers S，ed. Differential Diagnosis in Neuroimaging：Head and Neck. 1st ed. New York，NY：Thieme; 2016.）

侧向凝视时常出现水平复视[38]（图 4-10）。多发性硬化症的其他眼部症状，请参考第 3 章的"视神经炎"相关内容。

【临床思维】

(1) 诊断：脑干 MLF 区域的普通或增强 MRI 扫描可用于辅助诊断，部分病例的影像学检查可能为阴性[38]。有关 MS 的其他诊断标准，请参阅第 3 章的相关内容。当头颅 MRI 结果阴性时，需对假性 INO（如重症肌无力）进行鉴别。

(2) 目前的治疗方案：INO 通常会在发病后数周至数月内自行缓解，在此期间可佩戴眼罩以缓解复视[38]。也可以使用皮质类固醇进行治疗。

成本考虑	
不推荐	—
推荐	MRI 和神经内科会诊
可选方案	眼罩、激素、假性 INO（MG）的鉴别诊断

（六）血管炎

第 3 章文中提到的自身免疫性血管炎，可能会累及动眼神经。其中最重要的是巨细胞动脉炎（giant cell arteritis，GCA），也称为颞动脉炎。GCA 是一种累及中至大直径动脉的全身性血管炎，好发于 50 岁以上的患者[39]。约 98% 的患者会出现视力障碍，而 6%～21% 的患者会出现复视。部分患者先出现复视症状后，

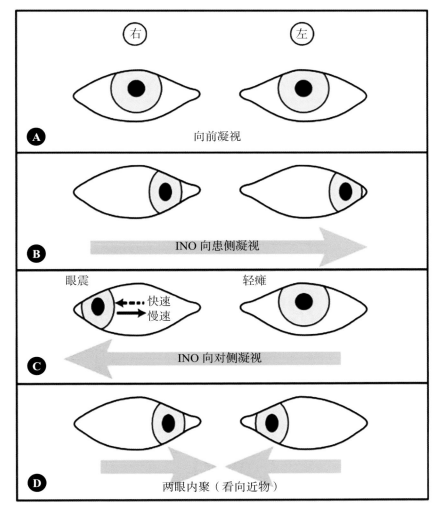

◀ 图 4-10　**左侧核间性眼肌麻痹的眼球运动图示**

如果产生 INO 的病变位于脑桥而不是中脑，则眼球会聚功能正常（D）（改编自 Greenberg M, ed. Handbook of Neurosurgery. 8th ed. New York, NY: Thieme; 2016.）

再出现视力障碍；而对另一部分患者来说，复视可能是 GCA 的唯一眼部症状[40]。有关 GCA 诊断和治疗请参阅第 3 章。

七、先天性疾病

（一）先天性滑车神经麻痹

【病因和病理生理学】

先天性滑车神经麻痹是最常见的颅神经麻痹，也是小儿眼性斜颈（歪头）最常见的原因。先天性滑车神经麻痹最典型的类型为滑车神经完全缺失，并导致先天性颅神经功能障碍（congenital cranial dysinnervation disorder，CCDD）[41]。部分先天性滑车神经麻痹具有遗传性[42]。

【症状和体征】

滑车神经麻痹患者会出现歪头、复视、HT 和双眼视力下降[41]。对比既往照片时会发现患者有歪头的症状[43]。

【临床思维】

(1) 诊断：临床中最常使用 Parks-Bielschowsky 三步检测法，其灵敏度为 70%[41]。

(2) 目前的治疗方案：患者出现以上症状中的任意一个，特别是明显的歪头，都应进行手术治疗。严重且未纠正的斜颈可能导致进行性面部不对称。但是手术干预有出现继发性布朗综合征的风险[41]。

成本考虑	
不推荐	—
推荐	对比既往照片、眼科斜视专家会诊
可选方案	手术干预

（二）布朗综合征

【病因和病理生理学】

布朗综合征（Brown syndrome）是一种以眼球向上斜肌方向运动受限为特征的疾病。可归因于上斜肌或其肌腱的功能异常，病因包括先天性、外伤、手术或炎症[43]。

【症状和体征】

布朗综合征最重要的临床症状包括眼球向上凝视时运动受限，向对侧斜上方凝视时更加明显。其他症状包括向上凝视时眼球外斜、向前凝视时眼球下斜和眼球内聚时眼裂变宽[43, 44]（图 4-11）。

【临床思维】

(1) 诊断：布朗综合征的诊断基于上述临床表现及体征，同时需要 Parks-Bielschowsky 三步检测法对先天性滑车神经麻痹进行鉴别诊断[45]。

(2) 目前的治疗方案：虽然部分布朗综合征可能会自行好转，但也可以考虑积极手术干预[45]。

成本考虑	
不推荐	—
推荐	眼科斜视专家会诊
可选方案	

（三）慢性进行性眼外肌麻痹和 Kearns-Sayre 综合征

【病因和病理生理学】

慢性进行性眼外肌麻痹（chronic progressive external ophthalmoplegia，CPEO）是一种线粒体疾病，表现为眼肌麻痹和进行性双侧上睑下垂。Kearns-Sayre 综合征（Kearns-Sayre syndrome，KSS）是一种累及多个系统的疾病，以进行性眼外肌麻痹（progressive external ophthalmoplegia，PEO）、心脏传导阻滞和色素性视网膜病变为特征[46]。

【症状和体征】

CPEO 患者可能出现视物模糊、睁眼困难和近端肢体无力。随着症状恶化，患者病情不稳定，最终无法行走[46]。CPEO 患者还可能出现构音障碍和吞咽困难[46, 47]。

【临床思维】

(1) 诊断：诊断方式包括 MRI 明确中枢神经系统萎缩、肌肉活检、组织学分析和线粒体

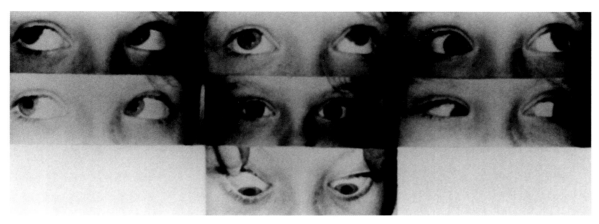

▲ 图 4-11　先天性布朗综合征患儿在不同凝视状态下眼球的位置

当向上凝视时右眼明显上视受限（第一排中间图），向对侧斜上方向凝视时更加明显（第一排右图）（改编自 Valvassori G, Mafee M, Becker M, ed. Imaging of the Head and Neck. 2nd ed. New York, NY: Thieme; 2004.）

突变的基因检测。基因突变筛查有助于鉴别 CPEO 表型是遗传性的还是散发的[46]。

（2）目前的治疗方案：目前尚无 CPEO 广泛有效的治疗方法。治疗方法包括辅酶 Q_{10}、维生素鸡尾酒疗法、二氯乙酸盐、肉碱和肌酸，没有支持性的证据表明以上方法有效[46]。

成本考虑	
不推荐	—
推荐	—
可选方案	MRI、肌肉活检、基因检测、线粒体病的鸡尾酒疗法

八、创伤

创伤引起的麻痹

【病因和病理生理学】

头部创伤是导致动眼神经、滑车神经、展神经孤立或合并麻痹的主要原因[1]。由于滑车神经由脑干背部发出，创伤是滑车神经麻痹最常见的非特发性病因[48]，创伤性展神经、动眼神经麻痹相对少见。

【症状和体征】

本章摘要中已经讨论了孤立性眼球运动神经麻痹的典型表现。

【临床思维】

（1）诊断：头面部创伤时需要考虑到神经功能损伤可能是合并出现的。急性期需要完善头部和眼眶的 CT 检查，高分辨率 MRI 用于创伤性颅神经病变的定位和定性诊断。

（2）目前的治疗方案：创伤性眼球运动神经麻痹首先通过保守观察或三棱镜矫正等临时措施治疗，以期自行恢复。根据 CRASH 试验，对 GCS > 14 分的患者可以使用类固醇继续治疗[49]。难治性病例通常在受伤 6 个月后可以考虑手术进行治疗[50]。

成本考虑	
不推荐	—
推荐	CT
可选方案	MRI、保守观察、三棱镜矫正、手术

九、代谢性 / 中毒性疾病

（一）糖尿病

【病因和病理生理学】

糖尿病引起的颅神经损伤，通常发生在长期患有糖尿病的老年患者中。可能是由微循环缺血引起的神经系统局灶性脱髓鞘病变所致[51]。展神经受累最为普遍，其次是动眼神经，最后是滑车神经[52]。

【症状和体征】

滑车神经麻痹患者通常表现为突发的无痛性复视[53]。动眼神经麻痹患者表现为急性上睑下垂和复视，伴有患侧疼痛。瞳孔光反射一般不会受累[51]。

【临床思维】

(1) 诊断：诊断基于上述临床症状和体征。如果怀疑动眼神经麻痹是动脉瘤引起的，建议完善神经影像学检查[53]。

(2) 目前的治疗方案：没有针对糖尿病性颅神经损伤的特殊治疗方案。可以通过三棱镜矫正辅助治疗复视。患者应维持正常血糖水平以降低缺血事件发生的风险。通常恢复需要 3～6 个月的时间[51, 53]。

成本考虑	
不推荐	—
推荐	CT/CTA、MR/MRA 用于动眼神经麻痹
可选方案	三棱镜矫正和眼罩

（二）Wernicke 脑病

【病因和病理生理学】

Wernicke 脑病是一种因硫胺素（维生素 B_1）缺乏引起的神经系统疾病，是单一维生素缺乏引起的最常见的脑病。传统上与酗酒有关，也有因过度呕吐和外科减重手术引起非酒精性 Wernicke 脑病的病例报道[54]。Korsakoff 综合征是 Wernicke 脑病的慢性不可逆后遗症。

【症状和体征】

Wernicke 脑病典型的三联征为眼肌麻痹、共济失调和精神障碍。维生素 B_1 缺乏可能导致其他疾病，包括湿性或干性脚气和 Marchiafava-Bignami 综合征（一种罕见的胼胝体脱髓鞘病）[54]。

【临床思维】

(1) 诊断：可以检测血液内维生素 B_1 和转酮醇酶的含量（并非普遍适用），无须等待检测结果就应开始大剂量补充维生素 B_1[54]。MRI 是诊断 Wernicke 脑病的理想工具，MRI 检查的特征性改变为乳头体、丘脑、导水管周围灰质和顶盖的高信号（图 4-12）。CT 的敏感性相对较低。Wernicke 脑病的最终诊断也可以通过给予补充维生素 B_1 后的治疗反应来确定[55]。

(2) 目前的治疗方案：快速、高剂量、肠外补充维生素 B_1 是治疗急性 Wernicke 脑病的关键。维生素 B_1 任何给药途径都表现出良好的整体安全性，在疑似病例中应尽快给药。有维生素 B_1 缺乏风险的国家或人群中，应该预防性地在食物中添加维生素 B_1[54]。同时补充镁也可能有助于病情恢复。

成本考虑	
不推荐	单纯 CT 检查
推荐	快速、高剂量、肠外补充维生素 B_1
可选方案	维生素 B_1 含量和 MRI

（三）药物、毒素、维生素缺乏引起的眼外肌麻痹

眼外肌麻痹患者存在多种药物诱导、毒素诱导和维生素缺乏相关的病因。高浓度的抗癫痫药物苯妥英与眼外肌麻痹有关[56]。使用剂量过大导致眼外肌麻痹的其他药物包括苯巴比妥、卡马西平、扑米酮和阿米替林[57]。肿瘤坏死因子 -α（TNF-α）受体拮抗药（如阿达木单抗）[58]、减肥药（替拉曲考和右芬氟拉明）[59] 也是诱发 INO 的原因。眼肌麻痹也可能是肉毒杆菌中毒[60] 或重金属中毒的先兆症状。蛇咬伤很少造成眼外肌麻痹[61]。维生素 E[62]、维生素 B_{12} 缺乏[63] 也会导致眼外肌麻痹。在病史采集期间需要特别注意饮食、药物和毒素暴露史，有助于寻找由毒素或代谢物引起的眼外肌麻痹的病因。

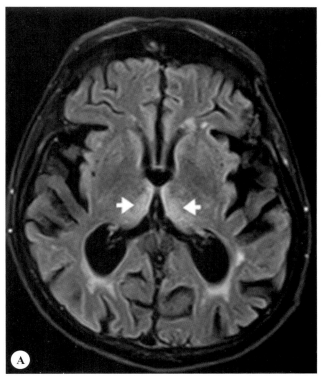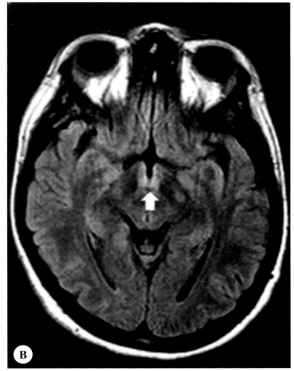

▲ 图 4-12　**Wernicke 脑病**

A. T_2-FLAIR 轴位图像显示双侧丘脑内侧对称的高信号（箭）；B. 乳头体也可见水肿和高信号（箭）（改编自 Kanekar S, ed. Imaging of Neurodegenerative Disorders. 1st ed. New York, NY: Thieme; 2015. ）

要加强引起眼外肌麻痹的毒素或药物的管理。许多其他药物或毒素也可能导致眼球运动障碍，在此不列表详尽说明。

十、特发性疾病

特发性颅内高压

【病因和病理生理学】

特发性颅内高压（IIH）的病因和病理生理学已在第 3 章中进行了讨论。

【症状和体征】

大约 20% 的 IIH 病例可能会出现展神经麻痹，这是颅内压升高的非定位性表现。展神经以外的中枢神经麻痹，包括动眼神经和滑车神经麻痹是 IIH 的非典型表现，可能在儿童患者中更常见或提示该疾病的继发性病因[64]。IIH 的其他临床表现包括头痛、搏动性耳鸣和视力丧失，已在第 3 章中讨论。

【临床思维】

(1) 诊断：需要完善 MRI、MRV 和腰椎穿刺，并根据改良 Dandy 标准进行评估诊断。

(2) 目前的治疗方案：减肥和利尿药（如乙酰唑胺等碳酸酐酶抑制药）是 IIH 的一线治疗。对药物治疗无效或视力丧失的 IIH 病例，可以行视神经鞘切开减压术（optic nerve sheath fenestration，ONSF）或 VP 分流术。有关详细信息，请参阅第 3 章 "特发性颅内高压" 部分。

结论

本章探讨了由眼球运动神经病变或颅神经麻痹（如巨细胞动脉炎、TED、MG、MFS、Wernicke 脑病等）引起多种眼球运动障碍的病因。复视和眼外肌麻痹的鉴别诊断范围较广，并且由于颅神经麻痹的表现并不总是孤立出现的，而是经常合并出现，因此临床评估较为困难。诊治此类疾病可能需要经常咨询其他专业的医师。本章中的转诊建议、首选诊断方式或检测的建议、管理方案介绍及进行侵入性干预的指征可用于指导具有成本效益的患者管理。

参 考 文 献

[1] McGee S. Nerves of the eye muscles (III, IV, and VI): approach to diplopia. Evidence-Based Physical Diagnosis. Amsterdam: Elsevier Health Sciences;2016

[2] Caplan L. Etiology, classification, and epidemiology of stroke. In: Kasner S, Dashe J, eds. UpToDate. Waltham, MA: UpToDate; 2017

[3] Tanaka H, Arai M, Kubo J, Hirata K. Conjugate eye deviation with head version due to a cortical infarction of the frontal eye field. Stroke 2002;33(2):642–643

[4] Evliyaoglu F, Karadag R, Burakgazi AZ. Ocular neuropathy in peripheral neuropathies. Muscle Nerve 2012;46(5):681–686

[5] Caplan L. Overview of the evaluation of stroke. In: Kasner S, Dashe J, eds. UpToDate. Waltham, MA: UpToDate; 2018

[6] Lee TY, Ting CY, Tsai MJ, Tsai MJ. Third nerve palsy and internal carotid aneurysm. QJM 2016;109(11):755–756

[7] Lee AG. Third cranial nerve (oculomotor nerve) palsy in adults. In: Brazis PW, Wilterdink J, eds. UpToDate. Waltham, MA: UpToDate; 2017

[8] Singer R, Ogilvy C, Rordorf G. Treatment of cerebral aneurysm. In: Biller J, Wilterdink J, eds. UpToDate. Waltham, MA: UpToDate; 2013

[9] Maciej W, Tadeusz P, Pawel B, et al. Posttraumatic bilateral carotid-cavernous fistula. J Int Adv Otol 2013;9(3):417–422

[10] Henderson AD, Miller NR. Carotid-cavernous fistula: current concepts in aetiology, investigation, and management. Eye (Lond) 2018;32(2):164–172

[11] Harthan JS, Borgman CJ. Herpes zoster ophthalmicus-induced oculomotor nerve palsy. J Optom 2012;6:60–65

[12] Park KC, Yoon SS, Yoon JE, Rhee HY. A case of herpes zoster ophthalmicus with isolated trochlear nerve involvement. J Clin Neurol 2011;7(1):47–49

[13] Savas R, Sommer A, Gueckel F, Georgi M. Isolated oculomotor nerve paralysis in Lyme disease: MRI. Neuroradiology 1997;39(2):139–141

[14] Çoban E, Aldan M, Gez S, et al. A case of neurosyphilis presenting with multiple cranial neuropathy. Turkish J Neurol. 2016;22:127–129

[15] Berger JR, Dean D. Neurosyphilis. Handb Clin Neurol 2014;121:1461–1472

[16] Rajasekhar P, Manjula B, Kumari S, Deepthi D. A clinical study of multiple ocular motor nerve palsies in people living with HIV/AIDS in a tertiary eye care hospital. J Dental Med Sci. 2015;14(5):35–38

[17] Bababeygy SR, Quiros PA. Isolated trochlear palsy secondary to Lyme neuroborreliosis. Int Ophthalmol 2011;31(6):493–495

[18] Seeley WW, Venna N. Neurosyphilis presenting with gummatous oculomotor nerve palsy. J Neurol Neurosurg Psychiatry 2004;75(5):789

[19] Chaker N, Bouladi M, Chebil A, Jemmeli M, Mghaieth F, El Matri L. Herpes zoster ophthalmicus associated with abducens palsy. J Neurosci Rural Pract 2014;5(2):180–182

[20] Gwak HS, Lee SH, Park WS, Shin SH, Yoo H, Lee SH. Recent advancements of treatment for leptomeningeal carcinomatosis. J Korean Neurosurg Soc 2015;58(1):1–8

[21] Nuvoli S, Contu S, Pung BLJ, Solinas P, Madeddu G, Spanu A. Intracranial leptomeningeal carcinomatosis: a diagnostic study with 18F-fluorodeoxyglucose positron emission tomography/computed tomography. Case Rep Neurol 2018;10(1):45–53

[22] La Mantia L, Curone M, Rapoport AM, Bussone G; International Headache Society. Tolosa-Hunt syndrome: critical literature review based on IHS 2004 criteria. Cephalalgia 2006;26(7):772–781

[23] Kak M, Nanda R, Ramsdale EE, Lukas RV. Treatment of leptomeningeal carcinomatosis: current challenges and future opportunities. J Clin Neurosci 2015;22(4):632–637

[24] Gladstone JP. An approach to the patient with painful ophthalmoplegia, with a focus on Tolosa-Hunt syndrome. Curr Pain Headache Rep 2007;11(4):317–325

[25] Yeh S, Foroozan R. Orbital apex syndrome. Curr Opin Ophthalmol 2004; 15(6):490–498

[26] Durairaj VD. Clinical perspectives of thyroid eye disease. Am J Med 2006;119(12):1027–1028

[27] Weiler DL. Thyroid eye disease: a review. Clin Exp Optom 2017;100(1):20–25

[28] Yang DD, Gonzalez MO, Durairaj VD. Medical management of thyroid eye disease. Saudi J Ophthalmol 2011;25(1):3–13

[29] Kumari R, Chandra Saha B. Advances in the management of thyroid eye diseases: an overview. Int Ophthalmol 2017

[30] Bird S. Clinical manifestation of myasthenia gravis. In: Shefner J, Targoff I, Eichler A, eds. UpToDate. Waltham, MA: UpToDate; 2017

[31] Noel M, Burkat C, Jirawuthiworavong G, Marcet M. Myasthenia gravis. In: Burkat C, Jirawuthiworavong G, eds. EyeWiki. San Francisco, CA: American Academy of Ophthalmology; 2017

[32] Bird S. Diagnosis of myasthenia gravis. In: Shefner J, Targoff I, Eichler A, eds. UpToDate. Waltham, MA: UpToDate; 2017

[33] Bird S. Treatment of myasthenia gravis. In: Shefner J, Targoff I, Eichler A, eds. UpToDate. Waltham, MA: UpToDate; 2017

[34] Vriesendorp F. Guillain-Barré syndrome in adults: clinical features and diagnosis. In: Shefner J, Targoff I, Eichler A, eds. UpToDate. Waltham, MA: UpToDate; 2017

[35] Rezaei S, Ponce CP, Vickers A, Lee AG. Miller Fisher variant of Guillain–Barre syndrome. In: Lee A, Ponce C, eds. EyeWiki. San Francisco, CA: American Academy of Ophthalmology; 2017

[36] Mori M, Kuwabara S, Yuki N. Fisher syndrome: clinical features, immunopathogenesis and management. Expert Rev

Neurother 2012;12(1):39–51

[37] Olek MJ, Mowry EM. Pathogenesis and epidemiology of multiple sclerosis. In: González-Scarano F, Dasche JF, eds. UpToDate. Waltham, MA: UpToDate; 2018

[38] Frohman TC, Frohman EM. Intranuclear ophthalmoparesis. In: Brazis PW, Wilterdink J, eds. UpToDate. Waltham, MA: UpToDate; 2017

[39] Bhatti MT, Tabandeh H. Giant cell arteritis: diagnosis and management. Curr Opin Ophthalmol 2001;12(6):393–399

[40] Kawasaki A, Purvin V. Giant cell arteritis: an updated review. Acta Ophthalmol 2009;87(1):13–32

[41] Engel JM. Treatment and diagnosis of congenital fourth nerve palsies: an update. Curr Opin Ophthalmol 2015;26(5):353–356

[42] Bale JF Jr, Scott WE, Yuh W, Sato Y, Menezes A. Congenital fourth nerve palsy and occult cranium bifidum. Pediatr Neurol 1988;4(5):320–321

[43] Kaeser PF, Brodsky MC. Fourth cranial nerve palsy and Brown syndrome: two interrelated congenital cranial dysinnervation disorders? Curr Neurol Neurosci Rep 2013;13(6):352

[44] Wang Y, McCulley TJ, Doyle JJ, Chang J, Lee MS, McClelland CM. Brown syndrome following upper eyelid ptosis repair. Neuroophthalmology 2017;42(1):49–51

[45] Manley DR, Alvi RA. Brown's syndrome. Curr Opin Ophthalmol 2011; 22(5):432–440

[46] Lv ZY, Xu XM, Cao XF, et al. Mitochondrial mutations in 12S rRNA and 16S rRNA presenting as chronic progressive external ophthalmoplegia (CPEO) plus: a case report. Medicine (Baltimore) 2017;96(48):e8869

[47] Hedermann G, Løkken N, Dahlqvist JR, Vissing J. Dysphagia is prevalent in patients with CPEO and single, large-scale deletions in mtDNA. Mitochondrion 2017;32:27–30

[48] Prosst RL, Majetschak M. Traumatic unilateral trochlear nerve palsy. J Trauma 2007;62(6):E1–E3

[49] Roberts I, Yates D, Sandercock P, et al; CRASH trial collaborators. Effect of intravenous corticosteroids on death within 14 days in 10008 adults with clinically significant head injury (MRC CRASH trial): randomised placebo-controlled trial. Lancet 2004;364(9442):1321–1328

[50] Asproudis I, Vourda E, Zafeiropoulos P, Katsanos A, Tzoufi M. Isolated abducens nerve palsy after closed head injury in a child. Oman J Ophthalmol 2015;8(3):179–180

[51] Boulton AJ, Malik RA, Arezzo JC, Sosenko JM. Diabetic somatic neuropathies. Diabetes Care 2004;27(6):1458–1486

[52] Tracy JA, Dyck PJ. The spectrum of diabetic neuropathies. Phys Med Rehabil Clin N Am 2008;19(1):1–26, v

[53] Llewelyn JG. The diabetic neuropathies: types, diagnosis and management. J Neurol Neurosurg Psychiatry 2003;74(Suppl 2):ii15–ii19

[54] Galvin R, Bråthen G, Ivashynka A, Hillbom M, Tanasescu R, Leone MA; EFNS. EFNS guidelines for diagnosis, therapy and prevention of Wernicke encephalopathy. Eur J Neurol 2010;17(12):1408–1418

[55] Kim TE, Lee EJ, Young JB, Shin DJ, Kim JH. Wernicke encephalopathy and ethanol-related syndromes. Semin Ultrasound CT MR 2014;35(2):85–96

[56] Perucca P, Mula M. Antiepileptic drug effects on mood and behavior: molecular targets. Epilepsy Behav 2013;26(3):440–449

[57] Puri V, Chaudhry N. Total external ophthalmoplegia induced by phenytoin: a case report and review of literature. Neurol India 2004;52(3):386–387

[58] Drury J, Hickman SJ. Internuclear ophthalmoplegia associated with anti-TNFα medication. Strabismus 2015;23(1):30–32

[59] Lledo Carreres M, Lajo Garrido JL, Gonzalez Rico M, Navarro Polo JN, Escobar Cava P, Aznar Saliente T. Toxic internuclear ophthalmoplegia related to antiobesity treatment. Ann Pharmacother 1992;26(11):1457–1458

[60] Ehrenreich H, Garner CG, Witt TN. Complete bilateral internal ophthalmoplegia as sole clinical sign of botulism: confirmation of diagnosis by single fibre electromyography. J Neurol 1989;236(4):243–245

[61] Praveen Kumar KV, Praveen Kumar S, Kasturi N, Ahuja S. Ocular manifestations of venomous snake bite over a one-year period in a tertiary care hospital. Korean J Ophthalmol 2015;29(4):256–262

[62] Dhawan PS, Goodman BP. Neurologic manifestations of nutritional disorders. Aminoff's Neurology and General Medicine. Amsterdam: Elsevier Inc.; 2014

[63] Akdal G, Yener GG, Ada E, Halmagyi GM. Eye movement disorders in vitamin B12 deficiency: two new cases and a review of the literature. Eur J Neurol 2007;14(10):1170–1172

[64] Spennato P, Ruggiero C, Parlato RS, et al. Pseudotumor cerebri. Childs Nerv Syst 2011;27(2):215–235

第5章 颅神经Ⅴ：三叉神经
Cranial Nerve Ⅴ: Trigeminal Nerve

Wissam Elfallal Jeff Jacob 著

田卫东 赵俊红 郝雪梅 译 张洪钿 校

摘 要

三叉神经痛（trigeminal neuralgia，TN）是临床实践中最常见的颅神经Ⅴ的病变。它是一种以严重的、阵发性的面部刺痛为特征的临床诊断。它被命名为"tic douloureux"，又译为"痛苦的抽搐"，这是因为发作时出现的面部痉挛具有痛苦的特征。这种疾病对患者来说是毁灭性的，造成严重的日常活动能力减弱，并赢得了"自杀性疾病"的标签。三叉神经痛的发病年龄在50—60岁达到高峰，女性与男性的比例为2∶1。全世界的总发病率为（10～300）/ 10万，相对较高的发病率导致了医疗系统的高额医疗费用。三叉神经痛的诊断和评估是基于临床特征和病史。在排除其他病因或不典型面部疼痛的情况下，可以获得影像学检查，美国神经病学会将其归于C级建议。治疗和手术管理占了三叉神经痛医疗费用的大部分。例如，许多三叉神经痛患者因诊断不准确而被转到牙科诊所进行根管治疗和拔牙，导致了不必要的治疗和费用。治疗三叉神经痛的方式有很多，包括药物治疗、介入治疗，如经皮射频、伽马刀立体定向手术和微血管减压等。对每个患者进行仔细的、个性化的护理，可以在提供良好的临床效果和较高的患者满意度的同时，实现成本效益的选择。

关键词

三叉神经痛，面部疼痛综合征，自杀性疾病，痛性抽搐

三叉神经有两个主要的生理功能，第一个是对面部、舌前 2/3 以及颅前窝和颅中窝硬膜的感觉支配。感觉方式包括轻触觉、疼痛 / 温度感觉和本体感觉。该神经的第二个生理功能是对咀嚼肌的运动神经支配，包括咬肌、颞肌、翼内外侧肌、舌骨肌和二腹肌前腹[1]。许多疾病都会影响三叉神经，包括颅底骨折、牙齿创伤、转移性肿瘤、动脉瘤、红斑狼疮、硬皮病、结节病和动脉扩张等。上述病变会在三叉神经离开脑干后影响其周围部分。带状疱疹、原发肿瘤和继发性肿瘤也可影响半月神经节。与三叉神经痛一样，所有这些病症一般都表现为面部疼痛，可以是单侧的、阵发性的、刺痛性的。然而，与典型的三叉神经痛不同的是，

感觉丧失等不同程度的神经功能缺失可能会出现。

三叉神经痛的病理生理学是复杂的，尚未完全了解。三叉神经痛可能是由于神经根传入纤维的损伤或压迫引起的，也可能是由于 Meckel 腔的三叉神经节的损伤引起的。三叉神经的损伤可导致过度激活和神经根放电的低阈值。由于触觉 A-β 纤维的分布邻近疼痛 C 纤维，会导致这些纤维的交叉激活[2]。

总的来说，激活神经需要一个较低的刺激，这也许可以解释为什么相对较轻的刺激会引发严重的面部疼痛。

一、解剖学

三叉神经起始于脑桥上段，出脑干分为粗大的感觉支和相对较细小的运动支。当三叉神经离开脑干进入桥前池时，它从由少突胶质细胞形成的中央髓鞘过渡到由施万细胞形成的周围髓鞘，这一变化区域被称为"过渡区"[3]。一旦进入桥前池，神经就会走向颅底进入 Meckel 腔，在那里形成半月神经节。在半月神经节，三叉神经分为眼支（V₁）、上颌支（V₂）和下颌支（V₃）三个外周分支。眼支经眶上裂出眶，上颌支出翼腭窝后经圆孔出眶，下颌支经卵圆孔出颅骨。三叉神经的各种感觉传入和运动传出神经分布在不同的神经束中，共有 3 个感觉核和 1 个运动核。三叉神经脊束核由口侧部、尾侧部和内侧部三部分组成。这些亚核传递疼痛和温度感觉。主要感觉核整合了触觉和轻触觉。最后的感觉核是中脑，它传递面部的本体感觉。这些核团都投射到丘脑腹侧后内侧核的突触处，并投射到顶叶的初级躯体感觉核。运动核支配第一鳃弓的肌肉，其中包括如前所述的咀嚼肌[1, 3-5]。对三叉神经解剖的了解是定位病变和开始适当处理的关键。

二、临床评估

根据国际疼痛研究协会的定义，三叉神经痛是一种实体疾病，其特点是在三叉神经分布区突然发生的、单侧的、严重的刺痛发作，涉及一个或多个周围神经节段[6]。治疗三叉神经痛的最初方法是从正确的病史开始，以确保准确的临床诊断。为了正确评估三叉神经痛，病史应包括询问疼痛模式、位置、有无诱因、症状持续时间，并寻找可能的因果关系。许多患有三叉神经痛的人可能会意识到引起其疼痛的特定诱因，如面部的光感、冷空气、刷牙、用吸管喝水、抚摸面部的头发、刮胡子、压力、疲劳、微笑、大笑，甚至接吻。同样重要的是要询问那些使三叉神经痛发病率和关联性增加的疾病，如多发性硬化症、脑卒中、高血压和腓骨肌萎缩症（Charcot-Marie-Tooth 病）。这些疾病最初可能表现为三叉神经痛或成为致病因素[2, 4]。体格检查必须包括全面的神经系统检查，特别注意头颈部，高度怀疑继发性病因，包括肿块病变或口面部疾病等。

三叉神经痛的分类可以根据病史和体格检查进行，如果需要，可以使用 MRI 等先进的影像学检查。表 5-1 列出了 7 种不同类型的三叉神经痛及其明显的特征，以及复杂的分级方案，有助于将诊断标准化为特定的类别。然而，初级保健医师可以使用的更简化的分类方法是将三叉神经痛分为两组：典型三叉神经痛（classic trigeminal neuralgia，CTN）和症状性三叉神经痛（symptomatic trigeminal neuralgia，STN）。CTN 指的是典型的阵发性疼痛表现，描述为强烈、尖锐或刺痛的性质，有相关的触发因素，持续时间不超过 2 分钟。CTN 在体检时不涉及神经系统的功能缺损，可能是特发性的或由于血管压迫而没有其他潜在的病因[2, 6, 7]。对于临床征象提示 CTN 的患者，不需要进一步的神经影像学来确认疾病。但进行 MRI 检查仍然是重要的，以排除其他疾病可能。另一方面，由于三叉神经痛是继发于血管压迫以外的潜在病变，可能导致三叉神经的损伤或肿块效应[6, 8]。不典型的表现包括那些有双侧症状、检查时有神经系统缺损或疼痛持续 2 分钟以上的患者，所有这些都应促使人们怀疑 STN 的可能。全面的病史和体格检查，加上神经影像学检查，可以帮助分类和诊断其他潜在的疾病。

表 5–1　三叉神经痛（TN）的分类与鉴别

TN 1 型	特发性自发性面部疼痛
TN 2 型	与 TN 1 型相似，但疼痛是不变的
TN 3 型	TN 疼痛，继发于意外创伤或三叉神经手术
TN 4 型	周围神经消融治疗 TN 或面部疼痛后的失传入性疼痛
TN 5 型	多发性硬化症导致的 TN
TN 6 型	带状疱疹感染后的神经痛表现为 TN
TN 7 型	非典型的面部疼痛，由于精神疾病的躯体形式表现

三、鉴别诊断

鉴别诊断范围广泛，涉及头颈部的多种疾病。部分需要鉴别的疾病包括：①头痛，如丛集性头痛和三叉神经自主神经性头痛；②牙科疼痛，如牙齿折断、牙齿感染和颞下颌关节紊乱病（temporomandibular joint disorder，TMJ）；③鼻窦炎；脑桥小脑三角（cerebellopontine angle，CPA）肿瘤，如神经鞘瘤和脑膜瘤等[8]；④其他具有类似三叉神经痛特征的神经痛，包括枕神经痛、舌咽神经痛、带状疱疹后神经痛和非典型面部疼痛等。

四、诊断评估

诊断方式仅限于少数有用的研究。最初的检查可能涉及基本的实验室研究，包括全血细胞计数（complete blood count，CBC）的差

异和基本的代谢概况。如果高度怀疑有潜在疾病，可以考虑进行腰椎穿刺、测定血管紧张素转化酶（ACE）水平和（或）红细胞沉降率（erythrocyte sedimentation rate，ESR）/ C 反应蛋白（C-reactive protein，CRP）。在三叉神经病变的检查中，这些实验室检查通常不能用于确诊。进一步的检查可能包括三叉神经反射的肌电图（electromyographic，EMG）测试，特别是眨眼反射。眨眼反射的肌电图评估了刺激三叉神经第一支后面部肌肉激活的潜伏期和振幅。多项研究表明，EMG 眨眼反射试验有助于区分 CTN 和 STN；用异常的眨眼反射试验识别 STN 的诊断准确性，其集合敏感性为 94%，集合特异性为 87%[2, 6, 8]。CT 和 MRI 形式的神经影像学检查可识别三叉神经痛的继发原因，包括多发性硬化症或占位性病变。对于最初出现临床疼痛性三叉神经痛而神经系统检查正常的患者，神经影像学检查仍可发现高达 10%～18% 的异常患者。一项汇总分析发现，在出现 CTN 的患者中，影像学检查的总体收益率为 15%；这得到了Ⅲ类研究的支持[2, 6, 8, 9]。这些患者大多倾向于到初级保健机构进行初步评估和护理。在这种情况下，即使没有神经功能缺损，从脑部 MRI 开始进行检查也是合理的。这种影像学检查是排除其他原因的首选检查方法；如果发现异常，可以指导患者尽早转诊神经科医师或神经外科医师等合适的专家。图 5–1 显示了三叉神经离开脑干进入 Meckel 腔的 MRI 正常路线。其他成像方式，如超声、氟脱氧葡萄糖正电子发射断层扫描（fluorodeoxyglucose positron emission tomography，FDG-PET）/ CT、弥散张量成像、分数各向异性和虚拟内镜等都被研究过，但一般不用于评估三叉神经功能障碍。由于放射外科治疗的出现，MR 和 CT 扫描成像已成为高级医师的必备条件，也是术前手术计划的必要条件。然而除非发现新的神经系统缺损或遇到疾病的重大变化，反复的影像学检查不是被推荐或建议的。

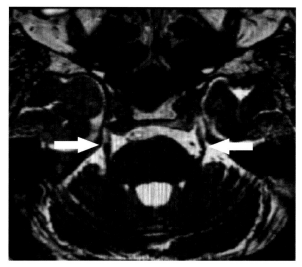

▲ 图 5-1　稳态构成干扰序列轴位 MRI 图像显示三叉神经离开脑桥进入 Meckel 腔（如左右箭所示）

一般来说，非强化的 MRI 成像是最好的初始诊断检查，因为它的成像质量高，没有辐射，对软组织病变的检测效果好[6]。如果结果异常，可进行以下的影像学检查，如 MRI 对比图、稳态构成干扰序列（constructive interference in steady state，CISS）和（或）CT 扫描，以进一步明确诊断。然而，为了保持成本效益，这些研究在初级诊疗机构中是不必要的，建议转诊到专科医师那里以决定所需的最佳成像。如果需要的话，还可以进行手术计划。在这种模式下，不需要进行不必要的检查，可由一个高度专业化的团队提供具有成本效益的有效护理。

五、医疗管理

在三叉神经痛的治疗中，已经使用了大量的药物治疗。最初使用的一组药物是抗惊厥药。建议从口服单一疗法开始。治疗 CTN 最有效的药物是卡马西平，它得到了多项 I 类和 II 类研究的支持[6]。其他用于治疗 CTN 的治疗方案包括奥卡西平，它得到了 II 类研究的支持。其他有效但不常用的口服药物包括巴氯芬、拉莫三嗪和匹莫齐特[6]。另外，局部麻醉药已被发现对减轻疼痛或预防发作无效。在 STN 中，一些研究显示使用拉莫三嗪、加巴喷丁、托吡酯和米索前列醇等药物可以更好地缓解疼痛[6]。卡马西平的一线治疗起始剂量为 200～1200mg/d，分为两种治疗方案，一般从每天 2 次，每次 100mg 开始，然后每隔 1 天增加 100mg，直到症状得到缓解或不良反应无法忍受[10]。从奥卡西平开始治疗是合理的，因为它的耐受性一般较好，不良反应较小，但效果一般较差。每种药物的费用可能因产自不同的公司而逐年不同。一般来说，卡马西平被大多数医疗保险和保险计划所覆盖。卡马西平 200mg（60 片）包装的平均零售价可能为 27.50～65.63 美元（详见 GoodRx 的网站）。相比之下，奥卡西平 300mg（60 片）包装的平均零售价为 112.88 美元，最低价格为 9.00 美元。这些费用可能逐年变化，并取决于保险范围。虽然这些药物对 80% 以上的患者有疗效，但由于药物的自我诱导和血浆剂量的减少，需要随着时间的推移而增加剂量，有效率只有 50%[10]。如果患者不能耐受一线药物，可以单独使用或联用二线药物（如拉莫三嗪、巴氯芬和匹莫齐特）。具体治疗失败率各不相同。有研究对使用巴氯芬的患者进行了 1～5 年的跟踪调查，发现巴氯芬只对 30% 的患者有效[6, 10]。个体差异、不良反应、随时间变化的费用，以及最重要的患者反应将有助于指导具有成本效益的治疗。当患者的症状不再被药物控制，不良反应无法忍受，或者患者害怕疼痛复发而要求手术治疗时，医疗管理被认为是失败的。在这些情况下，存在三种主要的治疗方法，并可以进一步分成两类：一是经皮穿刺和立体定向放射手术的消融性治疗，二是 CTN 的非消融性微血管减压术。如果患者的 STN 是由继发过程引起的（如多发性硬化症或肿瘤），那么治疗将针对根本原因进行。然而，在某些情况下，STN 可以用上述治疗方法进行治疗。

六、手术治疗

据估计，每年有超过 8000 名患者因三叉神经痛而接受手术治疗，每年的医疗费用达 1 亿美元以上[9]。在当前的卫生保健环境下，医疗费用及其利用受到严格审查。随着美国《平价医疗法案》的实施，许多临床医师对治疗费用和系统负担非常关注。在治疗疾病方面，人们一直在大力推动具有成本效益的方法。在药物治疗失败后，主要采用三种治疗方式。其中，微血管减压术（microvascular decompression，MVD）是非消融性的，具有最长的持久效果，但在所有治疗方式中成本和风险最高。MVD 由神经外科医师完成，通过开颅手术，或在颅骨上开一个口子，使外科医师能够探查并显露三叉神经从脑干到 Meckel 腔的整个过程。这是一个精细的手术，需要气管内麻醉和显微外科技术。术后，患者要住进重症监护室，但通常在术后第 2~3 天出院[11]。侵袭性较低的消融手术包括经皮立体定向根切术（percutaneous stereotactic rhizotomy，PSR）和立体定向放射手术（stereotactic radiosurgery，SRS）。两者的总费用和与治疗有关的发病率都较低，但疼痛复发率更高[12]。PSR 是一种创伤性较小的手术，通过脸颊插入微电极，经卵圆孔进入颅骨，以到达三叉神经。然后，用电流加热电极，通过热损伤破坏部分神经，以减轻疼痛[9]。SRS 是一种门诊手术，由神经外科医师在放射肿瘤学专家的协助下用针将框架固定在患者头部，使用高聚焦的辐射破坏三叉神经纤维以减轻疼痛，不需要住院[13]。Mazur 等的一项调查采取了一种独特的方法，即利用 QALY 量表评估质量调整后的生命年。该评分回顾了上述治疗方式在 10 年间对疼痛的缓解情况。对数据的回顾性分析是从医疗保险索赔中获得的。总的来说，在超过 51% 的病例中，MVD 是三种治疗方式中使用率最高的。此外，MVD 的成本最高，但也取得最令人满意的结果。MVD 的 QALY 评分为 8.22，手术的总费用为 40 435 美元。PSR 用于 7% 的病例，QALY 评分为 6.53，总费用为 3911 美元。最后，SRS 疗法用于 42% 的病例，QALY 评分为 4.92，费用为 38 062 美元。有趣的是，研究发现 PSR 的成本效益比 MVD 和 SRS 高 11.5 倍[12, 14]。虽然 PSR 是最具成本效益的治疗策略，但这只是通过评估手术的直接成本而得出的结论。该研究没有包括门诊和住院服务、药物使用和状态、对额外治疗的需求、自费费用和误工天数。没有具体的研究对这些单独的因素和每种治疗方式的总体成本进行评估。即使 PSR 是最有成本吸引力的，但它确实有最高的再治疗率，这是考虑长期管理时的一个重要因素。从长远来看，考虑到治疗的持久性、较少的再治疗需要和患者的总体满意度，如果由经验丰富的团队在高容量的中心完成治疗，MVD 事实上可能是经过精心挑选的患者的最佳选择，而且发病率最低。

由于年龄、患者对某些治疗的耐受能力和症状的变化，治疗方式有很大的差异，因而很难进行前瞻性研究。MVD 最有可能在年轻和健康的患者身上进行，虽然成本最高，但确实有最持久的效果，这对能忍受手术的患者来说是最好的。SRS 被用于更多的老年患者。Tarricone 等发现，SRS 治疗的患者的疼痛复发率与 MVD 患者相似。这项回顾性研究在 2003—2013 年完成，回顾了 89 例患者。总的来说，从费用和结果来看，射频消融被认为是最实用的，然后是 MVD，其次是 SRS[12, 15, 16]。高龄虽然不是手术的禁忌证，但也是影响决策的一个因素。Pollock 等评估了每个质量调整无痛年的费用，发现 PSR 为 6342 美元，MVD 为 8174 美元，SRS 为 8269 美元[9]。这项研究加强了 SRS 对老年患者的作用，但从长远来看，MVD 预计更具有成本效益。如果手术风险可以接受，建议将其作为理想的治疗方法。需要对每个患者的症状、严重程度、年龄、既往治疗和期望值进行逐一分析，以帮助指导具有成本效益的最佳治疗方案。

七、结果

CTN 包括三叉神经分布的短时尖锐刺痛发作，往往对手术治疗反应较好。STN 患者往往有非典型的症状，表现为持续的隐痛或双侧症状，并可能有 CTN 的一些特征，出现混合的临床表现。CTN 患者有良好的临床反应，但具有非典型特征的患者往往反应较差，手术治疗在这组患者中的获益尚不清楚。研究发现，MVD 治疗后，91.8% 的非典型三叉神经痛患者症状缓解，而患有 CTN 的患者在术后初期疼痛缓解率为 93%。此外，非典型患者的症状复发率为 60.3%，CTN 患者为 19.9%[11]。临床特征有助于决定哪些患者最适合进行 MVD。在我们的临床实践中，我们通常为 CTN 患者提供 MVD，并在少数情况下为具有非典型特征的患者提供 MVD。

伽马刀放射外科手术也是一种合理的治疗方式。报道的成功率各不相同，但目前已知可用于治疗延迟疼痛缓解反应。接受 SRS 治疗的患者在治疗后 80.5% 的时间内发现疼痛缓解，但平均缓解时间为 1.6 个月。Karam 等用单次 4mm 等中心，中位辐射剂量 45Gy 的方案治疗患者。3 年后随访发现，只有 67% 的患者完全没有疼痛，但 75% 的患者仍报告效果良好，结果满意。在 69 个月时随访发现，只有 32% 的人完全没有疼痛，63% 的人没有严重的不适感。70 岁以上的患者似乎对 SRS 治疗有更好

的反应倾向[13]。三叉神经痛也被称为"自杀性疾病"，对个人的生活和心理健康造成很大的伤害。Kotecha 等回顾了 SRS 治疗后的生活质量（quality of life，QOL）和抑郁症率。在这项研究中，92% 的患者在 12 个月时发现没有疼痛。QOL 评分改善的平均时间为 9 个月[17]。最重要的是就患者对每种手术治疗的期望和相关费用进行彻底的对话。此外，必须讨论可接受的并发症（如面部麻木）及可能的再治疗需要。

结论

三叉神经痛是一种神经性面部疼痛综合征，具有衰弱症状，给患者带来极大的痛苦。诊断的金标准是临床诊断和病史，以确定症状是否符合 CTN 模式和其他原因的 STN。MRI 被用来确定继发性原因，包括可能的血管扩张导致三叉神经压迫。肌电图等辅助测试可以帮助区分 CTN 和 STN，但通常不用于初步评估。一线治疗是药物口服治疗。症状控制失败或不能耐受药物治疗方案的患者通常需要手术治疗。外科治疗方案包括经皮手术、SRS 和 MVD。每种治疗方法都有不同的风险、成本、收益和结果。总体而言，PSR 是最具成本效益的治疗方式，但不是效果最持久的。MVD 的前期成本最高，但它提供了最好的长期镇痛效果。没有建议实施手术干预的具体时间线，但两项Ⅳ类研究通过回顾完成手术的患者发现，结果倾向于更早地进行手术。

参考文献

[1] Walker HK. Cranial nerve V: the trigeminal nerve. In: Walker HK, Hall WD, Hurst JW, eds. Clinical Methods: The History, Physical, and Laboratory Examinations. 3rd ed. Boston, MA: Butterworths; 1990

[2] Zakrzewska JM, Relton C, Krovvidi H. Trigeminal neuralgia. Neurosurg Clin N Am 2016;27(3):353–363

[3] Hughes MA, Frederickson AM, Branstetter BF, Zhu X, Sekula RF Jr. MRI of the trigeminal nerve in patients with trigeminal neuralgia secondary to vascular compression. AJR Am J Roentgenol 2016;206(3):595–600

[4] Bathla G, Hegde AN. The trigeminal nerve: an illustrated review of its imaging anatomy and pathology. Clin Radiol

2013;68(2):203–213

[5] Krafft RM. Trigeminal neuralgia. Am Fam Physician 2008;77(9):1291–1296

[6] Gronseth G, Cruccu G, Alksne J, et al. Practice parameter: the diagnostic evaluation and treatment of trigeminal neuralgia (an evidence-based review): report of the Quality Standards Subcommittee of the American Academy of Neurology and the European Federation of Neurological Societies. Neurology 2008;71(15):1183–1190

[7] Eller JL, Raslan AM, Burchiel KJ. Trigeminal neuralgia: definition and classification. Neurosurg Focus 2005;18(5):E3

[8] Lambert M. AAN and EFNS guideline on diagnosing and treating trigeminal neuralgia. Am Fam Physician 2009;79(11):1001–1002

[9] Pollock BE, Ecker RD. A prospective cost-effectiveness study of trigeminal neuralgia surgery. Clin J Pain 2005;21(4):317–322

[10] Obermann M. Treatment options in trigeminal neuralgia. Ther Adv Neurol Disorder 2010;3(2):107–115

[11] Wu A, Doshi T, Hung A, et al. Immediate and long-term outcomes of microvascular decompression for mixed trigeminal neuralgia. World Neurosurg 2018;117:e300–e307

[12] Tarricone R, Aguzzi G, Musi F, Fariselli L, Casasco A. Cost-effectiveness analysis for trigeminal neuralgia: cyberknife vs microvascular decompression. Neuropsychiatr Dis Treat 2008;4(3):647–652

[13] Karam SD, Tai A, Wooster M, et al. Trigeminal neuralgia treatment outcomes following Gamma Knife radiosurgery with a minimum 3–year follow-up. J Radiat Oncol 2014;3(2):125–130

[14] Mazur MD, Ravindra VM. Journal club: surgical management of trigeminal neuralgia: use and cost-effectiveness from an analysis of the Medicare claims database. Neurosurgery 2015;77(5):832–834

[15] Holland M, Noeller J, Buatti J, He W, Shivapour ET, Hitchon PW. The costeffectiveness of surgery for trigeminal neuralgia in surgically naïve patients: a retrospective study. Clin Neurol Neurosurg 2015;137:34–37

[16] Sivakanthan S, Van Gompel JJ, Alikhani P, van Loveren H, Chen R, Agazzi S. Surgical management of trigeminal neuralgia: use and cost-effectiveness from an analysis of the Medicare Claims Database. Neurosurgery 2014;75(3):220–226, discussion 225–226

[17] Kotecha R, Miller JA, Modugula S, et al. Stereotactic radiosurgery for trigeminal neuralgia improves patient-reported quality of life and reduces depression. Int J Radiat Oncol Biol Phys 2017;98(5):1078–1086

第6章 颅神经Ⅶ：面神经相关疾病
Cranial Nerve Ⅶ: Facial Nerve Disorders

Matthew Kircher　Abigail Thomas　John Leonetti　著

依日扎提·艾力　赵　冬　郝雪梅　译　　汪永新　校

摘　要

为面神经相关疾病制订最经济和有效的治疗方案首先是从了解完整的病史和体格检查开始的。如在最常见的面瘫——Bell麻痹中，常规的影像学、实验室和（或）电生理学检测通常是完全没有必要的。治疗Bell麻痹的费用通常较高，其原因为已经诊断明确的情况下，使用常规的辅助检查会增加治疗费用。然而，需要考虑面瘫的其他病因，还是从病史和体格检查中开始。因此，有足够的临床证据的情况下，有必要根据个人的情况进行选择性的检查。

关键词

Bell麻痹，面瘫，面神经麻痹

面神经支配头部和颈部的多种功能，如其运动纤维支配面部表情肌、中耳肌肉、舌头前2/3的味觉，副交感神经支配唾液腺，以及传入神经支配耳道和耳郭。面神经在通过桥小脑角、颞骨和腮腺的过程很长，可能因炎症、感染、肿瘤、创伤性和先天性疾病造成损伤，从而增加其相关疾病发生率。面神经的损伤通常会导致患者生活能力下降和社交困难。在爱丁堡面瘫研究所随访的22 594例患者中，约有一半患者由于面瘫而表现出一定程度的心理障碍和社交能力下降[1]。因此，面神经相关疾病的治疗需要对解剖学和病理生理学有深入了解，以便制订最为有效、经济和安全的治疗方案。

一、解剖学

面神经由一根较大的运动根和一根较小的混合根组成，称为中间神经。面神经穿过桥小脑角，随着前庭神经分支进入内耳道，然后再穿过颏孔。进入面神经管从颏孔向下延伸至茎乳孔的面神经，由其迷路段、乳突段、鼓室段、垂直段和颞骨外段组成。颏孔是面神经管最狭窄的部分，平均直径为0.68mm，正是这一区域容易发生炎症/创伤，从而使神经受到压迫并出现功能障碍。

岩大神经自膝神经节处分出后，沿着颅中窝底延伸，经颞岩部前面的岩大神经裂孔穿出前行，穿破裂孔至颅底，然后通过棘孔向翼腭传出翼腭神经，供应泪腺和腭腺。镫骨肌神经是面神经在镫骨肌发出的远端分支。鼓索是面神经的分支之一，由面神经出茎乳孔以前发出，行向前上，进入鼓室，走行于锤骨和砧骨之间，穿岩鼓裂出鼓室，至颞下窝，在颞下窝内行向前下，加入舌神经。其余的面神经纤维进入茎乳孔，支配面部表情肌的运动[2]（图 6-1）。

二、临床评估

病史和体格检查是评估面瘫最重要的步骤。

发病时间、残疾程度（部分/完全）、病程、相关体征和症状有助于制订诊疗方案。发病后患者通常首先去急诊科（emergency department, ED）或社区医院就诊。由一线医师对患者制订最优的治疗方案，并鉴别导致面部麻痹或瘫痪的可能原因。

全面的病史和体格检查是最容易获取的、信息量最多的、最经济有效的确定面瘫病因的方法。体格检查包括完整的头部查体，特别是面部运动、额纹和腮腺触诊。患者可能会自诉闭眼困难和由岩大浅神经损伤导致的泪腺功能

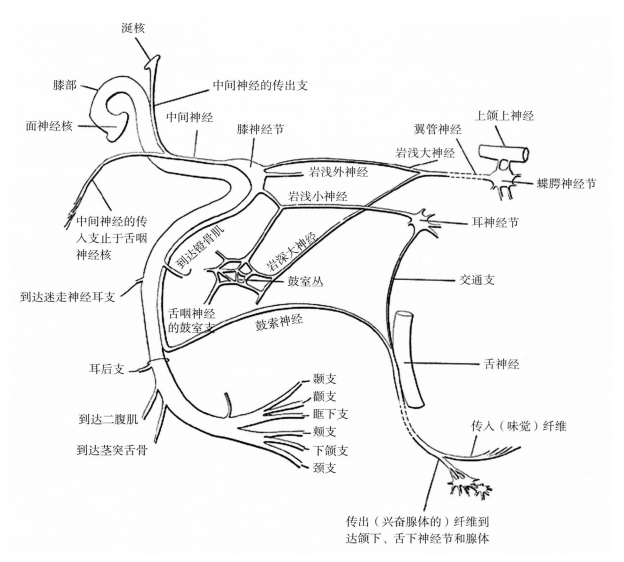

▲ 图 6-1 面神经解剖

引自 Carter HV, Gray H. Anatomy of the Human Body; 1918. Bartleby.com: Gray's Anatomy, Plate 788.

障碍。如果涉及眼轮匝肌的运动分支，则角膜反射阴性或迟钝。同时，应注意先天性或创伤性的面部和耳郭缺陷。患者自诉的耳后区感觉敏感或减弱、听觉过敏可能是由镫骨肌病变引起的。鼓索受累则可能会导致味觉障碍。耳科查体应注重有无耳郭周围囊肿或中耳病变，还应进行神经系统查体。House-Brackmann（HB）量表（表 6-1）可用于对面瘫的程度和病因进行分类。

三、周围性面瘫和中枢性面瘫

因为上运动神经元受双侧神经支配，所以上运动神经元性面瘫患者的皱眉运动会保留，角膜反射会保持完整。对出现额纹以下面部无力，伴或不伴其他局灶性神经系统症状的患者则需要对颅内情况进行急诊评估。然而，并不是所有的额纹以下面部无力都是上运动神经元病变导致的。腮腺内病变累及下部分面神经，而上部分面神经功能正常，则可能会出现类似的症状。周围性或下运动神经元性病变是指累及面神经核到腮腺的任何部分的面神经损伤，可导致上、下面部麻痹和同侧面肌瘫痪，并伴有角膜反射受损。

四、诊断

CT、MRI、电生理学和实验室检测可有助于面瘫的诊断和预后评估。面神经管在高分辨率 CT 上清晰可见，因此对面神经管的损伤和病变，如颞骨骨折、胆脂瘤、肿瘤，CT 诊断价值较高。MRI 可用于疑似耳蜗后或腮腺病变的患者。电生理学检测，如神经电生理（electroneuronography，ENoG）和肌电图（electromyography，EMG）可能在面神经的损伤中发挥一定的诊断价值，并可用于评估完全性面瘫患者的预后。实验室检测（包括细菌培养和腰椎穿刺）在疑似感染或炎症的诊断中具有较高的诊断价值。

表 6-1　**House-Brackmann 量表**

等　级		功　能
Ⅰ	正常	各部位神经功能正常
Ⅱ	轻度功能障碍	仔细检查时有轻度的面肌无力，可有非常轻的联带运动。静止状态：面部对称，肌张力正常。运动：额部正常，稍用力闭眼完全，口角轻度不对称
Ⅲ[a]	中度功能障碍	明显的面肌无力，但无面部变形，联带运动明显或半面痉挛。静止状态：面部对称，肌张力正常。运动：额部减弱，用力后闭眼完全，口角用最大力后轻度不对称
Ⅳ[b]	中重度功能障碍	明显的面肌无力和（或）面部变形。静止状态：面部对称，肌张力正常。运动：额部无，闭眼不完全，口角用最大力后不对称
Ⅴ	重度功能障碍	仅有几乎不能察觉的面部运动。静止状态：面部不对称。运动：额部无，闭眼不完全，口角轻微运动
Ⅵ	完全麻痹	音调丧失、面部不对称、无联带运动或半面痉挛

a. 无论运动能力如何，明显但无面部变形、肌肉挛缩和（或）面肌痉挛均为Ⅲ级
b. 无论运动能力如何，明显的面肌无力和（或）面部变形，和（或）足以干扰功能的面肌痉挛均为Ⅳ级

五、鉴别诊断

表 6-2 列出了面瘫的潜在病因。本章主要讨论采用经济和有效的办法来治疗常见的面神经相关疾病。

六、Bell 麻痹

Bell 麻痹是最常见的面神经疾病[3]。这种病是由 19 世纪苏格兰外科医师查尔斯·贝尔爵士发现并命名的。在没有确定的刺激条件下，面瘫有时急性发作，通常是单侧的麻痹，

表 6–2　面瘫的鉴别诊断

急性面瘫	慢性面瘫
多发性神经炎	**恶性肿瘤**
• Bell 麻痹	• 原发性腮腺肿瘤
• 带状疱疹	• 转移性肿瘤
• 吉兰 – 巴雷综合征	**良性肿瘤**
• 自身免疫性疾病	• 神经鞘瘤
• 莱姆病	• 血管球瘤
• HIV 感染	• 胆脂瘤
• 川崎病	
创伤	
• 颞骨骨折	
• 面部创伤	
• 产伤	
中耳炎	
• 急性细菌性中耳炎	
• 慢性细菌性中耳炎	
• 胆脂瘤	
结节病	
• Melkersson-Rosenthal 综合征	
• 神经系统疾病	
• HIV 感染	
• 中央或周围性脑血管疾病	

经许可转载，引自 Mattox D. Clinical disorders of the facial nerve. In: Flint PW, Haughey BH, Lund VJ, et al. Cummings Otolaryngology-Head and Neck Surgery. Philadelphia, PA: Elsevier; 2010:2391–2402.

有时可能是部分或完全的瘫痪。Bell 麻痹被认为是特发性面瘫。然而有足够的证据表明，单纯疱疹病毒（herpes simplex virus，HSV）和炎症也可以导致特发性面瘫[4]。病毒学假说认为，HSV 感染可能会导致炎症、水肿及继发的神经压迫。该过程会导致茎孔和迷路段的面神经被压迫，从而出现缺血和神经功能障碍。虽然研究表明，HSV 与 Bell 麻痹的发生有关，但两者之间没有直接的关系。检测对照组和 Bell 麻痹患者组织标本，发现两组均可检测到 HSV-1[5]。

Bell 麻痹的危险因素包括糖尿病、妊娠、子痫前期、肥胖和高血压。其中，70% 的患者病情可自行缓解，且功能预后良好[6]。

（一）临床特征

Bell 麻痹的主要临床表现是突发的单侧面部瘫痪或麻痹。同时还出现泪腺功能减退、听觉过敏及味觉障碍。Bell 麻痹诊断需要排除其他导致面瘫的病因后，才可以诊断为 Bell 麻痹。若存在其他局灶性神经功能缺损体征，则应排除 Bell 麻痹。双侧的面瘫也提示其他疾病，如莱姆病或吉兰 – 巴雷综合征等。Bell 麻痹在 1~2 天内迅速发病，在 3 周内其临床表现最为明显。并在 6 个月内基本恢复[7, 8]。延迟其恢复时间的因素包括糖尿病、妊娠、耳后疼痛的发展及高龄（＞60 岁）等。

（二）电生理监测

电生理监测被认为可为完全性面瘫患者提供有力的预后信息，然而对于部分瘫痪患者，其预后价值较低。神经电生理（ENoG）是一种检测面部肌肉诱发的动作电位的方法。肌电图（EMG）检测肌肉收缩时的动作电位，束颤电位提示肌肉无活动，多相电位提示预后良好[9]。

电生理监测建议用于完全性面瘫患者，以便更好地了解患者的预后信息。ENoG 的异常波大于 90%，则认为该患者预后欠佳[10]。据研究，ENoG 预测恢复的准确率高达 92%，而在预测不良预后方面的准确率高达 80%[11]。该检测方法的缺点在于面部电极放置 / 刺激位置不合适及成本较高。根据 2017 年和 2018 年的医疗保险收费统计，ENoG 和 EMG 的成本范围为 100~140 美元。

（三）保守治疗

Bell 麻痹的主要治疗方法为 72 小时内口服皮质类固醇。多个研究通过双盲、安慰剂对照、随机试验探讨了各种类固醇给药方案的疗效，然而没有发现其中最优的治疗方案，各组之间无统计学差异[13-18]。其研究内容还包括连续 12 天口服不同剂量的泼尼松，具体方案为 60mg/d 口服 4 天、40mg/d 口服 4 天及 20mg/d 口服 4 天。

闭眼障碍的患者应注意眼部的保护。眼部的保护在长期治疗中是必不可少的，其成本也最低。治疗包括使用眼药水、人工泪液，夜间使用胶带使眼睑闭合，或者使用护目镜等保护措施。

抗病毒药物也可以用于面瘫的治疗，然而其使用存在争议。Sullivan 和 Engström 等的 2 项大型临床试验发现，联合使用抗病毒药物和安慰剂组或仅使用类固醇组之间患者预后无明显差异[16, 17]。然而，这 2 项研究包括了不同程度的面瘫患者，因此其中存在的一个问题就是，抗病毒药物对严重或完全性面瘫患者的作用可能被轻度或无治疗反应的患者所掩盖，后者不需要任何治疗就可以恢复。

（四）手术治疗

尽管进行了药物治疗，但是仍有一部分患者神经功能恢复较差。Gantz 等的研究证实，电生理检测提示预后不良的面瘫患者，可以在急性期通过面神经减压术受益[10]。在该研究中，Bell 麻痹患者于发病 2 周内进行 ENoG 和肌电图检查，所有 ENoG 异常波<90% 的患者（n=54）的神经功能均恢复到 HB Ⅰ～Ⅱ级。然而在 ENoG 异常波>90% 且无肌电活动的患者中，需要进行面神经减压术，而不是单独的药物治疗。其中 34 名患者选择了手术治疗，而 36 名患者选择了单独的药物治疗。在药物治疗组中，42% 的患者达到 HB Ⅰ～Ⅱ级，58% 的患者达到 HBⅢ～Ⅳ级。在手术组中，91% 的患者达到 HB Ⅰ～Ⅱ级，9% 的患者达到 HB Ⅲ～Ⅳ级。因此在本研究中，手术减压能够更显著地改善面部功能。

（五）Bell 麻痹的临床实践指南

2013 年，美国耳鼻咽喉头颈外科学会（AAO）发表了基于最佳证据治疗 Bell 麻痹的临床实践指南（表 6-3）[19]。专家小组强烈建议，临床医师应对患者进行详细的病史询问和体格检查，以排除导致面瘫的其他病因，在发病后 72 小时

表 6-3　AAO 临床实践指南：Bell 麻痹

强烈推荐	推　荐	可选择	不推荐
通过病史和体格检查评估患者（AEQ：C 级；信心水平：高）	反对进行常规的实验室检测（AEQ：C 级；信心水平：高）	在症状出现后 72 小时内提供除口服类固醇外的抗病毒治疗（AEQ：B 级；信心水平：中等）	外科减压术（AEQ：D 级；信心水平：低）
年龄≥16 岁的患者在症状出现后 72 小时内开始口服类固醇（AEQ：A 级；信心水平：高）	反对进行常规的诊断性成像（AEQ：C 级；信心水平：高）	对完全性面瘫患者进行电生理监测（AEQ：C 级；信心水平：中等）	针灸（AEQ：B 级；信心水平：低）
反对单独口服抗病毒药物（AEQ：A 级；信心水平：高）	反对对不完全性瘫痪的患者进行电生理监测（AEQ：C 级；信心水平：高）		物理治疗（AEQ：D 级；信心水平：低）
对闭眼困难的患者实施眼睛保护（AEQ：X 级；信心水平：高）	新的 / 恶化的神经功能，眼部症状，首次发病 3 个月后不完全恢复的患者：重新评估 / 转诊给面神经专家（AEQ：C 级；信心水平：高）		

AEQ. 证据质量（基于证据、益处与危害和诊断）；信心水平，指对证据的信心水平

内开始口服类固醇，并对闭眼困难的患者进行眼部保护措施。这些建议是经济、有效的面瘫治疗方案。

专家小组还建议，不应常规使用实验室检测和影像学诊断。不推荐常规使用影像学诊断，是因为病史和体格检查具有较高的诊断价值，而在绝大多数病例中，没有特殊病史和体征的急性面瘫大多数是特发性的[20, 21]。在疑似 Bell 麻痹的患者中，MRI 检查可能显示面神经增粗（图 6-2）。然而这种改变往往会被误认为是原发性面神经肿瘤，从而影响治疗过程。若有明显的病史或体征，如颞骨骨折、面神经管损伤、复发性或进行性面瘫、肿瘤、治疗 3 个月后无明显好转趋势，则可能需要进行影像学检查（图 6-3）。此外，由于该专家小组仅引用

了低质量、非随机试验和损益平衡的证据，因此没有就手术减压在 Bell 麻痹中的作用提出建议。表 6-3 详细说明了指南中推荐、可选择或不推荐的治疗方案。

七、耳部带状疱疹

耳部带状疱疹或 Ramsey-Hunt 综合征是与面部肌肉麻痹相关的第二大病毒感染性疾病。在 1701 例急性周围性面神经麻痹患者中，116 例携带有带状疱疹病毒[6]。这些患者均表现为急性面瘫，同时伴有带状疱疹伴发的疱疹状耳周囊泡，并常伴有前庭功能障碍。在发生面瘫之前，耳周囊泡会引起外耳道和耳郭严重的疼痛，这是一种预警信号。同时，Ramsey-Hunt 综合征患者可出现眩晕和平衡障碍（图 6-1）。Ramsey-Hunt 综合征的预后比 Bell 麻痹差，只有约 50% 的 HB Ⅴ～Ⅵ 级患者可恢复到 HB Ⅰ～Ⅱ 级[23]。

在影像学检查中，耳部带状疱疹很少有典型表现。如检查 MRI，可能显示面神经高信号增强。对于有明显病史的患者，可以进行听力 / 前庭功能检查，其治疗主要包括类固醇、镇痛药、抗惊厥和抗病毒治疗。

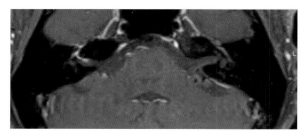

▲ 图 6-2　面神经增粗的 **MRI** 影像

八、创伤

明显外伤或颅底骨折可导致创伤性面神经瘫痪（图 6-4）。创伤后面瘫的发生时间可以为损伤机制提供线索，立即出现的面神经麻痹提示神经完全中断，而迟发性面神经麻痹提示面神经水肿。因此，颞骨骨折后迟发性瘫痪一般采用类固醇治疗，预后较好。然而急性面神经损伤需要进行面神经探查术和减压术（图 6-4）。

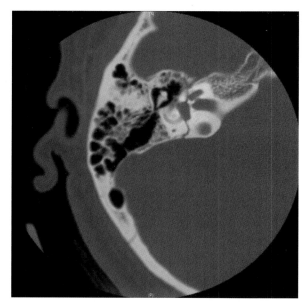

▲ 图 6-3　颞部面神经管骨折的 **CT** 扫描

九、急性中耳炎

自从抗生素应用于临床，急性中耳炎成为

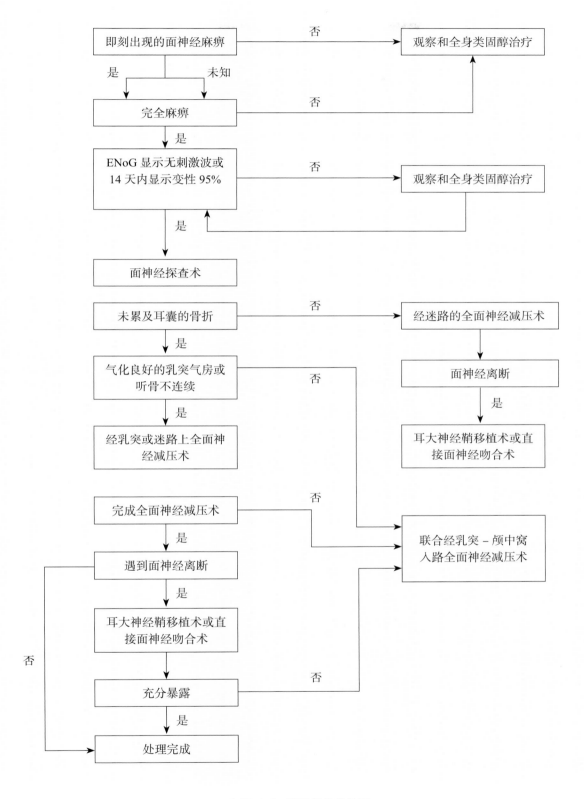

▲ 图 6-4　颞骨创伤的处理

经许可转载，引自 Brodie H. Management of facial nerve trauma, In: Flint PW, Haughey BH, Lund VJ, et al. Cummings Otolaryngology-Head and Neck Surgery. Philadelphia, PA: Elsevier; 2010:2036-2048.

了一种罕见的疾病。在抗生素时代之前，延伸到神经鞘的感染导致急性中耳炎并发生面瘫，概率高达 0.5%[2]。除了罕见的颅内并发症之外，急性中耳炎的诊断通常不依靠影像学检查，因为除了颅内并发症的罕见病例外，在最初的检查中即可发现明显的感染迹象。不管是否联合鼓膜切开术或鼓室置管，大多数急性中耳炎患者均可通过系统的抗生素治疗好转。

十、慢性中耳炎

不论是否伴有胆脂瘤，慢性中耳炎患者通常会因继发性面神经压迫、慢性炎症或炎症侵蚀面神经而发生面瘫。在这种情况下，需要听力检测、CT 颞骨成像和手术治疗。

十一、莱姆病

莱姆病是一种由伯氏疏螺旋体细菌引起的蜱媒病，其临床表现为牛眼疹、疲劳、关节疼痛和肿胀。6%～11% 的莱姆病患者可出现面瘫症状，可以是单侧或双侧。症状通常出现在疾病的早期播散阶段。莱姆病通常依靠临床症状，也可以通过血清学检测进行诊断。

十二、面神经瘤

缓慢的、逐渐进展的面瘫可能是肿瘤的一种危险信号。如果面瘫症状超过 3 周和（或）3 个月没有恢复，则需要进行影像学检查。如果出现面部无力、疼痛和淋巴结肿大，则应考虑恶性肿瘤，并相应地进行治疗。

十三、费用讨论

如前所述，面瘫的诊断和治疗费用主要包括急诊科、紧急处理、制订方案、专家会诊及检测等。其中治疗 Bell 麻痹需要的住院费用是最多的，在美国，每年有 3.5 万～10 万病例[19]。2005—2011 年，在加州急诊科共有 43 979 例患者被确诊为 Bell 麻痹[43]。上述患者中共有 6224 例（14.2%）接受了神经影像学检查，其中 5763 例（13.2%）单独接受了 CT，238 例（0.6%）单独接受了 MRI，223 例（0.5%）同时接受了 CT 和 MRI。在 90 天的随访中，356 例（0.8%）患者被诊断为脑卒中、颅内出血、蛛网膜下腔出血、脑肿瘤、中枢神经系统感染、吉兰－巴雷综合征、莱姆病、中耳炎 / 乳突炎和带状疱疹等疾病[24]。这项研究还表明，当怀疑 Bell 麻痹时，很少出现其他替代诊断。此时主张完整的病史和体格检查，应拒绝其他检查手段。当考虑其他罕见疾病时，应根据患者情况而选择，同时应评估住院成本和检查的必要性。

经济、有效的治疗方案

图 6-5 详细介绍了最经济、有效的面瘫治疗方案。

十四、面瘫的长期后遗症

一些面神经损伤会伴发永久性的功能障碍，因此需要各种康复措施进行预防和治疗。根据面神经损伤的类型和程度，面神经的恢复范围可以从轻微的面部不对称到完全性瘫痪。对于部分恢复的患者，常规在门诊注射肉毒杆菌可以改善面部肌肉的不对称性。在上述患者中，需要注意是否存在闭眼困难，最重要的是保护角膜不干燥。闭眼困难患者需早期进行治疗，如评估是否行眼睑收紧手术。对于改善下面部的肌肉张力和运动的主要方法包括静态悬吊法、神经移植和游离组织转移皮瓣等。

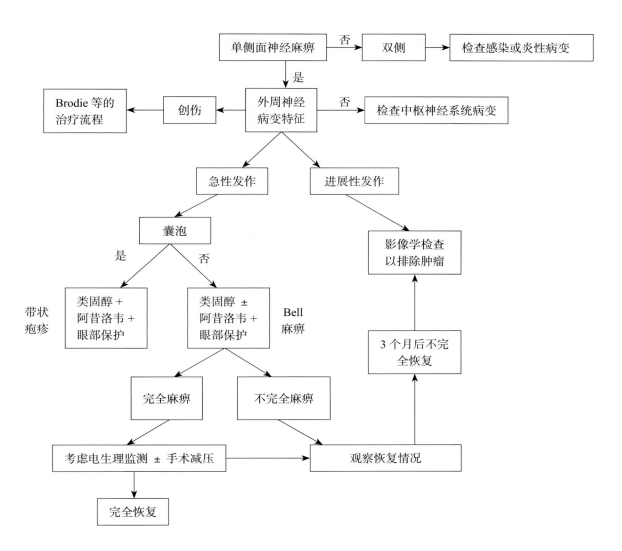

▲ 图 6–5　单侧面瘫治疗的成本效益流程

参考文献

[1] Weir A, Pentland B, Crosswaite A, Murray J, Mountain R. Bell's palsy: the effect on self-image, mood state and social activity. Clin Rehabil 1995;9(2):121–125

[2] Kumar A, Mafee MF, Mason T. Value of imaging in disorders of the facial nerve. Top Magn Reson Imaging 2000;11(1): 38–51

[3] Gilden DH. Clinical practice. Bell's palsy. N Engl J Med 2004;351(13):1323–1331

[4] Musani MA, Farooqui AN, Usman A, et al. Association of herpes simplex virus infection and Bell's palsy. J Pak Med Assoc 2009;59(12):823–825

[5] Linder T, Bossart W, Bodmer D. Bell's palsy and Herpes simplex virus: fact or mystery? Otol Neurotol 2005;26(1): 109–113

[6] Peitersen E. Bell's palsy: the spontaneous course of 2,500

peripheral facial nerve palsies of different etiologies. Acta Otolaryngol Suppl 2002(549):4–30

[7] Hashisaki GT. Medical management of Bell's palsy. Compr Ther 1997; 23(11):715–718

[8] Selesnick SH, Patwardhan A. Acute facial paralysis: evaluation and early management. Am J Otolaryngol 1994;15(6):387–408

[9] Gordin E, Lee TS, Ducic Y, Arnaoutakis D. Facial nerve trauma: evaluation and considerations in management. Craniomaxillofac Trauma Reconstr 2015;8(1):1–13

[10] Gantz BJ, Rubinstein JT, Gidley P, Woodworth GG. Surgical management of Bell's palsy. Laryngoscope 1999;109(8):1177–1188

[11] Sittel C, Stennert E. Prognostic value of electromyography in acute peripheral facial nerve palsy. Otol Neurotol

2001;22(1):100–104

[12] American Speech-Language-Hearing Association. 2017 Medicare Fee Schedule for Audiologists. http://www.asha.org/uploadedFiles/2017–Medicare-Physician-Fee-Schedule-Audiology.pdf. Published 2017. Accessed July 25,2018

[13] Adour KK, Ruboyianes JM, Von Doersten PG, et al. Bell's palsy treatment with acyclovir and prednisone compared with prednisone alone: a double-blind, randomized, controlled trial. Ann Otol Rhinol Laryngol 1996;105(5):371–378

[14] Hato N, Yamada H, Kohno H, et al. Valacyclovir and prednisolone treatment for Bell's palsy: a multicenter, randomized, placebo-controlled study. Otol Neurotol 2007;28(3):408–413

[15] Kawaguchi K, Inamura H, Abe Y, et al. Reactivation of herpes simplex virus type 1 and varicella-zoster virus and therapeutic effects of combination therapy with prednisolone and valacyclovir in patients with Bell's palsy. Laryngoscope 2007;117(1):147–156

[16] Sullivan FM, Swan IR, Donnan PT, et al. Early treatment with prednisolone or acyclovir in Bell's palsy. N Engl J Med 2007;357(16):1598–1607

[17] Engström M, Berg T, Stjernquist-Desatnik A, et al. Prednisolone and valaciclovir in Bell's palsy: a randomised, double-blind, placebo-controlled, multicentre trial. Lancet Neurol 2008;7(11):993–1000

[18] Yeo SG, Lee YC, Park DC, Cha CI. Acyclovir plus steroid vs steroid alone in the treatment of Bell's palsy. Am J Otolaryngol 2008;29(3):163–166

[19] Baugh RF, Basura GJ, Ishii LE, et al. Clinical practice guideline: Bell's palsy. Otolaryngol Head Neck Surg 2013;149(3, Suppl):S1–S27

[20] Holland NJ, Weiner GM. Recent developments in Bell's palsy. BMJ 2004;329(7465):553–557

[21] Holland J. Bell's palsy. BMJ Clin Evid 2008;2008:1204

[22] Kinoshita T, Ishii K, Okitsu T, Okudera T, Ogawa T. Facial nerve palsy: evaluation by contrast-enhanced MR imaging. Clin Radiol 2001;56(11):926–932

[23] Monsanto RD, Bittencourt AG, Bobato Neto NJ, Beilke SC, Lorenzetti FT, Salomone R. Treatment and prognosis of facial palsy on Ramsay Hunt syndrome: results based on a review of the literature. Int Arch Otorhinolaryngol 2016;20(4):394–400

[24] Fahimi J, Navi BB, Kamel H. Potential misdiagnoses of Bell's palsy in the emergency department. Ann Emerg Med 2014;63(4):428–434

第 7 章 颅神经Ⅷ：听神经疾病
Cranial Nerve Ⅷ : Hearing Disorders

Eric N. Appelbaum　Daniel H. Coelho　著

陈举林　范国锋　郝雪梅　译　　汪永新　校

摘 要

对前庭功能障碍成本效益的评估依赖于详细且有针对性的病史和体格检查。听力评估是听力障碍和前庭功能障碍疾病的主要辅助检查。内耳和颅脑的实验室检测和影像学检查应以病史、体格检查和听力评估的具体异常发现为导向。耳聋在人群中很常见，尤其是在 60 岁以上的患者中。有耳聋的患者均应接受听力评估。听力图上发现非对称性感音神经性耳聋（sensorineural hearing loss，SNHL）的患者，包括突发性耳聋（sudden SNHL，SSNHL），应进行 MRI 以评估是否患有耳蜗后病变（最常见的是前庭神经鞘瘤）。传导性耳聋患者（除了可由初级保健医师处理的耵聍栓塞）应转诊至耳鼻咽喉科进行进一步评估。传导性耳聋的治疗包括观察、佩戴助听器和手术治疗。SNHL 可以发生在任何年龄，但在老年人中最常见。SNHL 的治疗包括观察、佩戴助听器和人工耳蜗植入。所有新生儿都应接受听力筛查，听力筛查异常的新生儿应进一步检查，直到确诊或排除耳聋。在这一人群中，失访是一个主要问题。先天性耳聋的逐步算法评估对成本效益进行全面评估至关重要。

关键词

前庭疾病，耳聋，老年性耳聋，头晕，眩晕，耳硬化症，前庭神经鞘瘤，梅尼埃病，前庭神经炎，上半规管裂综合征

听觉和前庭感觉是耳的功能。虽然梅尼埃病、前庭神经鞘瘤（vestibular schwannoma，VS）、迷路炎等一些疾病会同时影响听觉和前庭功能，但大多数疾病只影响一个系统。因此，听力障碍和平衡障碍将分别讨论。大部分内容适用于所有年龄段的患者。然而，对于新生儿听力评估和人工耳蜗植入，在本章中有专门的篇幅单独讨论。

一、耳聋

（一）耳的解剖学和生理学

耳由三个部分组成：外耳（耳郭和外耳道）、中耳（从鼓膜到镫骨底板）和内耳（耳蜗和半规管）。在正常情况下，声音以空气振动的形式传播到达外耳，然后通过外耳道到达鼓膜（tympanic membrane，TM）。空气振动转化

为机械振动，首先是鼓膜共振，然后传到中耳的听骨链（锤骨、砧骨、镫骨），振动镫骨的能量通过耳蜗的前庭窗传递。在耳蜗内，声能以内耳液波的形式传递，这些波引起耳蜗内毛细胞的运动，从而导致耳蜗神经兴奋。来自耳蜗神经的信号通过内听道（internal auditory canal，IAC）到达脑干的耳蜗核（耳蜗后通路），然后中枢听觉通路将信号传到大脑听觉皮质，产生听觉。

（二）耳聋的流行病学和经济影响

耳聋是世界上最常见的颅神经病变之一。仅在美国，有 68% 的 70 岁以上老年人存在耳聋，但只有大约 20% 寻求治疗[1, 2]。在美国，与耳聋相关的经济负担高达数十亿美元[3]。仅与耳聋有关的医疗费用估计就有 128 亿美元[4]。这一数字包括由耳聋患者跌倒住院和认知能力下降的风险增加而导致的间接相关的医疗费用[5-7]。

耳聋患者除了无法听到周围环境的声音外，还可能因整体生活质量（quality of life，QOL）下降和与他人交往的能力下降导致抑郁症的发展[8]。一项对人工耳蜗植入前严重耳聋患者的研究显示，严重耳聋患者健康效用指数（health utility index，HUI）的平均评分为 0.49～0.54（1 表示完全健康，0 表示死亡），与卒中幸存者或终末期肾病患者相似[9]。

除了直接和间接的医疗费用之外，还需估计生产力的损失。据 Kochkin 估计，美国因耳聋造成的收入损失可能高达 1760 亿美元，另外还有未实现的 260 亿美元联邦税收[10]。耳聋的治疗至关重要，可能会挽回数十亿美元的损失。更重要的是，还能恢复患者正常社交的基本能力。

（三）耳聋的临床治疗方法

耳聋可以是传导性、感音神经性或混合性。传导性耳聋（conductive hearing loss，CHL）是因声波传导从空气转移到耳蜗的问题导致的听力障碍。感音神经性耳聋（SNHL）是由耳蜗（内耳）、耳蜗神经或听觉中枢（后两者包括耳蜗后通路）内病变引起的。同时存在 CHL 和 SNHL，则被认为是混合性耳聋。

耳聋可能是由多种情况引起的。但有些原因很容易诊断和治疗，如耳垢嵌塞，一种由耳垢堆积引起的外耳道机械性阻塞。其他病变（如 VS），是耳聋的罕见原因，对医师诊断提出挑战。为了选择合适的辅助检查和准确诊断耳聋的潜在病因，必须详细询问相关的病史并仔细查体。此外，听力评估是诊断耳聋的必要工具。

（四）病史

耳聋患者病史的基本要素包括描述耳聋的起病（突发性与渐进性）、持续时间、严重程度、单侧或双侧，呈进行性、稳定性或波动性。此外，还应询问患者是否有耳痛、耳鸣、耳道溢液（耳漏）、耳闷和头晕等症状，以及与头部外伤、气压外伤、噪声暴露、耳毒性药物应用、既往耳部感染、既往耳科手术及与耳科家族史有关的病史。完整的病史应包括当前的药物治疗、既往诊疗经过、手术史、社会背景和家族史。

（五）体格检查

对有耳聋的患者应进行完整的头颈部查体，包括颅神经、面部、头皮、眼、鼻、口腔、颈部、耳郭、外耳道和鼓膜（TM）的检查。外耳道和 TM 的检查应尽可能使用显微耳镜而不是手持式耳镜检查。并进行鼓气耳镜检查以测试 TM 的活动度。并进行音叉试验，通常使用 512Hz 的频率音叉。在 Weber 试验中，音叉放在前额中央，音叉的声音从有 SNHL 的一侧向外偏向有 CHL 的一侧。在 Rinne 试验中，通过将音叉放在耳前和乳突来比较气导和骨导之间的声音强度，以观察患者主观上认为哪个更响亮。如果气导被认为更响亮，则结果是阳性。如果骨导被认为更响亮，则结果是阴性，通常反映该侧至少有 25dB CHL。

（六）听力评估

对于耳聋患者，除可通过清除外耳道中的耳垢来解决耳聋的情况外，应定期进行听力评估[11]。听力评估包括纯音测听、鼓室测听和言语听力测听。

（七）纯音听力计

纯音听力计是一种让患者对纯音刺激有反应的行为测试。纯音听力计可以确定耳聋的类型（SNHL、CHL 或混合性耳聋）、模式和耳聋的严重程度。在测试纯音听阈时，阈值是从患者的一系列纯音频率中获得的，阈值通常在 250Hz、500Hz、1000Hz、2000Hz、4000Hz 和 8000Hz 处评估。听阈被定义为患者能够在至少 50% 的时间内对纯音刺激作出反应的最小声强。获得气导（通过耳机或耳塞）和骨导（通过乳突的振动）的纯音阈值。纯音听阈均值（pure-tone average，PTA）是衡量耳聋的指标，被定义为听觉谱中多个频率（500Hz、1000Hz 和 2000Hz）阈值的平均值。

（八）语言测听

言语接收阈（speech reception threshold，SRT）是患者至少有 50% 的时间能正确识别双音节单词的最安静水平。词汇识别评分（word recognition score，WRS）是患者从高于 PTA 约 40dB 的标准语音平衡单词列表中正确识别单词的百分比。WRS 在中央聋人研究院（Central Institute for the Deaf，CID）W-22 上进行常规听觉测试。WRS 分为优秀（90%～100%），良好（80%～90%），一般（70%～80%），差（＜70%）。WRS 预计将提高到最大准确度，因为它们呈现的强度水平从 PTA 开始增加，但患有前庭蜗神经病变（如 VS）的患者除外，其中将声音强度提高到某个点以上可能会导致减少 WRS（也称为翻转）。

（九）声导抗测试

声导抗测试一般由鼓室导抗测试和声反射测试组成。

1. 鼓室导抗测试

鼓室导抗测试是一种通过耳道传输声能并测量反射回探头声能的测试，鼓室导抗是通过估计声导纳来提供有关中耳功能的信息，声导纳被认为是鼓膜（TM）的顺应性及耳道容积的估计。在 TM 穿孔中可以看到低顺应性（如鼓室导抗图为平线）和较大的耳道容积。在中耳积液的患者中耳道容积正常，但顺应性较低。

2. 声反射测试

声反射，也称为镫骨肌声反射，是镫骨肌对高强度声刺激的反应而产生收缩。当高强度的声刺激传到任一侧耳时，则双侧的声反射被触发。反射可以通过 TM 的顺应性变化来检测。声反射阈值是可以测量 TM 顺应性变化的最低强度水平。在双侧 CHL 的患者中，通常双耳没有声反射。在单侧 CHL 患者中，刺激未受影响的一侧耳会触发同侧的声反射，而刺激患侧耳可能会或不会触发声反射，这取决于 CHL 的严重程度。在感音性耳聋＞80dB 的患者中，通常不存在声反射；在感音性耳聋＜80dB 的患者中，声反射通常会出现较高的声反射阈值。在面神经病变的患者中，镫骨肌神经分支近端的声反射会减弱或消失。

（十）耳声发射

耳蜗外毛细胞运动产生的音频能量称为耳声发射（otoacoustic emission，OAE）。因此，OAE 为耳蜗中存在外毛细胞提供了客观证据。OAE 可以通过在耳道内放置麦克风来测量。瞬态诱发性耳声发射（transient-evoked otoacoustic emission，TEOAE）是以单个短声或短音为刺激源。TEOAE 通常用于新生儿听力筛查（图 7-1）。TEOAE 存在于大多数听力正常的人，其存在表明听力阈值至少有 20dB 的听力水平。畸变产物耳声发射（distortion product otoacoustic emission，DPOAE）是用两个不同频率的长时程纯音为刺激源。DPOAE 能够评估比 TEOAE 更高的频率，它可以用于对耳毒

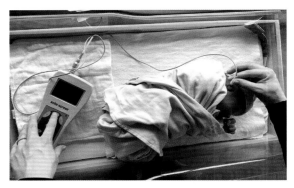

▲ 图 7-1　一名 2 日龄新生儿在出院前接受耳声发射（OAE）进行听力筛查

性和噪声引起的听力缺失患者进行听力筛查。

（十一）听觉诱发电位

听觉诱发电位是一种可以通过测量来响应听觉刺激的神经电学事件，反映了听觉系统中信号的传递。耳蜗电图（electrocochleography，ECOCHG）和听觉脑干反应（auditory brainstem response，ABR）都是依赖于听觉诱发电位的测试。

1. 耳蜗电图

声刺激传递到耳道在潜伏期的前 2～3ms 诱发 ECOG 反应，可以通过放置在 TM 上或附近的电极来测量。测量总和电位（summating potential，SP）和复合动作电位（action potential，AP），SP/AP 比值高于 0.45 通常被认为是异常的，提示迷路压力增加，每个医疗机构参考值存在差异。这可以帮助诊断和监测梅尼埃病和上半规管裂综合征。

2. 听觉脑干反应

传递到耳道的声刺激将在潜伏期的 10ms 以内诱发 ABR，可以通过放置在头皮上的多个电极测量。该反应的特征在于沿听觉通路接近不同位置的 5 个波：① Ⅰ 波对应于 CN Ⅷ 的远端部分；② Ⅱ 波到 CN Ⅷ 的近端；③ Ⅲ 波至耳蜗核；④ Ⅳ 波至上橄榄复合体；⑤ Ⅴ 波至下丘。ABR 可用于所有年龄（包括新生儿）的听力筛查和纯音阈值估计，方法是确定 ABR 的 Ⅴ 波出现的最低阈值。ABR 还可用于在神经外科手术

（如颅中窝 VS 切除术）术中监测脑干功能。

（十二）影像学检查

1. 颞骨计算机断层扫描

无静脉对比剂的颞骨高分辨率计算机断层扫描（high-resolution computed tomography，HRCT）能够清晰地显示颞骨及内听道的细微解剖结构。

2. 磁共振成像

磁共振成像（MRI）可显示内耳及内听道（IAC）软组织结构，使用或不使用静脉对比剂（如钆对比剂）可对内听道解剖结构和病变进行详细的评估。

二、特发性耳聋临床治疗的成本效益

（一）老年性耳聋

随着年龄的增长，从而出现听力下降的现象很常见，超过 50% 的 60 岁以上人群会受到影响[3, 12]。大多数病例被认为是由于年龄和长期的噪声暴露导致耳蜗毛细胞退化所致。虽然对 50 岁以上成年人进行常规听力筛查具有成本效益的证据有限，但任何有耳聋的老年人都应进行听力评估[4, 13]。发现有对称性下降型 SNHL 的患者都应转诊给耳鼻咽喉科医师进行评估（图 7-2）。如果老年人出现渐进性、对称性下降型耳聋，则不需要包括影像学等进一步的检查，因为这是与年龄相关的耳聋类型。然而，双侧听力的突然下降应该进一步检查，因为这不是典型的老年性耳聋。治疗包括观察、佩戴助听器和人工耳蜗植入等。

助听器

对于那些患有中到重度耳聋的人来说，助听器通常是最好和最有效的选择。美国食品药物管理局（Food and Drug Administration，FDA）将助听器定义为"任何为帮助或补偿听力受损者而设计和提供可穿戴的仪器或设备[11, 14]。"助听器基本结构由麦克风、放大器、微处理器和

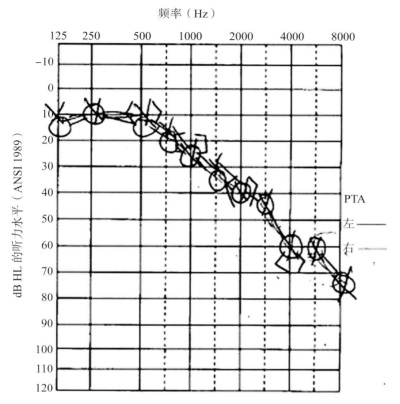

◀ 图 7-2　老年性耳聋的听力测试结果

	SRT		单词识别		
	dB	掩蔽	%	掩蔽	SL
右	25		96		+35
左	30		100		+35

扬声器组成。大约在过去的 40 年里，助听器的功效不断提高，而其体积却不断缩小。从 20 世纪 80 年代和 90 年代的信号数字化开始，助听器技术随着电池能力、降噪、信号压缩和通过兼容性蓝牙设备的最新进展而取得了巨大进步[12, 15]。FDA 制订了规范助听器的要求，包括技术标准、设备能力以及在某些情况下进行干预的卫生许可。

然而，在美国使用助听器可能会很昂贵，据估计在 2013 年每台助听器的平均成本约为 4700 美元（3300～6000 美元）[3, 16]。该费用包括与听力学专家的咨询、设备选配、安装和后续调整等。美国每年发放大约 300 万个助听器，其中最大的单一采购商是退伍军人事务部（Veteran's Affairs，VA）的医疗系统，占助听器配发总量的 20% 左右[3, 16]。VA 的批量采购使其可以就每种助听器的价格进行谈判，比零购的价格低得多。例如，VA 报告称在 2014 年每台助听器平均成本为 3690 美元，比在周边地区销售的同等设备价格便宜 1900 美元[4, 17]。但是这价格不包含 VA 听力学专家和耳鼻咽喉科医师提供服务的费用，由此提供了按成本定价的最佳"现实世界"的案例。事实上，对助听器成本过高的批评大多涉及定价结构不明确，无法将实际技术从服务包中分离出来，助听器公司与供应商的合并及不断变化的医保政策都是导致助听器成本过高的原因之一。

医疗保险法规原文的 A 部分或 B 部分明确规定其不包括助听器的费用。"尽管有其他的规定，但 A 部分或 B 部分不得支付因任何项目或服务而产生的费用……如这些费用用于支付助听器或因此而进行检查的费用[13, 18]"。医疗保险覆盖的 65 岁以上美国公民有资格接受由合格医疗机构进行的年度健康检查，包括听力或前庭疾病筛查及进一步测试[14, 19]。听力学专家可以根据体健医师或其他医疗提供者的检查结果进一步测试（如听力图），但助听器费用必须自付或由私人保险支付。医疗保险 C 部分（差额保险）计划也是一项越来越受民众欢迎的选择，该计划允许公民选择退出传统的医疗保险，而将这些资金用于支付私人保险的费用。

然而，私人保险对听力健康的覆盖率也只略高一些，在总费用上差别很大，通常不包含选配、安装和后续调整的关键服务。1974年《雇员退休收入保障法》涵盖的雇主赞助的健康计划在听力服务的覆盖率方面也有同样的差异，而且各州之间往往差异也很大。目前，只有阿肯色州、新罕布什尔州和罗得岛州三个州规定为成年人提供助听器和听力服务[4, 17]。一些联邦雇员，如国会议员，受联邦雇员健康福利计划的保护，含有助听器的保险。TRICARE 覆盖的军人及其家属可以获得符合条件的助听器保险，这些福利通常可以通过 VA 系统获得的。

VA 仍然是美国最大和最重要的助听器支付机构之一，听力服务是 VA 内部需求最高的服务之一[15, 20]。如果确定耳聋与服兵役有关，VA 将提供听力服务和助听器，这是 VA 系统内与听力服务有关的覆盖面的最大原因[4, 17]。

个人声音放大器（personal sound amplification product，PSAP）对受影响最小的轻微听力损失的人来说是一种具有成本效益的替代品。FDA 将 PSAP 与助听器区分为"可穿戴电子产品，

其目的不是为了补偿听力缺失，而是为了让非听力缺失的消费者在某些环境中放大声音[16]。"传统上，这些产品设备还用于观鸟、狩猎、观看体育运动等，它们通常由一个麦克风和一个放大器组成。PSAP 作为医疗器械不受 FDA 监管，因此基本上可作为非处方药（over-the-counter，OTC）的个人声音放大器使用。这些设备的成本通常为 25～300 美元。对于那些有轻微听力缺失、轻度耳聋或无法负担昂贵的治疗费用的 SNHL 患者来说，PSAP 可能是一种可行的替代治疗方案。2017 年签署的《非处方药助听器法案》，旨在为公众提供更多可及性和可负担性的非处方药助听器。这对获得扩音的影响肯定是巨大的，但很难在早期进行量化。

尽管助听器的初始成本和持续的维护成本都很高，但经人口统计数据分析后，已被证明可以减轻耳聋的经济影响。2010 年，一项对 4.8 万户家庭收入的研究显示，正常听力个体和耳聋者之间存在明显的收入差距。这一差距随着耳聋程度的加重而扩大。作者质疑，使用助听器是否有助于缩小收入差距。虽然听力轻度缺失的个人收入差 2000 美元，但严重听力缺失的家庭个人收入差则增加到 3.1 万美元。当接受助听器治疗时，轻度至中度听力缺失的人之间没有收入差异，这意味着相同的工资公平。然而，对于严重听力缺失的人来说，每年花费 1000 美元至 1.1 万美元，如果使用助听器每年可获得 2 万美元的工资。这表明，虽然助听器可能很昂贵，但与不干预的成本相比，它们在微观和宏观经济层面上可能会产生成本效益。

（二）非对称性感音神经性耳聋

对长期或逐渐发生单侧耳聋的人均应接受听力评估。非对称性感音神经性耳聋（asymmetrical sensorineural hearing loss，ASNHL）通常定义为：①在三个连续频率上相差 10dB；②在两个连续频率上相差 15dB；③在 3000Hz 时相差 15dB；④双耳之间 WRS 的差异为 15%；⑤在多个频

率的平均值上，双耳之间的差异大于 10dB [21]。发现有 ASNHL 的患者应转诊给耳鼻咽喉科医师进行进一步评估（图 7-3）。

虽然在大多数 ASNHL 患者中未发现潜在的病因，但大约 2% 的患者会有 IAC 和（或）桥小脑角（cerebellopontine angle，CPA）肿瘤，因此需要详细评估。最常见的 IAC/CPA 肿瘤是 VS（详见下文），占 92%。虽然 VS 是良性的，但可导致耳鸣、平衡障碍，面肌无力、脑积水等症状，甚至压迫脑干危及生命。

MRI 成像被认为是评估 ASNHL 患者 IAC/CPA 肿瘤的诊断标准，并在一些研究中已被证

明具有成本效益 [21, 22]（图 7-4）。MRI 的标准方案包括通过亚毫米级扫描 IAC 和 CPA 增强前后的 T$_1$ 加权图像。

然而，尽管大多数 VS 患者会出现不对称听力缺失，但大多数不对称听力缺失的患者不一定会合并 VS。据估计，只有 0.1%～3% 的不对称性听力缺失患者会通过 MRI 发现 VS 的证据 [23-25]。因此，临床医师必须有合理的怀疑，以保证进一步检查发现潜在的耳蜗后病变。

在整个 20 世纪 80 年代和 90 年代，ABR 是检测耳蜗后病变的标准筛查方式。但对于小于 1cm 的肿瘤敏感性相对较差。随着 20 世纪

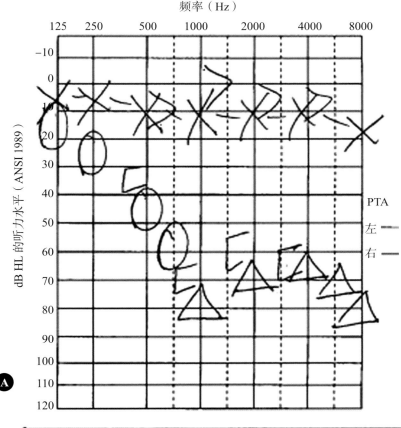

◀ 图 7-3 非对称性感音神经性耳聋的测听结果。该患者被发现患有前庭神经鞘瘤（MRI见图 7-4）

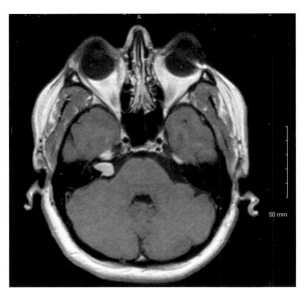

▲ 图 7-4　内耳道和桥小脑角前庭神经鞘瘤的钆增强 MRI T_1 轴位图像

90 年代钆增强 MRI 的应用越来越多，即使是小肿瘤的检出率也提高到近 100%，并仍然是现在诊断 VS 的金标准检查方法。随着 MRI 分辨率的提高和成本的降低，大多数神经外科医师不认为 ABR 是检查 CPA 病变经济高效的筛查工具[26]。

由于 ASNHL 的相对发病率低，VS 肿瘤的潜在发病率，以及昂贵的 MRI 相对较低的收益率，研究者们一直在寻找一种最具成本效益的方式来对这些患者进行影像学评估。

尽管钆增强 MRI 已被证明具有成本效益，高分辨率 T_2 加权成像也可能是一种合理且有成本效益的替代方案[21, 26]。虽然许多耳鼻咽喉科医师选择钆增强 MRI 扫描进行初步检查，但有证据表明支持 T_2 加权 MRI 作为 CPA 病变更具成本效益的初步筛查方式。这不仅降低了成本，而且可以避免与钆增强药相关的风险（包括过敏、肾源性系统性纤维化和中枢神经系统沉积等）。

许多作者也提出了更有效地筛查的策略[27, 28]。20 多年前，Fisher 和他的同事研究了使用 MRI 筛查非对称性耳聋而逐渐增加的成本问题，建议根据风险将患者分为不同的类

别，特别是在不明原因的 ASNHL 中[29]。几年后，Astor 等发表了一项类似的研究，将单侧低频耳鸣和非对称性列为肿瘤存在的潜在风险因素[27, 30]。对于普通人群，Saliba 等描述了"3000 法则"，其中听力图上的耳间阈值不对称在 3000Hz 时最敏感[28, 31]。这些发现得到了 Ahsan 和他同事的证实[29, 32]。为了降低成本，在 MRI 等待时间过长的情况下，ABR 已重新成为一种合理的、经济高效的方法，适用于低中度怀疑 VS 的患者[30, 33]。

在我们的实践中（DHC 和 ENA），我们根据病史、年龄和听力图结果将患者分为"低风险"组和"高风险"组。临床上怀疑耳蜗后病变风险较低的患者将在 1 年内进行听力图随访，以排除非典型进展或 ABR。经过适当的宣传教育，大多数患者都了解 MRI 成像可能的低收益率，但风险较高的患者需进行 MRI 检查。

归根结底，像在美国这样的诉讼频发的社会中，举证责任在于医师，钆增强 T_1 加权 MRI 仍然是诊疗标准。然而，通过对诊断方法基本原理的分析，个人经验表明绝大多数患者愿意选择其他方法，包括观察。随着患者自付费用的增加，这一点尤其如此。

治疗

根据双耳的听力状况，ASNHL 的治疗可包括佩戴传统助听器、信号对传式助听器（contralateral routing of signal，CROS）、骨锚式助听器（bone-anchored hearing device，BAHD），或者在极少数情况下植入人工耳蜗。

在单侧耳聋的情况下，CROS 助听器是一种流行的治疗方式。CROS 将信号从听力受损侧转到听力较好侧，以恢复佩戴者的声场。与普通助听器相比，以前依靠硬件连接将信号转到听力受损侧的 CROS 辅助设备现在大多数都使用蓝牙连接，但这些设备的价格略高一些。

BAHD 的康复依赖于骨传导和耳蜗淋巴液的直接刺激。与 CROS 用户相比，BAHD 用户

表现出更容易交谈，在混响条件和噪声背景中对噪声的烦恼更少[20, 34]。虽然没有研究直接比较 CROS 与 BAHD 两种设备的成本效益，但它们的概况和价格与传统助听器相似，并受相同的法规和支付模式的管理。

（三）突发性感音神经性耳聋

每年每 10 万人口中平均有 5～20 名成年人受突发性感音神经性耳聋（sudden sensorineural hearing loss，SSNHL）影响。SSNHL 定义为在 3 天时间内单侧或双侧听力急剧下降，可伴耳鸣。怀疑 SSNHL 的患者应及时由医师进行评估，并详细进行病史询问和体格检查，包括音叉试验。CHL（如耵聍栓塞）应通过外耳道检查和音叉试验排除。在 SSNHL 中，听力评估和紧急转诊到耳鼻咽喉科医师行进一步的评估和治疗是必要的。尽管 MRI 对 SSNHL 的成本效益存在争议，但仍应进行 MRI 检查以评估耳蜗后病变。SSNHL 患者 MRI 发现 VS 的检出率约为 4%[35]，不建议常规进行颞骨 CT 检查和实验室检查[36]。进行性或波动性的单侧或双侧 SSNHL 患者可能有自身免疫性耳聋，对于这些患者，最初可以遵循一般的诊断方法。尽管对莱姆病滴度和梅毒进行快速血浆反应（rapid plasma regain，RPR）等直接检测可能具有成本效益，但不建议在 SSNHL 病例中常规进行实验室检测[37]。对于高度怀疑自身免疫性内耳疾病（autoimmune inner ear disease，AIED）的患者，如双侧或复发性 SSNHL 或已知系统性自身免疫性疾病史的年轻患者，可行自身免疫性耳聋的相关实验室检测[38]。但对疑似自身免疫性 SSNHL 病例，血清学检测如抗核抗体（antinuclear antibody，ANA）、红细胞沉降率（erythrocyte sedimentation rate，ESR）、莱姆病滴度和 RPR 的诊断率较低，故目前不推荐。

治疗

SSNHL 的治疗包括在急性期口服或经鼓室注射类固醇，以挽救或保护潜在的内耳功能。

（四）传导性耳聋

传导性耳聋（CHL）可能由声能从外耳道传到内耳的径路受到任何阻碍而引起声能减弱，听力减退。病史采集、包括音叉试验在内的体格检查和听力评估是必要的。除了可处理的耵聍栓塞外，所有其他原因引起的 CHL 患者都应转诊给耳鼻咽喉科医师。CHL 的几个重要发病原因，如中耳积液、中耳胆脂瘤和耳硬化症，通常可以通过病史、体格检查和听力评估得出诊断（这两种疾病将在后面进一步描述）。在诊断不明的情况下，可以考虑进行影像学检查。在需要成像的情况下，颞骨的非增强 CT 通常是首选的检查方式[39]。

（五）渗出性中耳炎

渗出性中耳炎（otitis media with effusion，OME）是中耳的感染性或炎症性疾病，在完整的 TM 后有积液。尽管 OME 可能发生在任何年龄，但大多数 OME 患者是幼儿。通常会出现持续的上呼吸道感染、腺样体肥大或过敏发作引起的黏膜炎症导致咽鼓管功能障碍。急性 OME 通常伴随着急性耳部感染的征兆。OME 也可能是慢性的，积液持续数月或更长时间，患者可能会出现患耳听力下降。诊断靠体格检查，应该包括用鼓气耳镜检查进行评估。持续的单侧中耳积液需要转诊给耳鼻咽喉科医师，以评估鼻咽或颅底是否有肿块阻碍中耳咽鼓管通气。评估应从有针对性的病史询问和体格检查开始，包括鼻内镜检查以评估鼻咽部。对持续出现中耳积液的患者如果鼻内镜检查未见明显异常，可以考虑 CT 或 MRI 检查[40]。

对于不确定是否有中耳积液的儿童，应进行鼓室测压。如果 OME 持续 3 个月以上，最好转诊给耳鼻咽喉科医师，并进行与年龄相适应的听力检查，以评估是否需要接受手术干预[41]。

（六）慢性中耳炎

慢性中耳炎常见病因包括鼓膜穿孔、耳内

反复流脓和中耳胆脂瘤等。应针对性的询问病史，包括既往的耳部外伤史（包括可导致 TM 破裂的气压伤），耳部手术史（包括鼓室造瘘管植入术等），儿童时期反复发作的感染，恶臭和（或）血性的耳道分泌物，以及听力损失。

在体格检查中，应特别注意 TM 的状态，是否存在角质碎片的回缩区域以及中耳黏膜的健康状况。并进行音叉检查以评估 CHL，如果发现应进一步做听力图。

所有慢性中耳炎的病例都应转诊给耳鼻咽喉科医师，是否需要做颞骨 CT 以进一步评估慢性中耳炎应由耳鼻咽喉科医师酌情决定[42]。对于气压伤后 TM 穿孔或急性中耳炎（患者没有慢性渗出，耳镜检查显示中耳干燥健康），不需要进行影像检查。慢性中耳炎通常不需要进一步检查。图 7-5 显示一例左侧胆脂瘤患者的听力图。图 7-6 是轴位非增强 CT 扫描，显示中耳和乳突内有软组织密度物质，并伴有听骨侵蚀。

慢性中耳炎的治疗包括观察、冲洗引流和耳部局部药物治疗，以及手术切除中耳和乳突病灶，通常还包括鼓室成形术和乳突切除术。

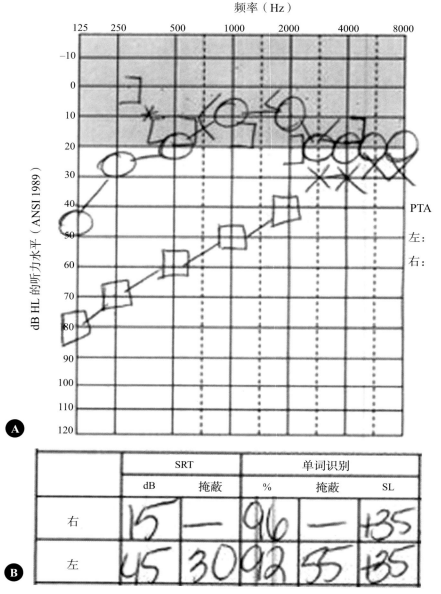

▲ 图 7-5　左侧胆脂瘤患者的测听结果

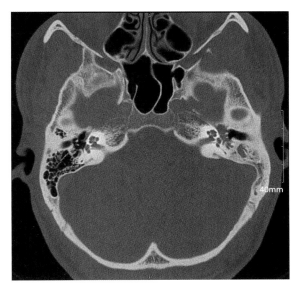

▲ 图 7-6　左侧胆脂瘤轴位非增强 CT，对应于图 7-5 中的听力结果

骨锚式助听器

骨锚式助听器（bone-anchored hearing device，BAHD）是由 Tjellstrom 于 1977 年首次推出，自那时起就广受欢迎[16, 43]。该设备由一个与颅骨融合的钛钉和一个基台以及位于耳郭后上方的外部声音处理器组成，隐藏在发际线内。通过植入的钛钉振动颅骨，声音信号能够绕过受损或缺失的外耳或中耳（如 CHL），甚至穿透颅骨刺激对侧耳蜗（如单侧感音神经性耳聋）。在单侧耳聋和由于复发性外耳炎、耵聍栓塞或复发性中耳炎而无法耐受传统助听器的情况下，BAHD 的效用已经得到证实。因此，听力康复师需决定是使用传统助听器还是 BAHD 进行治疗。尽管 BAHD 的最新改进允许经皮被动和主动装置(不需要穿过皮肤的基台)，但这些装置的成本效益数据很少。

Monksfield 等在英国进行了一项比较使用数字助听器与 BAHD 的成本效益研究[17, 44]。每个受试者以自己作为对照，并在术前和术后接受问卷调查以建立 HUI。70 例患者接受了 BAHD 安置，每个患者的总费用为 8534 美元，每年度维护费为 1506 美元。在平均预测寿命内，提供一个包含维护费 BAHD 的总平均成本为 32 145 美元（95%CI 30 395～33 803 美元）。在对照组中，70 例患者中有 39 例（56%）使用助听器，每 5 年更换一次助听器的总费用为 1241 美元（95%CI 966～1533 美元）。获得 BAHD 的平均增量成本（BAHD 的成本减去助听器的成本）为 30 906 美元（95%CI 29 193～32 654 美元）。BAHD 的平均质量调整生命年（quality-adjusted life years，QALY）增益为 1.89。增量成本效益比（incremental cost effectiveness ratio，ICER）的方程显示每平均质量调整生命年的成本为 26 415 美元。这表明，根据英国国家卫生与临床优化研究所（National Institute for Health and Care Excellence，NICE）提出的标准，BAHD 安置具有成本效益。此外，当在美国市场时，许多不同的因素可能会增加计算的成本效益。在英国的单一市场进行的研究显示助听器的成本低于美国，美国一台助听器的平均成本为 2400 美元，且高达 84% 的人拥有两台助听器[18, 45]。作者认为，私人供应商也可以在设备的整个使用寿命范围内降低 BAHD 的维护成本。Colquitt 等进行了一项系统评价，比较了 BAHD 与助听器的成本效益，包括 12 项不同的研究[19, 46]。该综述因构成研究质量和异质性差而变得复杂，作者对干预成本和 HUI 进行了成本效益分析。与 Monksfield 等的研究相比，这成本效益分析表明总体 ICER 为 75 491～161 949 美元，被认为不具有成本效益。这可能是由于计算的 QALY 收益较小，以及在计算过程中假设有更多的不良反应需要治疗。

近年来，微创 Ponto 手术（minimally invasive ponto surgery，MIPS）在 BAHD 植入术中的应用越来越广泛。这种技术需要一个皮肤穿孔，在没有切口、植皮或任何其他侵入性技术的情况下放置基台设备。它只需在局麻下进行，并可在病房中完成，不需要在手术室进行全身麻醉。Sardiwalla 等比较了加拿大 18 例接受 MIPS 或开放手术患者的费用[17, 47]。MIPS 平均费用比

BAHD 植入术便宜 456.83 美元。这不包括因创伤小、发病率低、所需手术室（operating room, OR）时间、设备和人员而节省的间接费用。与传统技术相比，这些因素无疑会提高成本。

（七）耳硬化症

耳硬化症是由异常骨重塑引起的，最常见的是以前庭窗为中心，导致镫骨底板固定，镫骨固定主要导致低频 CHL。耳硬化症是一种不完全显性的遗传性疾病，白种人发病率高。据估计，在北欧人口中，患病率约为 1.41/1000，好发于女性[17, 48]。大约 60% 的患者的亲属也受到该病的影响[49]。

患者通常表现为进行性 CHL 或混合性耳聋，发病年龄多见于 20—40 岁。耳聋通常是单侧，但也可以是双侧（如组织学或影像学所示）。通常，在患者的家庭成员中也有在年轻时出现听力缺失或被诊断为耳硬化症。体格检查发现鼓膜正常，无中耳积液。有时可在鼓膜后上象限见鼓岬骨膜显著充血而出现红色（称"Schwartz 征"），表明耳硬化症活跃，这也被称为耳海绵症。并应进行音叉检查，特别是在多个频率（256Hz、512Hz、1024Hz）下的 Rinne 试验，Rinne 阴性（骨导＞气导），这表明 512Hz 音叉的 ABG（空气 – 骨间隙）约为 25dB。应进一步行听力图检查，以鉴别 CHL、SSHL 或混合性耳聋。鼓室导抗图常显示 A 型鼓室导抗图。

值得注意的是，声反射通常不存在（图 7–7）。颞骨 CT 可以通过显示耳硬化灶和排除其他原因，如上半规管裂、听骨不连续或鼓室硬化，来支持耳硬化症的诊断。然而，耳硬化症可以临床诊断，而不需要影像学检查。并应转诊给耳鼻咽喉科医师进行进一步治疗[50-52]。

手术干预：镫骨切开术 / 镫骨切除术

治疗方案包括观察、佩戴助听器和手术疗法。耳硬化症的手术包括切除固定的镫骨并用假体替换。John Shea 于 1956 年推广了一种

内耳开窗技术，即切除镫骨上结构并放置假体[16, 53]。手术效果通常较好，经验丰富的医师能够完全解决耳聋的传导部分。然而，这种手术并不是没有风险的，而且可能会由于对非常敏感的内耳环境的创伤而导致完全的耳聋。因为耳硬化症除了耳聋之外没有其他健康风险，手术干预被认为是选择性的。这就提出了一个关于治疗策略的两难选择：是终身使用无创地助听器来治疗耳聋，还是冒并发症的风险进行手术干预。

Savvas 和 Maurer 研究了镫骨切开术治疗耳硬化症引起 CHL 的成本效益，并将其与终身使用助听器进行比较[10, 54]。他们对德国人群中的 164 例原发性镫骨切除术进行了回顾性分析。在德国，接受镫骨切开术的患者需一次性支付 2128 欧元。这包括手术、麻醉（局部或全身）、3～5 天住院费用（德国典型代表）、术后护理和听力评估的费用。所有 164 名患者的总费用为 348 992 欧元。10% 的患者需要进行翻修手术，总计 34 048 欧元，加上总费用后，手术总费用为 383 040 欧元。使用助听器的平均费用为 696 欧元（最基本型号的平均费用），考虑每 5 年更换助听器的需要，以及干预时的平均年龄为 50 岁，估计寿命为 80—85 岁，作者计算出助听器在患者一生中的总费用为 3480 欧元。如果 164 名接受手术的患者都选择助听器，总成本将是 570 720 欧元，比手术贵了近 20 万欧元。如果以更受欢迎、更先进的助听器的平均价格计算（终身成本 6800 欧元），这一差距就高达 732 160 欧元。

在某些耳硬化症（约 10% 的病例）中，病灶可以延伸到耳蜗，称为耳蜗耳硬化症，然后引起 SNHL。这导致混合性耳聋，称为晚期耳硬化症。对于双侧耳聋严重、词语辨别能力差的患者，应考虑植入人工耳蜗。Merkus 等提出了一种基于高分辨率 CT 扫描结果、纯音平均数和语音识别的算法，以决定人工耳蜗植入、镫骨切开术或助听器使用是否是更有效的

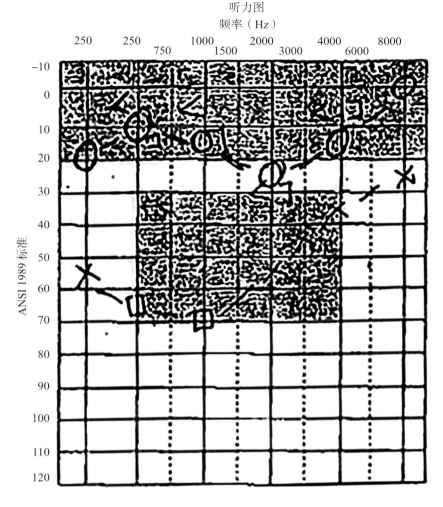

听力图
频率（Hz）

◀ 图 7-7 左侧耳硬化症的测听结果。纯音阈值显示左侧传导性耳聋，无左侧声反射

一线方法[21, 55]。虽然他们没有对该决策进行直接成本分析，但选择适当的初步干预方式更有可能防止浪费、修订方法和经济效率低下。镫骨切开术与人工耳蜗植入术的成本差异很大，SNHL 人工耳蜗植入的经济考虑将在本章末尾单独讨论。

三、听神经瘤 / 前庭神经鞘瘤

前庭神经鞘瘤（vestibular schwannomas，VS），也称为听神经瘤，是沿 IAC 和（或）CPA 内耳蜗前庭神经生长缓慢的良性肿瘤。通常来自前庭神经的施万细胞，大约占颅内肿瘤的 10% 和占 CPA 肿瘤的 80%。VS 患者典型表现为同侧耳部症状，如非对称性感音神经性耳聋或耳鸣。经常伴随着平衡障碍，偶尔眩晕。在少数情况下，患者可能还会出现面部麻木、面肌无力或抽搐。大约 10% 的患者，可能突然发生耳聋。一般绝大多数肿瘤是单侧的和散发的。

根据定义，双侧 VS 的患者有神经纤维瘤病 2 型（neurofibromatosis type 2，NF2）。NF2 表现出独具一格且具有挑战性的诊治困境，这超出了本章的范围。感兴趣的读者可以参考 Slattery 的一篇优秀论文[56]。

（一）诊断

根据患者同侧非对称性感音神经性耳聋或耳鸣、头晕及平衡障碍等典型表现，并通过 IAC 的 MRI 进行评估后可得出诊断。关于评估的讨论见"非对称性感音神经性耳聋"部分。

（二）治疗

一旦确诊，患者有许多治疗方案选择，包括观察（或"等待和扫描"方法）、立体定向放射治疗和显微手术切除。然而"最佳"方案存在巨大的争议，必须个体化，同时允许患者在决策过程中提出意见。

随着我们对 VS 肿瘤生长的自然史了解越来越多，对于中小型肿瘤的患者来说，观察已经成为越来越受欢迎的首选方案。2009 年，Verma 和他的同事在加拿大多伦多发表了他们对观察和积极治疗之间的成本效益比较的评估 [31, 57]。假设在观察期间，没有出现由于肿瘤的持续增长导致的并发症（如脑干压迫、脑积水、面瘫）而需要积极治疗，他们发现观察肿瘤有经济优势。在他们基于模型的成本效益方法中，Gait 及其同事认为，观察应该被认为是中小型肿瘤的最佳治疗方法 [32, 58]。总的来说，观察被普遍认为是对 VS 最具成本效益的管理，尽管这对大部分的患者来说可能不是最佳的治疗方法。此外，诊断为 VS 的年轻患者可能需要几十年的 MRI 检查，其经济成本（假设没有钆对比剂的不良反应）可能会很高 [33, 59]。

传统上，显微外科手术一直被认为是 VS 患者最主要和最常用的治疗方式。尽管近年来接受 VS 手术的患者数量一直在减少，但对于有手术指征的患者来说，手术仍然是一个很好的选择。且对于肿瘤累及 CPA 的患者、年轻的患者、脑干受压的患者、顽固性头晕的患者或有可能保留听力的患者尤其如此。在手术入路方面，Semaan 等发现，经迷路入路患者的住院时间和住院费用明显少于经乙状窦后入路的患者（尽管乙状窦后入路患者的肿瘤更大）[60]。

立体定向放射治疗（伽马刀）是一种相对无创的单一治疗方式，在 VS 的短期和长期治疗中显示出巨大的疗效（定义为控制肿瘤生长）。2014 年，Zygourakis 等研究发现观察是最具成本效益的治疗方式，尽管对于接受积极治疗的患

者，在 45 岁以上的患者中放射治疗的成本效益更高，但在 45 岁以下的患者中成本效益较低 [61]。

许多作者发现立体定向放射治疗 VS 的成本低于开放手术治疗的总成本，尽管大多数没有考虑长期随访 [62, 63]。在少数几个着眼于长期随访的研究中，Banerjee 及其同事发现，由于连续影像学检查和临床随访的费用，放射治疗后的随访成本高于显微手术 [38, 64]。

在少数研究 VS 的长期社会经济影响的研究中，Tos 和他的同事对接受了 3 种治疗方式的 748 名患者进行了连续队列调查 [65]。接受 VS 手术的患者和接受 VS 观察的患者都报告了职业状况、处理日常家务的能力和社会心理等方面恶化，手术患者的恶化略重，特别是在将观察患者与接受小肿瘤手术的患者进行比较时。

最终，VS 患者的"最佳"治疗方案取决于多种因素，包括患者的年龄、症状、一般健康状况、肿瘤大小、个体化和医师的经验。尽管所有临床医师在决定最佳治疗方法时都应考虑成本效益，但它不应以牺牲个人结局为代价。这显然是一个需要进行进一步研究的领域。

四、新生儿听力评估

每 1000 例活产儿中就有 1～5 例发生先天性双侧听力缺失。新生儿听力筛查的普及显著降低了先天性听力缺失的诊断年龄，并改善了儿童的听力结局。新生儿听力筛查已被证明具有成本效益，并被视为护理标准。所有新生儿在出生后出院前的头几天应接受 OAE 或 ABR 筛查 [66, 67]。初次筛查结果异常的患儿应在出生后 2～8 周进行听力评估，以便重复测试。重复测试结果异常的患儿应转给耳鼻咽喉科医师进行及时评估。先天性听力缺失的早期诊断和治疗对患儿听力和言语发育至关重要 [68]。尽管普及了新生儿听力筛查计划，但不幸的是，许多儿童在后续的诊治中失访。关注听力缺失患儿的病史应重点关注产前、围产期和产后的危险

因素，包括宫内巨细胞病毒（cytomegalovirus，CMV）、风疹、弓形虫或梅毒感染、早产、是否需要新生儿重症监护入院、是否需要体外膜氧合（extracorporeal membrane oxy genation，ECMO）治疗、是否使用耳毒性药物（如氨基糖苷类抗生素）和家族史等。体格检查应寻求确定与听力缺失综合征原因相关的身体特征。虽然新生儿听力筛查已被证明具有成本效益，但尚未对确定听力缺失原因的进一步检测进行成本效益评估。下面概述了对新生儿听力缺失的建议测试顺序。如果可能，发现双侧 SNHL 的儿童应进行巨细胞病毒（CMV）检测。如果 CMV 不被认为是 SNHL 的原因，那么他们应该接受遗传咨询。基因筛选可以确定综合征性和非综合征性 SNHL 的原因。对于基因检测阴性的患儿，应进行 MRI 或 CT 成像。MRI 成本更高，儿童需要镇静，而 CT 可能增加脑癌和血癌的风险。提出了一种用于双侧中度至重度 SNHL 儿童成像的算法是获得非对比快速自旋回波 T_2 加权 MRI 成像。定向实验室测试存在争议，因为每次测试的检出率低于 1%。当临床因病史或家族史怀疑听力缺失的相关原因时，应保留实验室检查，如全血计数、血小板计数、ANA、ESR、类风湿因子、促甲状腺激素、血尿素氮、肌酐、尿检、血糖、密螺旋体荧光抗体、快速血浆试剂和血脂。SNHL 患儿也应转诊进行眼科评估，以纠正视力下降的任何原因，并寻找与 SNHL 综合征相关的发现[69]。对于双侧重度 SNHL 且无明确遗传原因的病例，应进行心电图检查，以排除 Jervell Lange-Nielsen 综合征中出现的 QT 延长综合征[39]。

五、植入式耳蜗治疗重度感音性耳聋[1]

人工耳蜗植入已成为儿童和成人听力恢复的标准护理手段，传统的放大技术已被证明在恢复听力功能方面存在不足。尽管这是发达国家的标准，但文献表明，在全球近 1200 万符合植入标准的患者中，合格患者的市场外显率徘徊在 3%～4%[70]。与传统的助听器方法相比，人工耳蜗具有更高的材料成本，以及与植入物的手术放置和术前术后护理相关的其他直接成本。

鉴于相对成本较高，且全世界范围内大量需求未得到满足，儿童和成人人工耳蜗植入的相关成本一直是政府和私人付费者以及患者和医师的关注焦点。

六、成本效用分析

虽然卫生保健的价值传统上被定义为每花费 1 美元所获得的结果，但在如何定义和衡量这些因素方面存在许多细微差别[71]。在过去的 20 年中，有许多论文研究了与人工耳蜗植入相关的成本效用因素，并且该领域的成本效用分析（cost-utility analysis，CUA）仍然是一个积极研究的主题[72]。测量成本的概念最初是直观的，但随着人们试图准确描述与干预措施相关的潜在直接和间接费用，这一概念可能会变得越来越复杂。对于人工耳蜗植入，直接成本包括植入物本身的成本、植入手术的成本，以及术前和术后就诊费用。大多数成本分析还考虑了额外的直接成本，如手术并发症、设备故障、升级需求、再植入成本和保修成本。其中许多因素与人工耳蜗植入的持续时间有很强的相关性，因此，与植入时间较短的老年人相比，这些因素在针对可能植入人工耳蜗 70 多年的儿童的研究中可能要高得多。由于世界各地设备和医疗保健成本的固有差异，研究所在国家的数字也有很大差异。这导致总直接成本差异很大，根据所使用的确切方法，文献报告的价值为 63 622～126 523 美元[9, 73]。

虽然直接成本更容易衡量，通常也包括在

---

1. 此部分内容由 David Young、Matthew M. Dedmon、Nicolas-George Katsantonis 和 Marc L. Bennett 共同撰写。

CUA 中，而间接成本比较模糊，但在考虑公共卫生规模的成本时同样重要。重要的一点是，间接成本还考虑到患者和社会的成本，如果他们不接受植入。间接成本包括个人生产力、收入水平和教育成本（尤其是孩子的教育成本）。虽然大多数人工耳蜗植入研究都没有对人工耳蜗植入所带来的间接成本和节省进行可靠分析，但有些人已经尝试这样做了，尤其是在评估儿科人工耳蜗植入时。以儿童耳蜗植入者为例，仅收入损失和后续护理费用估计就接近 5 万美元，但如果加上正规学校与聋人学校相比节省的教育费用，Cheng 等 2000 年的一项研究指出，终身净成本节省超过 17.5 万美元[74]。考虑到人工耳蜗植入终身的所有其他直接和间接成本，研究得出结论，儿童单侧人工耳蜗植入实际上可节省 2000～50 000 美元以上的净成本[73, 74]。

七、测量结果

正如不同研究的成本衡量标准可能差异很大一样，用于计算患者结果的方法也有类似的变数。一般而言，研究要么采用直接启发的形式，直接调查患者和家属当前的健康状况以及他们如何评价健康状况，要么采用基于一般偏好的方法，间接计算效用。在医学文献中，直接从患者那里获得关于其生活质量的反应是直接和普遍的。

无论使用直接或间接方法，它们最终都试图在 0～1 的范围内得出所述干预的效用度量。这种效用的测量进一步转化为一种被称为 QALY 的测量，简单地用测量的效用乘以剩余的预期寿命得到。虽然其他干预措施可能同时影响生命质量和寿命，但人工耳蜗植入只影响生活质量。假设一位 70 岁的严重 SNHL 患者；如果估计患者的剩余预期寿命为 20 年，当前效用为 0.5，那么患者还有 10 QALY。如果发现人工耳蜗植入可以将效用系数从 0.5 提高到 0.75，那么就会剩下 15 QALY，或者总体增加 5

QALY[75, 76]。

根据所有这些直接和间接成本、效用和干预的最终 QALY，可以计算出每平均质量调整生命年的成本。这就引出了一个问题：一个给定的社会愿意为每平均质量调整生命年支付多少钱？在成本分析文献中，这一概念被称为支付意愿（willingness-to-pay，WTP）阈值，它取决于任何特定社会的价值和可用资源。在美国和大部分西方国家，普遍接受的价值被建议为每平均质量调整生命年增加或接近 5 万美元。每平均质量调整生命年的成本是大的支付方在决定是否涵盖某一干预措施时所关注的关键价值之一。虽然这个数字多年来一直是范式，但一些作者主张改变这个阈值或建立一个可接受的水平范围[77-79]。

围绕人工耳蜗植入的成本效用文献不仅必须包含测量成本和结果的内在可变性，而且还必须进一步考虑各种植入候选物。符合条件的患者包括从语言前（言语尚未发育的儿童）失聪儿童到深度失聪的老年人。此外，患者可在单侧和双侧情况下进行人工耳蜗植入术。考虑到这些组之间的结果和成本衡量的显著差异，它们将被单独考虑。

八、儿童单侧人工耳蜗植入

关于儿童单侧人工耳蜗植入的文献是充足的，包括来自多个国家的一些设计良好的试验。所有的儿童生活质量措施都进行了修改，以允许父母代替他们的孩子作出反应，但所采用的测量方法与成人的类似。Cheng 等在 2000 年进行了一项关键的成本效用研究，他们使用植入前和植入后问卷对 160 名单侧人工耳蜗植入儿童的父母进行了效用评估。植入时的平均年龄不到 6 岁，术后随访在植入术后 2 年进行，采用 3 种不同的测量方法：视觉模拟量表、时间权衡和 HUI3。这些儿童患者的预期寿命很高（78 岁），因此，由于教育储蓄和收入潜力的提高，这一成本得到了缓冲。根据 3 种工具的效用计算，每平均质量调整生命年的总成本为 5197～9029 美元，远低于 WTP 阈值[74]。

英国 Barton 等 2006 年发表的一篇论文使用了更大的样本量来比较 406 名植入儿童和 1823 名未植入儿童[80]。这项研究不仅研究了人工耳蜗植入与传统的助听器对比，还比较了不同程度听力缺失的效用。基线效用值随着听力缺失水平的恶化而下降，组间比较显示植入型儿童的总体效用值下降到非植入型儿童严重至重度听力缺失的范围内。在分析成本时，作者考虑了一些不同的情况：人工耳蜗植入 15 年与终身相比，3 岁植入与 6 岁植入相比，听力损失水平分别为 105dB、115dB 和 125dB。在所有可能的安排中，这些变量的每平均质量调整生命年成本效益值低于 WTP 阈值（5 万美元），范围从 1.5 万美元（125dB 听力缺失，终身使用，3 岁植入）到 4.8 万美元（105dB 听力缺失，6 岁植入，使用 15 年）。与 Cheng 等的研究相比，这些数字整体上更高，可能与直接和间接成本以及教育节省的不同基本衡量指标有关[80]。

另一项重要研究是 Semenov 等 2013 年的论文。这是一项前瞻性研究，在不同时间点对 175 名患者进行了 HUI 问卷调查。本试验根据植入时的年龄进一步分层，发现早期植入显著提高了效用。他们的研究结果显示，人工耳蜗植入物的每平均质量调整生命年成本效益值为 1.4 万～1.9 万美元[73]。这表明，即使不考虑间接成本节约，儿童耳蜗植入的净成本仍远低于既定的 5 万美元的 WTP 阈值。

九、儿童双侧人工耳蜗植入

双侧人工耳蜗植入在成本效益方面一直存在争议。从无听力到单侧人工耳蜗植入的实用价值令人印象深刻，但如何衡量第二次植入术后的改善则更具挑战性。所涉及的成本也可能会有所不同，具体取决于测量是按顺序植入（两个不同的操作）还是同时进行双侧人工耳蜗植入的情况。2011 年的一项系统综述发现，双侧儿童人工耳蜗植入的价值范围为每平均质量调整生命年 3.1 万～9.4 万美元，尽管该综述受到现有证据的总体质量的限制。其中最大的一项研究纳入了临床医师、学生和其他志愿者组成的非植入志愿者，他们被问及许多关于在不同场景下感知的生活质量问题。他们发现每平均质量调整生命年的 CUA 值约为 3.5 万美元，但也进行了概率分析，发现这个数字为真的概率很低[81]。

最近的基于人群的研究，一项由 Foteff 等于 2016 年在澳大利亚进行，另一项由 Pérez-Martín 等于 2017 年在西班牙进行，比较了非植入患者组、单侧人工耳蜗植入患者组和双侧植入患者组之间的成本效用差异。澳大利亚研究小组发现，与单独使用助听器相比，单侧儿童人工耳蜗植入的价值为每平均质量调整生命年 16 341 美元，与前面提到的其他研究一致。对于双侧人工耳蜗植入，他们发现与助听器相比，每平均质量调整生命年的水平为 2.7 万美元。他们没有报告单侧和双侧人工耳蜗植入的比较数字[82, 83]。

十、成人单侧人工耳蜗植入

文献一致发现，成人单侧人工耳蜗植入是一种成本效益高的干预措施[84-86]。几乎所有的研究都将单侧植入与传统的双侧助听器进行了比较。这项工作大部分是在欧洲国家完成的。从 20 世纪 90 年代到现在，英国的研究发现了一系列的数值，最早的论文显示每平均质量调整生命年的成本较低，为 1.5 万美元。来自英国的最新数据是这一数字的 2 倍多，为 3.6 万美元，但仍远低于公认的 WTP 阈值[72, 85, 87]。Foteff 等 2016 年在澳大利亚进行的一项研究的最新数据显示，考虑到他们的整个人工耳蜗植入队列（包括单侧植入和同时进行的双侧植入），他们显示出更低的成本效用，每平均质量调整生命年不到 9000 美元。从单侧植入每平均质量调整生命年 7000 美元到双侧植入每平均质量调整生命年不到 2 万美元。所有这些数字都代表了与传统助听器相比的相对成本效益[82]。

如前所述，所有这些论文不仅存在人口异质性，而且还存在成本和结果衡量的异质性。在成人文献中，一个越来越重要的因素是剩余预期寿命的问题。荷兰的一篇由 Smulders 等撰写的论文研究了依赖于剩余寿命的增量成本，发现从每平均质量调整生命年超过 30 万美元（假设寿命还剩 2 年）指数下降到仅剩 5 年寿命时低于 WTP 阈值（每平均质量调整生命年为 2 万～5 万美元），随着预期寿命的增加，增量成本逐渐降低[88]。另一个与成人人工耳蜗植入特别相关的问题是耳聋的持续时间。2004 年，英国人工耳蜗研究小组研究了成本效益以及在语音感知和整体生活质量方面预测更好结果的标准。他们发现，语后失聪的成年人在严重失聪不到 30 年的情况下，言语感知和生活质量（由 HUI3 测量）有所改善，达到标准的 WTP 阈值，每平均质量调整生命年的成本不到 3 万美元。当观察重度耳聋超过 40 年的成年人时，情况发生了重大变化，因为他们的净收益大大超过了 WTP 水平，每平均质量调整生命年的总成本接近 7 万美元[89]。

总体而言，文献中的当前数据强烈表明，成人单侧植入具有成本效益。值得注意的例外包括预期寿命非常有限的老年人，以及患有严重耳聋超过 40 年的老年人。

十一、成人双侧人工耳蜗植入

双侧成人植入的成本－效益仍然是一个备受争议的话题。一般来说，文献经常研究单侧或双侧植入与不干预相比，或与传统助听器相比。这些研究几乎普遍认为，双侧人工耳蜗植入术具有成本效益，但很少有研究对双侧人工耳蜗植入术与单侧人工耳蜗植入术的增量成本效益进行研究。直接比较双侧和单侧人工耳蜗植入的研究通常发现，主要的好处来自于第一个人工耳蜗的放置。

同样，数据主要来自英国的 Quentin 等[90]在 2002 年的研究和 Summerfield 等[91] 2006 年的研究。假设预期寿命为 22 年，与无干预相比，双侧人工耳蜗植入的每平均质量调整生命年成本效益约为 2.4 万美元。与单侧植入相比，第二次植入在 2002 年的每平均质量调整生命年成本效益为 5.7 万元。在 2006 年的研究中，同样是 Summerfield 等，通过在之前植入过人工耳蜗的成年患者身上植入第二个人工耳蜗并比较其效用指标，观察了双侧和单侧人工耳蜗植入的成本效益。在本研究中，放置第二个人工耳蜗后，每平均质量调整生命年成本效用比超过了 10 万美元。作者指出了他们选择的调查工具的一些问题，即考虑到听力只是所使用工具的一部分，两名受试者的耳鸣增加显著地改变了结果[90]。

结果的异质性是一个挥之不去的问题，许多可能没有充分设计以检测第二次植入带来的好处。荷兰 2016 年的一项研究使用了 5 种不同的评估方法，发现了一系列的数值。利用其中 3 种方法，他们发现第二种植入物在 5 年后变得具有成本效益。其余两种方法表明，在患者的生命周期内没有达到成本效益。这进一步强调了使用目前经过验证的评估方法来评估更细微的结果（如声音定位和改善噪声中的听力）的难度。

基于最新文献的结果，并考虑到结果的异质性，目前很难就植入第二个耳蜗的增量价值得出可靠结论。双侧人工耳蜗植入的潜在成本效益仍然是一个持续的研究领域。

结论

在医疗支出受到越来越多监督的时代，临床医师必须更加意识到哪些干预措施将真正为患者提供价值，并且从成本角度来看也是可持续的。文献绝大多数支持儿童和成人单侧人工耳蜗植入作为一种高成本效益的干预措施。对儿童而言，个人和社会储蓄甚至可能在儿童一生中带来净收益。与单侧植入相比，双侧植入的价值仍然存在争议。虽然文献强烈表明这是一种成本效益高的儿童干预措施，但在成人人群中仍然是一个悬而未决的问题。

参 考 文 献

[1] Lin FR, Niparko JK, Ferrucci L. Hearing loss prevalence in the United States. Arch Intern Med 2011;171(20):1851–1852

[2] Chien W, Lin FR. Prevalence of hearing aid use among older adults in the United States. Arch Intern Med 2012;172(3):292–293

[3] Gopinath B, Rochtchina E, Wang JJ, Schneider J, Leeder SR, Mitchell P. Prevalence of age-related hearing loss in older adults: Blue Mountains Study. Arch Intern Med 2009;169(4):415–416

[4] Bagai A, Thavendiranathan P, Detsky AS. Does this patient have hearing impairment? JAMA 2006;295(4):416–428

[5] Lin FR, Ferrucci L. Hearing loss and falls among older adults in the United States. Arch Intern Med 2012;172(4):369–371

[6] Genther DJ, Frick KD, Chen D, Betz J, Lin FR. Association of hearing loss with hospitalization and burden of disease in older adults. JAMA 2013;309(22): 2322–2324

[7] Lin FR, Yaffe K, Xia J, et al; Health ABC Study Group. Hearing loss and cognitive decline in older adults. JAMA Intern Med 2013;173(4):293–299

[8] Brewster KK, Ciarleglio A, Brown PJ, et al. Age-related hearing loss and its association with depression in later life. Am J Geriatr Psychiatry 2018;26(7): 788–796

[9] Chen JM, Amoodi H, Mittmann N. Cost-utility analysis of bilateral cochlear implantation in adults: a health economic assessment from the perspective of a publicly funded program. Laryngoscope 2014;124(6):1452–1458

[10] Kochkin S. MarkeTrak VIII: The efficacy of hearing aids in achieving compensation equity in the workplace. Hear J 2010;63(10):19–24

[11] Hauk L. Cerumen impaction: an updated guideline from the AAO-HNSF. Am Fam Physician 2017;96(4):263–264

[12] Agrawal Y, Platz EA, Niparko JK. Prevalence of hearing loss and differences by demographic characteristics among US adults: data from the National Health and Nutrition Examination Survey, 1999–2004. Arch Intern Med 2008;168(14):1522–1530

[13] Chou R, Dana T, Bougatsos C, Fleming C, Beil T. Screening for hearing loss in adults ages 50 years and older: a review of the evidence for the U.S. Preventive Services Task Force Ann Intern Med 2011;1;54(5):347–3–55

[14] FDA. CFR – Code of Federal Regulations Title 21. Available at: https://www. accessdata.fda.gov/scripts/cdrh/cfdocs/cfCFR/CFRSearch.cfm?fr=801.420. Accessed June 15, 2018

[15] Blazer DG, Domnitz S, Liverman CT, et al. Hearing technologies: expanding options. National Academies Press; 2016. Available at: https://www.ncbi.nlm. nih.gov/books/

NBK385313/. Accessed June 15, 2018

[16] Strom KHR. 2013 hearing aid dispenser survey: dispensing in the age of Internet and Big Box Retailers—Hearing Review. 2014. Available at: http:// www.hearingreview.com/2014/04/hr-2013–hearing-aid-dispenser-surveydispensing- age-internet-big-box-retailers-comparison-present-past-keybusiness- indicators-dispensing-offices/. Accessed June 15, 2018

[17] Blazer DG, Domnitz S, Liverman CT, et al. Improving affordability of services and technologies. Washington, DC: National Academies Press; 2016. Available at: https://www.ncbi.nlm.nih.gov/books/NBK385307/. Accessed June 15, 2018

[18] Legal Information Institute. 42 CFR 411.15—Particular services excluded from coverage. Ithaca, NY: Legal Information Institute. Available at: https://www. law.cornell.edu/cfr/text/42/411.15. Accessed June 15, 2018

[19] Koh HK, Sebelius KG. Promoting prevention through the Affordable Care Act. N Engl J Med 2010;363(14):1296–1299

[20] Office of the Inspector General. Audit of VA's Hearing Aid Services. Available at: https://www.va.gov/oig/pubs/VAOIG-12–02910–80.pdf. Accessed June 15, 2018

[21] Hojjat H, Svider PF, Davoodian P, et al. To image or not to image? A cost-effectiveness analysis of MRI for patients with asymmetric sensorineural hearing loss. Laryngoscope 2017;127(4):939–944

[22] Jiang ZY, Mhoon E, Saadia-Redleaf M. Medicolegal concerns among neurotologists in ordering MRIs for idiopathic sensorineural hearing loss and asymmetric sensorineural hearing loss. Otol Neurotol 2011;32(3):403–405

[23] Dawes PJ, Mehta D, Arullendran P. Screening for vestibular schwannoma: magnetic resonance imaging findings and management. J Laryngol Otol 2000;114(8):584–588

[24] Wong BYW, Capper R. Incidence of vestibular schwannoma and incidental findings on the magnetic resonance imaging and computed tomography scans of patients from a direct referral audiology clinic. J Laryngol Otol 2012;126(7):658–662

[25] Pena I, Chew EY, Landau BP, Breen JT, Zevallos JP, Vrabec JT. Diagnostic criteria for detection of vestibular schwannomas in the VA population. Otol Neurotol 2016;37(10):1510–1515

[26] Fortnum H, O'Neill C, Taylor R, et al. The role of magnetic resonance imaging in the identification of suspected

acoustic neuroma: a systematic review of clinical and cost effectiveness and natural history. Health Technol Assess 2009;13(18):iii–iv, ix–xi, 1–154

[27] Crowson MG, Rocke DJ, Hoang JK, Weissman JL, Kaylie DM. Cost-effectiveness analysis of a non-contrast screening MRI protocol for vestibular schwannoma in patients with asymmetric sensorineural hearing loss. Neuroradiology 2017;59(8):727–736

[28] Pan P, Huang J, Morioka C, Hathout G, El-Saden SM. Cost analysis of vestibular schwannoma screening with contrast-enhanced magnetic resonance imaging in patients with asymmetrical hearing loss. J Laryngol Otol 2016; 130(1):21–24

[29] Fisher EW, Parikh AA, Harcourt JP, Wright A. The burden of screening for acoustic neuroma: asymmetric otological symptoms in the ENT clinic. Clin Otolaryngol Allied Sci 1994;19(1):19–21

[30] Astor FC, Lechtenberg CL, Banks RD, et al. Proposed algorithm to aid the diagnosis of cerebellopontine angle tumors. South Med J 1997;90(5):514–517

[31] Saliba I, Bergeron M, Martineau G, Chagnon M. Rule 3,000: a more reliable precursor to perceive vestibular schwannoma on MRI in screened asymmetric sensorineural hearing loss. Eur Arch Otorhinolaryngol 2011;268(2):207–212

[32] Ahsan SF, Standring R, Osborn DA, Peterson E, Seidman M, Jain R. Clinical predictors of abnormal magnetic resonance imaging findings in patients with asymmetric sensorineural hearing loss. JAMA Otolaryngol Head Neck Surg 2015;141(5):451–456

[33] Koors PD, Thacker LR, Coelho DH. ABR in the diagnosis of vestibular schwannomas: a meta-analysis. Am J Otolaryngol 2013;34(3):195–204

[34] Niparko JK, Cox KM, Lustig LR. Comparison of the bone anchored hearing aid implantable hearing device with contralateral routing of offside signal amplification in the rehabilitation of unilateral deafness. Otol Neurotol 2003;24(1):73–78

[35] Plontke SK. Diagnostics and therapy of sudden hearing loss. GMS Curr Top Otorhinolaryngol Head Neck Surg 2018;16:Doc05

[36] Stachler RJ, Chandrasekhar SS, Archer SM, et al; American Academy of Otolaryngology– Head and Neck Surgery. Clinical practice guideline: sudden hearing loss. Otolaryngol Head Neck Surg 2012;146(3, Suppl):S1–S35

[37] Wilson YL, Gandolfi MM, Ahn IE, Yu G, Huang TC, Kim AH. Cost analysis of asymmetric sensorineural hearing loss investigations. Laryngoscope 2010;120(9):1832–1836

[38] Suzuki Y, Tokunaga S, Ikeguchi S, et al. Induction of coronary artery spasm by intracoronary acetylcholine: comparison with intracoronary ergonovine. Am Heart J 1992;124(1):39–47

[39] DeMarcantonio M, Choo DI. Radiographic evaluation of children with hearing loss. Otolaryngol Clin North Am 2015;48(6):913–932

[40] Leonetti JP. A study of persistent unilateral middle ear effusion caused by occult skull base lesions. Ear Nose Throat J 2013;92(4–5):195–200

[41] Rosenfeld RM, Shin JJ, Schwartz SR, et al. Clinical Practice Guideline: otitis media with effusion (update). Otolaryngol Head Neck Surg 2016;154(1, Suppl): S1–S41

[42] Tatlipinar A, Tuncel A, Öğredik EA, Gökçeer T, Uslu C. The role of computed tomography scanning in chronic otitis media. Eur Arch Otorhinolaryngol 2012;269(1):33–38

[43] Lustig LR, Arts HA, Brackmann DE, et al. Hearing rehabilitation using the BAHA bone-anchored hearing aid: results in 40 patients. Otol Neurotol 2001;22(3):328–334

[44] Monksfield P, Jowett S, Reid A, Proops D. Cost-effectiveness analysis of the bone-anchored hearing device. Otol Neurotol 2011;32(8):1192–1197

[45] Cassel C, Penhoet E, Saunders R. Policy solutions for better hearing. JAMA 2016;315(6):553–554

[46] Colquitt JL, Jones J, Harris P, et al. Bone-anchored hearing aids (BAHAs) for people who are bilaterally deaf: a systematic review and economic evaluation Health Technol Assess 2011;15(26):1–200

[47] Sardiwalla Y, Jufas N, Morris DP. Direct cost comparison of minimally invasive punch technique versus traditional approaches for percutaneous bone anchored hearing devices. J Otolaryngol Head Neck Surg 2017;46(1):46

[48] Sakihara Y, Parving A. Clinical otosclerosis, prevalence estimates and spontaneous progress. Acta Otolaryngol 1999;119(4):468–472

[49] Rudic M, Keogh I, Wagner R, et al. The pathophysiology of otosclerosis: review of current research. Hear Res 2015;330(Pt A):51–56

[50] Révész P, Liktor B, Liktor B, Sziklai I, Gerlinger I, Karosi T. Comparative analysis of preoperative diagnostic values of HRCT and CBCT in patients with histologically diagnosed otosclerotic stapes footplates. Eur Arch Otorhinolaryngol 2016;273(1):63–72

[51] Karosi T, Csomor P, Sziklai I. The value of HRCT in stapes fixations corresponding to hearing thresholds and histologic findings. Otol Neurotol 2012;33(8):1300–1307

[52] Lagleyre S, Sorrentino T, Calmels MN, et al. Reliability of high-resolution CT scan in diagnosis of otosclerosis. Otol Neurotol 2009;30(8):1152–1159

[53] Häusler R. General history of stapedectomy. Adv Otorhinolaryngol 2007;65:1–5

[54] Savvas E, Maurer J. Economic viability of stapes surgery in Germany. J Laryngol Otol 2009;123(4):403–406

[55] Merkus P, van Loon MC, Smit CF, Smits C, de Cock AFC, Hensen EF. Decision making in advanced otosclerosis: an evidence-based strategy. Laryngoscope 2011;121(9):1935–1941

[56] Slattery WH. Neurofibromatosis type 2. Otolaryngol Clin North Am 2015;48(3):443–460

[57] Verma S, Anthony R, Tsai V, Taplin M, Rutka J. Evaluation of cost effectiveness for conservative and active management strategies for acoustic neuroma. Clin Otolaryngol 2009;34(5):438–446

[58] Gait C, Frew EJ, Martin TPC, Jowett S, Irving R. Conservative management, surgery and radiosurgery for treatment of vestibular schwannomas: a model-based approach to cost-effectiveness. Clin Otolaryngol 2014;39(1):22–31

[59] Coelho DH, Tang Y, Suddarth B, Mamdani M. MRI surveillance of vestibular schwannomas without contrast enhancement: clinical and economic evaluation. Laryngoscope 2018;128(1):202–209

[60] Semaan MT, Wick CC, Kinder KJ, Stuyt JG, Chota RL,

Megerian CA. Retrosigmoid versus translabyrinthine approach to acoustic neuroma resection: A comparative cost-effectiveness analysis. Laryngoscope 2016;126(Suppl 3):S5–S12

[61] Zygourakis CC, Oh T, Sun MZ, Barani I, Kahn JG, Parsa AT. Surgery is cost-effective treatment for young patients with vestibular schwannomas: decision tree modeling of surgery, radiation, and observation. Neurosurg Focus 2014;37(5):E8

[62] Caruso JP, Moosa S, Fezeu F, Ramesh A, Sheehan JP. A cost comparative study of Gamma Knife radiosurgery versus open surgery for intracranial pathology. J Clin Neurosci 2015;22(1):184–188

[63] Wellis G, Nagel R, Vollmar C, Steiger H-J. Direct costs of microsurgical management of radiosurgically amenable intracranial pathology in Germany: an analysis of meningiomas, acoustic neuromas, metastases and arteriovenous malformations of less than 3 cm in diameter. Acta Neurochir (Wien) 2003;145(4):249–255

[64] Banerjee R, Moriarty JP, Foote RL, Pollock BE. Comparison of the surgical and follow-up costs associated with microsurgical resection and stereotactic radiosurgery for vestibular schwannoma. J Neurosurg 2008;108(6): 1220–1224

[65] Tos T, Caye-Thomasen P, Stangerup S-E, Tos M, Thomsen J. Long-term socio- economic impact of vestibular schwannoma for patients under observation and after surgery. J Laryngol Otol 2003;117(12):955–964

[66] Nikolopoulos TP. Neonatal hearing screening: what we have achieved and what needs to be improved. Int J Pediatr Otorhinolaryngol 2015;79(5):635–637

[67] Keren R, Helfand M, Homer C, McPhillips H, Lieu TA. Projected cost-effectiveness of statewide universal newborn hearing screening. Pediatrics 2002;110(5):855–864

[68] Fulcher A, Purcell AA, Baker E, Munro N. Listen up: children with early identified hearing loss achieve age-appropriate speech/language outcomes by 3 years-of-age. Int J Pediatr Otorhinolaryngol 2012;76(12):1785–1794

[69] Prosser JD, Cohen AP, Greinwald JH. Diagnostic evaluation of children with sensorineural hearing loss. Otolaryngol Clin North Am 2015;48(6): 975–982

[70] Saunders JE, Francis HW, Skarzynski PH. Measuring success: cost-effectiveness and expanding access to cochlear implantation. Otol Neurotol 2016;37(2):e135–e140

[71] Porter ME. What is value in health care? N Engl J Med 2010;363(26): 2477–2481

[72] McKinnon BJ. Cost effectiveness of cochlear implants. Curr Opin Otolaryngol Head Neck Surg 2014;22(5):344–348

[73] Semenov YR, Yeh ST, Seshamani M, et al; CDaCI Investigative Team. Age-dependent cost-utility of pediatric cochlear implantation. Ear Hear 2013;34(4):402–412

[74] Cheng AK, Rubin HR, Powe NR, Mellon NK, Francis HW, Niparko JK. Cost-utility analysis of the cochlear implant in children. JAMA 2000;284(7):850–856

[75] Phillips C, Thompson G. What Is a QALY.pdf. Hayward Medical Communications. 1998. Available at: http://www.vhpharmsci.com/decisionmaking/ Therapeutic_Decision_Making/Advanced_files/What%20is%20a%20QALY.pdf. Accessed April 5, 2018

[76] CDC. Concept | HRQOL | CDC. Available at: https://www.cdc.gov/hrqol/concept. htm. Accessed April 5, 2018

[77] Hirth RA, Chernew ME, Miller E, Fendrick AM, Weissert WG. Willingness to pay for a quality-adjusted life year: in search of a standard. Med Decis Making 2000;20(3):332–342

[78] Braithwaite RS, Meltzer DO, King JT Jr, Leslie D, Roberts MS. What does the value of modern medicine say about the $50,000 per quality-adjusted life-year decision rule? Med Care 2008;46(4):349–356

[79] Dakin HA, Devlin NJ, Odeyemi IAO. "Yes", "no" or "yes, but"? Multinomial modelling of NICE decision-making. Health Policy 2006;77(3):352–367

[80] Barton GR, Stacey PC, Fortnum HM, Summerfield AQ. Hearing-impaired children in the United Kingdom, IV: cost-effectiveness of pediatric cochlear implantation. Ear Hear 2006;27(5):575–588

[81] Lammers MJW, Grolman W, Smulders YE, Rovers MM. The cost-utility of bilateral cochlear implantation: a systematic review. Laryngoscope 2011;121(12):2604–2609

[82] Foteff C, Kennedy S, Milton AH, Deger M, Payk F, Sanderson G. Cost-utility analysis of cochlear implantation in Australian adults. Otol Neurotol 2016;37(5):454–461

[83] Pérez-Martín J, Artaso MA, Díez FJ. Cost-effectiveness of pediatric bilateral cochlear implantation in Spain. Laryngoscope 2017;127(12):2866–2872

[84] Berrettini S, Baggiani A, Bruschini L, et al. Systematic review of the literature on the clinical effectiveness of the cochlear implant procedure in adult patients. Acta Otorhinolaryngol Ital 2011;31(5):299–310

[85] Bond M, Elston J, Mealing S, et al. Systematic reviews of the effectiveness and cost-effectiveness of multi-channel unilateral cochlear implants for adults. Clin Otolaryngol 2010;35(2):87–96

[86] Turchetti G, Bellelli S, Palla I, Berrettini S. Systematic review of the scientific literature on the economic evaluation of cochlear implants in adult patients. Acta Otorhinolaryngol Ital 2011;31(5):319–327

[87] Summerfield AQ, Marshall DH. Cochlear Implantation in the UK 1990–1994 Report by the MRC Institute of Hearing Research on the Evaluation of the National Cochlear Implant Programme: Main Report. London: HMSO; 1995

[88] Smulders YE, van Zon A, Stegeman I, et al. Cost-utility of bilateral versus unilateral cochlear implantation in adults: a randomized controlled trial. Otol Neurotol 2016;37(1): 38–45

[89] UK Cochlear Implant Study Group. Criteria of candidacy for unilateral cochlear implantation in postlingually deafened adults II: cost-effectiveness analysis. Ear Hear 2004;25(4):336–360

[90] Quentin Summerfield A, Barton GR, Toner J, et al. Self-reported benefits from successive bilateral cochlear implantation in post-lingually deafened adults: randomised controlled trial. Int J Audiol 2006;45(Suppl 1): S99–S107

[91] Summerfield AQ, Marshall DH, Barton GR, Bloor KE. A cost-utility scenario analysis of bilateral cochlear implantation. Arch Otolaryngol Head Neck Surg 2002;128(11):1255–1262

第 8 章　颅神经Ⅷ：前庭疾病
Cranial Nerve Ⅷ: Vestibular Disorders

Gavriel D. Kohlberg　Ravi N. Samy　著

马小虎　王佳明　郝雪梅　译　　汪永新　校

摘　要

　　头晕虽然是一种常见的患者主诉，但诊断出明确的病因是很有挑战性的。只有一小部分头晕或失衡病例是由周围性病理改变（前庭神经和内耳）引起的。关键是要考虑和评估头晕的原因，如神经源性、心源性、眼源性和本体感觉性。了解头晕的性质、持续时间和相关症状病史是至关重要的。检查包括完整的头颈部检查、神经系统查体和相关试验，如头部脉冲试验、Dix-Hallpike 试验和头部摇晃试验。有许多内耳功能检查可对头晕患者及特定的前庭疾病进行评估。包括颞骨 CT、内听道及大脑的 MRI 检查在内的影像学检查对鉴别诊断也是有用的。

关键词

　　良性阵发性位置性眩晕，梅尼埃病，前庭神经元炎，上半规管开裂，中枢性眩晕

一、前庭解剖学和生理学

　　前庭系统由 3 个半规管（superior semicircular canal，SCC）、椭圆囊、球囊和前庭上、下神经组成，它们与耳蜗神经汇合在一起，组成第Ⅷ对颅神经——前庭蜗神经。上半规管、后半规管和水平半规管是 3 个可感知旋转加速度的正交定位通道，椭圆囊则可感应水平加速度，球囊可感应垂直加速度。每个前庭器官都含有一种可在加速或减速时使毛细胞发生偏转的胶质材料，从而通过前庭神经传递电信号。来自上半规管、水平半规管和椭圆囊的冲动通过前庭上神经传递，而来自后半规管和球囊的冲动则通过前庭下神经传递。

二、头晕概述

　　身体的位置觉和平衡觉依赖于大脑内多种感觉信号输入的精确整合。身体的位置和运动信息是通过视觉、本体感觉以及前庭系统共同传达的。此外，头晕可以作为一种大脑的自我保护技术所诱发——大脑灌注不足时会引发晕眩感，这种感觉会促使自身坐下或躺下以增加大脑灌注。

　　头晕是一种常见的患者主诉，但也是一种难以寻找病因的症状。其鉴别诊断很广泛，最

常见的病因也只占不足 10% 的病例[1]。头晕包括眩晕、失衡感、视力变化（如眼球震颤）和头晕目眩。眩晕是指旋转运动的感觉，失衡感是指不稳定或不平衡的感觉。而头晕目眩是一种即将晕倒的感觉。

头晕是由多种原因造成的。因此要考虑除前庭性头晕外的病因，如神经源性、眼源性、心源性、心因性和本体感觉性（如糖尿病引起的周围神经病变）。前庭性头晕通常是半规管或前庭神经功能障碍造成的。

三、头晕的流行病学和经济影响

头晕和平衡障碍常常会导致大量的门诊及急诊访问量。头晕约占所有初级门诊量的 5% 和所有急诊室就诊的 3%[2, 3]。老年人尤其如此，其中高达 30% 的 60 岁患者和高达 50% 的 80 岁以上社区老年居民有一定程度的头晕[4]。对这些患者进行评估和管理的成本是巨大的。2008 年，Saber Terhani 及其同事报道称，仅急诊科就诊的头晕患者的预计费用在全国范围内就超过了 40 亿美元[5]。自该研究发表以来，这些费用毫无疑问增加了。已经出现症状的平衡功能障碍的个体跌倒的概率增加了 12 倍，每年有 1/3 的 65 岁以上社区居民跌倒。10 年间因跌倒造成的重大伤害，每年损失超过 200 亿美元[6]。总而言之，头晕和眩晕对医疗资源的使用和工作效率均有巨大的负面影响[7]。

四、病史

一般方法应注重于获得完整的病史，例如时间（发病、持续时间、演变过程等）、严重程度、频率、触发因素和相关症状可能会提示临床医师问题区域是中枢性（大脑、脑干前庭核、小脑等）或外周性（内耳、前庭蜗神经），或非前庭性的（心血管功能不全、外周神经病变等）。

外周性内耳源性头晕的患者往往有眩晕，或主观运动错觉。头晕目眩、不平衡和不稳定、恶心和黑矇通常不会出现在外周前庭疾病中。与中枢神经源性相比，外周内耳源性眩晕可能伴有听力损失，并且更常见的是偶发性（而不是持续性）。关于如何区分头晕病因（中枢性、外周性或非前庭性），鼓励读者参阅 Muncie 等[8] 的综述，目的是讨论前庭蜗神经的前庭支疾病（CN Ⅷ）被认为是头晕的外周（或内耳）原因。

头晕患者的完整病史必须着重于采集头晕的持续时间以及对头晕的详细描述。例如，头晕会持续几秒、几分钟、几小时还是几天？它是间歇性的还是恒定的？每次头晕发作的频率是多久？它们什么时候开始的？头晕是眩晕感、不平衡感，或是一种虚弱感？头晕是否与头痛（如前庭偏头痛）、听力损失、耳闷或耳鸣有关？头晕与视力变化有关吗？头晕是位置性的吗？最近有气压伤吗？应获得患者详细的既往病史、用药史、家族史和社会史。

对于一小部分疑似内耳疾病的患者来说，具有益处的检查和管理极具挑战性。幸运的是，症状的持续时间会提示相关的可能诊断（表 8-1）。除病史外，一些简单的、有针对性的"床旁"测试，如 Dix-Hallpike 和摇头测试可以帮助建立正确的诊断。在有条件的情况下，带有语音理解测试的纯音测听可能会有所帮助，甚至可以识别疑似受影响的一侧，因为内耳的听力和平衡功能可能会受到梅尼埃病和迷路炎等疾病的影响。综合考虑，病史、有限的体格检查、听力测定通常可以得出正确的诊断，或者至少可以提示头晕是中枢性、外周性还是非前庭性的。

表 8-1　常见外周前庭疾病的发病持续时间

持续时间	外周前庭疾病
几秒至几分钟	良性阵发性位置性眩晕
几分钟至小时	梅尼埃病、前庭性偏头痛
几天至几个月	前庭神经元炎、迷路炎、外淋巴瘘
几个月至几年	上半规管裂、前庭神经鞘瘤

五、体格检查

除了前面描述的听力损失患者的体格检查外，具体的某些检查也有助于阐明头晕患者的诊断。

可以使用常见的血压计在办公室进行体位性低血压测试。在检查鼓膜（TM）期间，应进行瘘管试验以检查压力引起的眩晕或眼球震颤。

眼球震颤应以中性凝视进行评估，无论是否存在凝视，还应评估右、左、上和下凝视诱发的眼球震颤和双眼对齐、扫视和平滑追踪情况。

前庭眼反射（vestibulo-ocular reflex，VOR）使眼睛与头部相反地移动，目的是在头部运动期间保持稳定的视力。双侧前庭功能较差或单侧前庭功能代偿不良可导致 VOR 丧失并导致震颤症状。以下几个体格检查动作可以测试 VOR 功能。在头部脉冲测试（head impulse test，HIT）中，检查者将患者的头部快速转动 30°，同时让患者将视线保持在目标上。在双侧前庭功能较差的患者中，向任一方位进行测试时，患者的眼睛都不能停留在目标上。在患有单侧前庭能力较差的患者中，当头部运动向前庭功能差的一侧旋转时，目光返回目标有滞后性。摇头后的眼球震颤测试可用于评估单侧前庭功能。以 2Hz 的频率左右摇晃患者头部 20 秒后停止摇头。在具有对称前庭功能的患者中，不会出现眼球震颤。如果出现单侧前庭功能不足时，则会出现远离患侧的快相眼球震颤。

Dix-Hallpike 动作测试用于后半规管良性阵发性位置性眩晕（benign paroxysmal positional vertigo，BPPV）。患者坐位时将其头部向一侧旋转 45°，然后让患者仰卧、颈部略微伸展。当头部向患侧的耳部方向倾斜，引起上跳扭转性眼球震颤时，则认为是 Dix-Hallpike 试验阳性。

Romberg 测试评估本体感觉。首先患者以中立位站立，双脚略微分开，双臂放在身侧或交叉置于胸前，让患者睁眼 30 秒，然后闭眼 30 秒。如果患者在睁眼时稳定，然后在闭眼时失去平衡，则认为 Romberg 试验为阳性。本体感受障碍的患者会出现 Romberg 试验阳性。

Fukuda 踏步试验评估单侧外周前庭功能低下。患者闭着眼睛缓慢走动，如果向一侧偏移标志着同侧前庭功能减退。

在条件允许的情况下，伴言语理解测试的纯音测听可以帮助识别疑似功能低下的一侧，因为听力和管理平衡的内耳功能可能会受到梅尼埃病和迷路炎等疾病的影响。综合起来，病史、体格检查和听力测试通常可以得出正确的诊断，或提示头晕是中枢性、外周性还是非前庭性的。

如果无法确定诊断，临床上可以适当、有针对性地采取多种方法（行为、电生理和影像学）检查，因为有些检查在花费多余金额的情况下有可能会混淆正确诊断。

六、实验室检查

（一）外周前庭疾病实验室检查的成本效益

没有明确的文献证明下文所述的前庭疾病实验室测试的成本效益。这些测试均依赖于昂贵的专业设备和有经验的操作者。许多诊断无须实验室测试即可做出。临床医师通常会在对内耳进行消融手术（如迷路切除术或经鼓室注射庆大霉素）之前进行实验室检查，如视频眼震描记术（videonystagmography，VNG），以确认前庭病变的一侧。

（二）视频眼震 / 电子眼震描记术

VNG 和电子眼震描记术（electronystagmography，ENG）根据跟踪眼球运动以评估眼球震颤，VNG 和 ENG 可以互换使用。VNG 依靠视频捕捉眼球运动，而 ENG 评估眼球运动的变化角膜视网膜电位，可以识别出眼球动作。VNG 一般是指一系列依赖于眼球震颤量化测量的前庭检测，包括热量测试、凝视测试、Dix-Hallpike 动作测试、扫视、位置测试和平滑追踪。

（三）热量测试

热量测试由 Barany 在 1906 年首次描述，一直被认为是评估个人内耳功能的标准方法。热量测试能够评估确定是外周性或中枢性的前庭疾病，并识别患侧和健侧。在该测试中，加热或冷却的空气或水进入外耳道后可促使水平半规管中产生内淋巴流量。冲洗每只耳朵后使患者仰卧，头部向上倾斜 30°，将水平半规管置于垂直平面。冷灌引起的慢相眼震朝向被灌耳，而温灌引起的眼震远离被灌耳。在冷热刺激下，灌注引起的眼球震颤的速度在两只耳朵之间进行比较，以评估两侧的不对称性。半规管轻瘫（canal paresis，CP）指数用于量化不对称性，其计算公式如下。

$$CP（右侧）= \frac{（RW+RC）-（LW+LC）}{（RW+RC）+（LW+LC）} \times 100$$

其中慢相速度的测量为 RW= 右侧温灌，RC= 右侧冷灌，LW= 左侧温灌，LC= 左侧冷灌。当 CP 大于 20% 时可认为是明显的单侧功能低下。

热量测试对于将病变定位到右侧或左侧很有利。由于它依赖于刺激支配水平半规管的前庭上神经，故不对前庭下神经进行测试。另外热量测试用于比较右侧和左侧的功能，故不可测试对称性前庭功能低下。

VNG/ENG 测试只在低频刺激下评估水平半规管，进而有些学者断言热量测试和 ENG/VNG 对前庭疾病的诊断价值不大，而只是用来鉴别中枢性与外周性病变、外周病变时的患侧和健侧[9, 10]。这些测试在消融疗法之前可能是有用的。在这种疗法中，整个功能失调的前庭迷路被阻断（通过化学或手术方法）。Gandolfi 和他的同事在研究 ENG 检查单侧前庭功能低下的成本效益时认为，对于有一个孤立的异常且没有其他风险因素的患者，进一步的检查（MRI）成本高，收益低[11]。

（四）凝视测试

当患者在有或没有凝视抑制的情况下向右、向左、向上和向下注视 30° 时评估眼球震颤。凝视试验中的眼球震颤是一种起源于前庭或中枢的异常发现。通常，在急性单侧前庭功能低下时，会出现朝向健侧的快相眼球震颤，注视健侧时会加重，注视患侧时会减轻。凝视测试中的任何其他类型的眼球震颤，必须考虑中枢性病因[12]。

（五）Dix-Hallpike 动作测试

Dix-Hallpike 动作测试（体格检查中已描述）可以使用 VNG 进行，以便量化任何相关的眼球震颤。

（六）扫视

扫视是眼睛在注视点之间的快速运动，其允许快速捕捉图像，将外周视觉投射到视网膜中央凹上。患者通过传递在水平和垂直平面上的一系列需要扫视的目标注视点进行测试，分析每个扫视动作的延迟、幅度、速度和准确性。扫视异常的病因一般是中枢性的。

（七）位置测试

在坐姿、仰卧位、左侧及右侧卧位等不同位置对患者凝视抑制后，若观察到眼球震颤则为异常，病因可能是中枢性或外周性的。

（八）平滑追踪

在患者头部固定的情况下，让其跟随一个以约 0.5Hz 和 15° 幅度左右移动的目标，眼球能够顺利跟踪目标。无法平滑追踪的患者会表现出矫正性扫视，以重新捕捉中央凹上的图像。无法平滑追踪通常是中枢性损伤导致的。

（九）转椅测试

在转椅测试中，让患者头部向前倾斜 30°，使水平半规管置于水平位置。椅子旋转导致头部加速旋转，从而激活 VOR，诱发眼球震颤。该测试需在黑暗中进行以抑制凝视。转椅可以变化的速率旋转或者从一个恒定速率迈向另一个恒定速率旋转。VOR 增益以眼球旋转速率/椅子旋转速率来测量。VOR 相位是眼球峰值速率和椅子峰值速率之间的时间差。转椅测试对患有耳科疾病（如 TM 穿孔）的患者有利，但会影响热量测试。它在评估双侧前庭功能低下时也优于热量测试，因为它不依赖于左右双侧之间的比较，从而量化前庭功能。像热量测试一样，旋转椅测试也是测试水平半规管，故而也测试前庭上神经。与热量测试相比较，因同时测试左右前庭功能，所以旋转椅测试在诊断单侧前庭功能低下时并不准确。与热量测试相比，旋转椅测试更符合生理，故可以测试更高频率刺激下的反应。一项将 VNG 与转椅测试进行比较的研究发现，两者在识别外周前庭疾病方面具有相近的敏感性和特异性[13]。但是转椅设备价格（7 万美元）比 VNG 设备（3.2 万美元）昂贵许多[14]。

（十）视频头脉冲测试

在视频头脉冲测试（video head impulse test，vHIT）中，患者佩戴头戴式设备用以跟踪眼球运动和头部速度，然后由临床医师执行 HIT。该设备允许通过比较头部刺激速度和眼睛响应速度来评估 VOR。要与 VNG 和转椅试验相比临床实用性和成本效益，还需对该项新技术进行进一步研究。与前两者相比较，vHIT 的检查时间更短、过程更易适应，它通常不会引起患者恶心[13, 15]。

（十一）耳蜗电图

耳蜗电图（electrocochleography，ECoG）在 20 世纪后期作为诊断梅尼埃病的可靠方法而广受欢迎。然而，因为超过 50% 的梅尼埃病患者的 ECoG 正常，所以其临床应用受到了限制[16]。美国耳鼻咽喉头颈外科学会甚至认为 ECoG 不是诊断梅尼埃病的必要条件[17]。

（十二）前庭诱发肌源性电位检测

前庭诱发肌源性电位（vestibular evoked myogenic potential，VEMP）已经成为前庭功能检查的重要补充方法。VEMP 测试基于声诱导的球囊和椭圆囊传入神经的激活。VEMP 可通过测量前庭反射，评估耳石和耳道系统的完整性。在上半规管裂综合征（superior semicircular canal dehiscence syndrome，SSCDS）诊断中，与正常值相比，VEMP 阈值降低，波幅增加，具有诊断意义。除诊断外，当切除受损内耳的前庭神经传感器或者发现亚临床梅尼埃病患者对侧疾病时，VEMP 还有助于监测鼓膜内庆大霉素的疗效。

（十三）颈肌前庭诱发肌源性电位

颈肌前庭诱发肌源性电位（cervical vestibular evoked myogenic potential，cVEMP）是对前庭下神经的一种检测。cVEMP 是一种肌电反应，由高强度的声刺激引起球囊的激活，导致胸锁乳突肌（sternocleidomastoid，SCM）的反射性激活。这种反射使人的头部朝向耳朵接收到响声的一侧，并由前庭下神经进行介导。反射通过放置在 SCM 上的表面电极测量，颈肌前庭诱发肌源性电位是对前庭下神经的测试。

（十四）眼肌前庭诱发肌源性电位

眼肌前庭诱发肌源性电位（ocular vestibular evoked myogenic potential，oVEMP）是对前庭上神经功能的一种测试。声音引起椭圆囊激活导致眼部肌肉的反射性激活，受试者将眼睛转向声音刺激的方向，此反射由前庭上神经调节。

（十五）动态姿势描记仪

动态姿势描记仪（computerized dynamic posturography，CDP）可对控制姿势的感觉和运动成分进行定量评估。尽管作为一线诊断工具它的使用可能受到限制，但它可能对多种原因引起头晕的非典型患者有帮助，或者在医学法律案例中排除装病或夸大疾病。同样，旋转椅也很昂贵，除了确定双侧前庭的病变程度外，其广泛的诊断用途有限。

（十六）影像诊断学

头部和颞骨的 CT 和 MRI 等成像虽然经常使用，但在周围前庭疾病的诊断中发挥的作用非常有限。由于绝大多数前庭功能障碍局限于膜性迷路，目前的技术在分辨率和检测疾病的能力方面受到限制。Ahsan 及其同事发现，对于病理学上需要干预的患者，在急诊中头颅 CT 对头晕的诊断率为 0.74%。同一研究发现 MRI 的诊断阳性率为 12.2%。因此对于急性头晕的患者，影像学检查有一定的作用，但影像学检查应限于急性头晕合并其他神经系统症状或脑卒中的患者。此外，影像学检查并非 100% 敏感，一些严重的甚至危及生命的病变也可能被遗漏。因此通过对病史和体征的判断，来指导急诊影像学检查的应用是非常必要的。在此之前，不必要的影像学检查将继续占据急诊科预算的很大一部分。

对于慢性头晕的患者，影像学检查的作用较急性期更低。尽管如此，影像学对于排除重要疾病仍然是有用的，甚至是必要的。如前所述，T_1 增强 MRI 仍然是识别前庭神经鞘瘤或其他耳蜗后病变的金标准。它还可以帮助发现涉及迷路的大于 1mm 的病变。此外，最近的研究显示，在疑似梅尼埃病的患者中，MRI 可检测到内耳膜迷路内淋巴积水。总而言之，是否决定进行影像学检查应以临床表现为基础。

七、治疗

在急性期，对症治疗和前庭抑制药物应用可能会有帮助。然而，目前还没有发现任何药物能长期缓解前庭功能障碍。归根结底，疗效和成本效益完全取决于正确的诊断[20]。一旦确定了诊断，或至少高度怀疑，就可以启动适当的干预治疗。

（一）良性阵发性位置性眩晕

良性阵发性位置性眩晕（BPPV）的特征是由于某些头部运动（如在床上翻身）引起数秒的旋转性眩晕。BPPV 可发生在任何年龄，最常见的是在 40 岁。女性比男性更常见。眩晕感通常不超过 1 分钟。BPPV 会频繁发作，然后经过一段静止期[21]。这种情况可能占所有头晕患者的 8%，并可能是最常见的外周前庭疾病。

BPPV 被认为是由于迷路内自由漂浮的耳石所致，最常见的是位于后半规管内。BPPV 很容易通过 Dix-Hallpike 动作（后半规管 BPPV）或仰卧翻滚试验（外侧半规管 BPPV）来诊断，医师观察患者的眼睛，并询问患者是否存在眩晕。如果存在，与 BPPV 相关的眼球震颤通常具有潜伏期（几秒钟后发生）并能够快速缓解（60 秒内症状消失）。有 BPPV 症状的患者应进行 Dix-Hallpike 动作以确诊。BPPV 的评估不需要进一步的检测或转诊。BPPV 可以通过 Epley 手法治疗，该手法可以在诊所进行，也可以由患者自己进行，还可以在前庭康复期间进行[22]。对于复发性 BPPV 或对标准治疗方法无效的 BPPV 应转到耳鼻咽喉科进一步评估。

在罕见的难治性 BPPV 病例中，报道了一些手术方案（如单体神经切除术、后半规管闭塞术），也取得了不同程度的成功和对听力功能的保护。

（二）梅尼埃病

梅尼埃病的特点是突发的眩晕、听力丧失和耳鸣的发作。眩晕一般持续约 20 分钟至数小时，然后是较长时间的不适感。患者在两次发作之间基本没有症状。症状一般为单侧波动性低频听力丧失、非搏动性耳鸣和耳内闷胀感。患者还可能出现步态、体位的不稳［如突然跌倒发作（Tumarkin 危象）］，以及恶心等症状。其确切的发病率尚不清楚，但估计大约为 15.3/10 万[23]。关于治疗梅尼埃病的治疗费用数据很少，最近的一项研究估计每年的费用约为 9 亿美元，其中很大部分是间接成本 [24]。虽然有些患者表现出梅尼埃病的典型症状而无其他主诉，但大多数症状并不典型。在所有病例中，特别是那些具有不典型主诉的病例，必须考虑其他前庭和神经系统疾病的诊断。应了解有关头晕、听力下降和耳科症状的详细病史。此外，还应询问与前庭性偏头痛、短暂性脑缺血发作、脑卒中、耳蜗后部病变（如前庭神经鞘瘤）和自身免疫性内耳疾病有关的病史。体格检查可发现 HIT 导致的单侧性前庭性功能障碍。神经系统检查对于探究有无中枢病变的体征是具有重要意义的。

此外应进行听力评估。虽然脑部增强 MRI 不是必需的，但 MRI 检查的门槛应该很低，用以排除包括前庭神经鞘瘤、其他耳蜗后病变（如内淋巴囊肿瘤）和脑卒中等中枢病变。尽管钆 3.0T 磁共振成像的技术进步使内耳膜迷路内淋巴积水的可视化成为可能，但目前还不是常规诊断评估的一部分。

同样，虽然在手术干预前必须进行此类检查，但诊断时不需要使用 ENG 或 VNG 来证明前庭神经衰弱 [25]。

在梅尼埃病患者中，ECoG 可能显示总电位（SP）/动作电位（AP）的比值升高，但其不是一个必要的检测，而且已被证明其准确性很低 [16, 26]。疑似梅尼埃病的患者应被转到耳鼻咽喉科作进一步处理。

由于梅尼埃病没有明确的检查方法，所以在治疗前不一定能够明确诊断。如果存在波动性单侧听力丧失、耳鸣、耳闷和眩晕发作以及同侧低频感音神经性听力丧失的病史，应高度怀疑此病，部分临床医师还会进行一线治疗（如低钠饮食，使用利尿药，可能还有类固醇），并在 6～8 周后重新评估患者病情的改善情况。如果诊断仍不确定，应进一步检查，如 VNG、ECoG 和 MRI 可能有助于确认偏侧性，排除梅尼埃病及耳蜗后肿瘤性病变。

梅尼埃病的治疗存在争议，尽管绝大多数

患者可以通过限制钠盐摄入、应用或不应用利尿药成功地改善症状 [27]。在难治性病例中，鼓室内或开放性手术可以缓解前庭症状，遗憾的是，迄今为止还没有任何干预措施可以防止梅尼埃病相关的听力丧失。

（三）前庭神经炎

前庭神经炎源于前庭活动的紧张性失衡，被认为是由前庭神经的病毒性炎症引起的。对于出现持续数小时至数天的急性眩晕患者，应评估是否有前庭神经炎、迷路炎，以及危及生命的急性前庭综合征（如后循环缺血性卒中）。病史、体格检查和额外的检测目的是确认前庭神经炎，同时排除引起眩晕的中枢性病变，如小脑出血和梗死。前庭神经炎患者往往会伴有恶心、呕吐、出汗和乏力。症状通常在数小时内出现，持续数天，然后在数周内消退 [28]。

急性发作期间的体格检查应发现自发性的水平和扭转型眼球震颤。眼球震颤的方向不随注视方向而改变。如果眼球震颤随着注视方向的改变而改变，或出现垂直眼球震颤，应考虑有中枢性原因。站立不稳、构音障碍、协调障碍、麻木和无力等症状也提示有中枢性病变而并非是前庭神经炎。前庭神经炎患者进行头脉冲试验（HIT 检查）时应表现为单侧前庭神经衰弱。前庭神经炎可仅根据病史和体格检查而诊断。病毒检测尚未发现具有诊断意义。热量试验（caloric testing）可以发现单侧前庭神经衰弱，不需要做 ENG 或 VNG。对于有症状或体征提示可能具有中枢性神经系统病变或具有卒中危险因素的患者，应进行脑部 MRI 检查 [29]。临床医师应排除脑干和小脑卒中，因为它们最初可能出现类似症状，但后果严重。有听力丧失症状或体征的患者应进行听力评估。因为其可能患有迷路炎而不是前庭神经炎，并应接受脑部 MRI 检查，以排除前庭神经鞘瘤或其他耳蜗后的病变 [30]。

前庭神经炎（前庭神经病）患者会经历一

次严重的眩晕发作，但没有听力丧失。症状可持续数天，然后在数周至数月的过程中缓慢地、非线性地改善。这些患者在急性期应使用类固醇、前庭抑制药和（或）镇吐药物，但应尽快停止使用前庭抑制药，以便进行中枢代偿[31]。目前除了进行有限的前庭物理治疗以加速中枢代偿外，没有其他有效的干预措施。

（四）迷路炎

迷路炎类似于前庭神经炎，但患者也会有听力丧失。它通常被认为是浆液性或无菌性的炎症，而化脓性迷路炎可以被视为急性中耳炎的一种罕见的后遗症。对于非细菌性迷路炎，除了对听力丧失进行针对性治疗，其余检查和治疗类似于前庭神经炎（类固醇药物、支持性治疗）。当出现听力丧失而无并发的前庭症状时，称为特发性突聋。

（五）前庭神经鞘瘤

见第 7 章相关内容。

（六）外淋巴瘘

外淋巴瘘是一种非常罕见的疾病，主要的原因是内耳的外淋巴溢出至中耳腔。外淋巴瘘几乎完全继发于头部外伤或气压伤（包括 Valsalva 动作诱发引起）。常可表现为类似于创伤性脑损伤在内的其他外周或中枢疾病的特点，独特的一系列症状可能使诊断困难。外淋巴瘘可能会出现波动性的眩晕和听力下降，甚至出现单词回忆困难的记忆问题。保守治疗包括卧床休息和应用类固醇药物，但在极少数情况下，可能需要手术探查和修复圆窗和卵圆窗。

（七）上半规管裂综合征

上半规管上有骨裂开的患者可能会出现一系列症状，称为上半规管裂开综合征（SSCDS）或 Minor 综合征。患者最常见的耳蜗症状是听觉过敏、自听增强、搏动性耳鸣或耳闷。患者也可能会经历失衡或声音 / 压力引起的眩晕。其症状是由于骨传导声音通过上半规管裂

（可活动的第三窗）进入内耳，经低阻抗路径传导引起的。病史应侧重于听觉和前庭症状。SSCDS 患者至少表现有以下症状之一：骨传导听觉过敏（可听到眼球运动、脚步声等）、声音或压力诱发的眩晕（咳嗽、打喷嚏、用力排便时）或搏动性耳鸣。在体检期间，过大噪声或气动耳镜可能会引起眼球运动。对疑似 SSCDS 的患者应进行听力学评估。听力图通常在低频段显示出较大的气 - 骨间隙，骨传导正常或优于正常（阴性）。但是，与耳硬化症不同的是，听觉反射可引出。根据病史怀疑为 SSCDS 的患者应转诊至耳鼻咽喉科进一步评估，并进行 VEMP 检测。SSCDS 患者的 cVEMP 阈值低于正常，oVEMP 反应幅度高于正常。

怀疑为 SSCDS 的患者应接受高分辨率 CT 扫描，并在上位半规管平面重组图像，以提供上半规管裂的影像学证据（图 8-1）。也可以进行 ECoG（耳蜗电图），在 SSCDS 中显示 SP/AP 比值升高。SSCDS 的诊断标准如下：①高分辨率 CT 显示半规管裂开；②至少有下列症状之一：骨传导亢进、声诱导性眩晕、压力诱导性眩晕和搏动性耳鸣；③至少有下列第三窗表现之一：听力图上骨传导阈值阴性，cVEMP 阈值低或 oVEMP 幅度高，或在排除感音神经性听力丧失的情况下 SP/AP 比值升高[32]。

值得注意的是，SCCD 的影像学阳性率为 9%[33]。组织学 SCCD 的尸检标本阳性率为 0.5%[34]。SSCDS 的发生率不高于 0.5%，远远低于影像学的阳性率。因此，在 CT 上偶然发现无临床症状的 SCCD 不值得进一步评估（CT 可能产生假阳性结果），但应该告知患者可能会出现听觉或前庭症状。

SCCD 是由颞叶硬脑膜与尚未固化的膜迷路粘连形成的瘘管所致。与保守治疗的 SCCD 患者相比，目前的标准术式如上半规管重建术，手术患者症状明显改善或消失，并提高与健康相关的生活质量[35]。最近的证据表明，经乳突修补术与传统的颞下开颅手术相比，具有显著

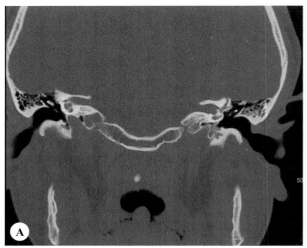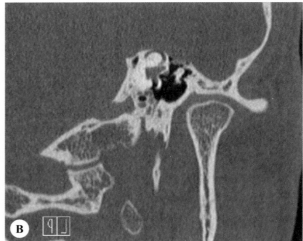

▲ 图 8-1　A. 左侧上半规管裂的冠状位非对比增强 CT；B. 同一上半规管裂的 Poschl 视图

的优势（减少痛苦、并发症发生率低、住院时间短、翻修率低）[36]。

八、前庭物理疗法

对于许多头晕患者来说，无论是什么原因导致的外周前庭疾病，理疗都是非常有帮助的，而且性价比也很高。这种被称为前庭物理疗法的治疗方式是一个广泛的概念，它基于前庭中枢系统的可塑性和代偿能力，可以有效地治疗多种原因的眩晕、全身性头晕，甚至平衡失调。前庭疗法通过利用中枢神经系统对感觉异常或不适应的耐受而起效。前庭疗法也被称为"平衡再训练"，是一项由头部、身体和眼睛运动组成的指导性练习计划，旨在以不同的方式刺激前庭系统。它可作为主要或辅助治疗，不仅可用于上述所有情况，也可用于治疗多因素眩晕、老年性平衡障碍（年龄相关的全脑平衡障碍）和颅脑创伤。然而，符合治疗条件的患者实际上很少被转诊接受治疗[37, 38]。对包括老年患者在内的患者来说，前庭神经康复相对简单且便宜。由物理治疗师进行初步评估和制订计划后，大多数治疗患者可以自己在家中进行，只需定期进行重新评估随访。在某些情况下，找到一位经过适当培训且可用的治疗师可能很困难，

在这种情况下，指导手册或者基于网络的家庭指导是非常具有前景的[39-42]。

九、中枢性眩晕

眩晕感既可由中枢性病变引起，也可由外周病变引起。因此，寻找眩晕的主要原因是至关重要的。中枢性眩晕的原因包括前庭偏头痛、血管疾病、卒中、肿瘤、颅颈交界处疾病、多发性硬化症、癫痫、小脑性共济失调和正常压力脑积水。病史和体格检查对眩晕的主要原因进行甄别是至关重要的。如果发现上述症状，应转诊至神经科医师或其他专科进一步诊断。

结论

外周前庭系统疾病的诊断和治疗具有挑战性。然而，对于疾病的认识和了解程度与治疗方式的选择之间存在密切联系。我们对于前庭疾病知之甚少，缺乏有效的和具有成本效益的模型，因此研究应侧重于更好地阐明疾病的潜在机制。在过去的几十年里，人们对前庭疾病的认识发生了很大的变化，但正如 Fife 解释的那样，"获得基本病史的必要性"一直没有改

变[43]。归根结底，最具成本效益的方法是教育[44]。随着我们加大力度告知和教育医师如何

区分复杂的眩晕原因，我们可能会看到患者治疗的及时性、质量和成本的改善。

参 考 文 献

[1] Newman-Toker DE, Edlow JA. TiTrATE: a novel, evidence-based approach to diagnosing acute dizziness and vertigo. Neurol Clin 2015;33(3):577–599, viii

[2] Sloane PD. Dizziness in primary care. Results from the National Ambulatory Medical Care Survey. J Fam Pract 1989;29(1):33–38

[3] Kerber KA. Vertigo and dizziness in the emergency department. Emerg Med Clin North Am 2009;27(1):39–50, viii

[4] Fernández L, Breinbauer HA, Delano PH. Vertigo and dizziness in the elderly. Front Neurol 2015;6:144

[5] Saber Tehrani AS, Coughlan D, Hsieh YH, et al. Rising annual costs of dizziness presentations to U.S. emergency departments. Acad Emerg Med 2013;20(7):689–696

[6] Agrawal Y, Ward BK, Minor LB. Vestibular dysfunction: prevalence, impact and need for targeted treatment. J Vestib Res 2013;23(3):113–117

[7] Benecke H, Agus S, Kuessner D, Goodall G, Strupp M. The burden and impact of vertigo: findings from the REVERT patient registry. Front Neurol 2013;4:136

[8] Muncie HL, Sirmans SM, James E. Dizziness: approach to evaluation and management. Am Fam Physician 2017;95(3):154–162

[9] Salman SD. The evaluation of vertigo and the electrony-stagmogram. J Laryngol Otol 1981;95(5):465–469

[10] Bakr MS, Saleh EM. Electronystagmography: how helpful is it? J Laryngol Otol 2000;114(3):178–183

[11] Gandolfi MM, Reilly EK, Galatioto J, Judson RB, Kim AH. Cost-effective analysis of unilateral vestibular weakness investigation. Otol Neurotol 2015;36(2):277–281

[12] Hullar TE, Zee D, Minor L. Evaluation of the patient with dizziness. In: Niparko JK, ed. Cummings Otolaryngology: head and Neck Surgery. 5th ed. Philadelphia, PA: Mosby Elsevier; 2010:2305–2327

[13] Eza-Nuñez P, Fariñas-Alvarez C, Fernandez NP. Comparison of three diagnostic tests in detecting vestibular deficit in patients with peripheral vestibulopathy. J Laryngol Otol 2016;130(2):145–150

[14] Phillips JS, Mallinson AI, Hamid MA. Cost-effective evaluation of the vestibular patient. Curr Opin Otolaryngol Head Neck Surg 2011;19(5):403–409

[15] Alhabib SF, Saliba I. Video head impulse test: a review of the literature. Eur Arch Otorhinolaryngol 2017;274(3):1215–1222

[16] Kim HH, Kumar A, Battista RA, Wiet RJ. Electrococh-leography in patients with Meniere's disease. Am J Otolaryngol 2005;26(2):128–131

[17] Committee on Hearing and Equilibrium guidelines for the diagnosis and evaluation of therapy in Meniere's disease. American Academy of Otolaryngology–Head and Neck Foundation, Inc. Otolaryngol Head Neck Surg 1995;113(3):181–185

[18] Ahsan SF, Standring R, Osborn DA, Peterson E, Seidman M, Jain R. Clinical predictors of abnormal magnetic resonance imaging findings in patients with asymmetric sensorineural hearing loss. JAMA Otolaryngol Head Neck Surg 2015;141(5):451–456

[19] Gürkov R. Menière and friends: imaging and classification of hydropic ear disease. Otol Neurotol 2017;38(10):e539–e544

[20] Rascol O, Hain TC, Brefel C, Benazet M, Clanet M, Montastruc JL. Antivertigo medications and drug-induced vertigo. A pharmacological review. Drugs 1995;50(5):777–791

[21] Baloh RW, Honrubia V, Jacobson K. Benign positional vertigo: clinical and oculographic features in 240 cases. Neurology 1987;37(3):371–378

[22] Hilton M, Pinder D. The Epley (canalith repositioning) manoeuvre for benign paroxysmal positional vertigo. Cochrane Database Syst Rev 2004(2):CD003162

[23] Wladislavosky-Waserman P, Facer GW, Mokri B, Kurland LT. Meniere's disease: a 30–year epidemiologic and clinical study in Rochester, Mn, 1951– 1980. Laryngoscope 1984;94(8):1098–1102

[24] Tyrrell J, Whinney DJ, Taylor T. The cost of Ménière's disease: a novel multisource approach. Ear Hear 2016;37(3): e202–e209

[25] Lopez-Escamez JA, Carey J, Chung WH, et al; Classification Committee of the Barany Society. Japan Society for Equilibrium Research. European Academy of Otology and Neurotology (EAONO). Equilibrium Committee of the American Academy of Otolaryngology–Head and Neck Surgery (AAO–HNS). Korean Balance Society. Diagnostic criteria for Menière's disease. J Vestib Res 2015; 25(1):1–7

[26] Syed I, Aldren C. Meniere's disease: an evidence based approach to assessment and management. Int J Clin Pract 2012;66(2):166–170

[27] Coelho DH, Lalwani AK. Medical management of Ménière's disease. Laryngoscope 2008;118(6):1099–1108

[28] Goudakos JK, Markou KD, Franco-Vidal V, Vital V, Tsaligopoulos M, Darrouzet V. Corticosteroids in the treatment of vestibular neuritis: a systematic review and meta-analysis. Otol Neurotol 2010;31(2):183–189

[29] Jeong SH, Kim HJ, Kim JS. Vestibular neuritis. Semin Neurol 2013;33(3): 185–194

[30] Baloh RW. Clinical practice. Vestibular neuritis. N Engl J Med 2003;348(11):1027–1032

[31] Hamid M. Medical management of common peripheral vestibular diseases. Curr Opin Otolaryngol Head Neck Surg 2010;18(5):407–412

[32] Ward BK, Carey JP, Minor LB. Superior canal dehiscence syndrome: lessons from the first 20 years. Front Neurol 2017;8:177

[33] Williamson RA, Vrabec JT, Coker NJ, Sandlin M. Coronal computed tomography prevalence of superior semicircular canal dehiscence. Otolaryngol Head Neck Surg 2003;129(5):481–489

[34] Carey JP, Minor LB, Nager GT. Dehiscence or thinning of bone overlying the superior semicircular canal in a temporal bone survey. Arch Otolaryngol Head Neck Surg 2000;126(2):137–147

[35] Remenschneider AK, Owoc M, Kozin ED, McKenna MJ, Lee DJ, Jung DH. Health utility improves after surgery for superior canal dehiscence syndrome. Otol Neurotol 2015;36(10):1695–1701

[36] Ziylan F, Kinaci A, Beynon AJ, Kunst HPM. A comparison of surgical treatments for superior semicircular canal dehiscence: a systematic review. Otol Neurotol 2017;38(1): 1–10

[37] Jayarajan V, Rajenderkumar D. A survey of dizziness management in General Practice. J Laryngol Otol 2003; 117(8):599–604

[38] Yardley L, Donovan-Hall M, Smith HE, Walsh BM, Mullee M, Bronstein AM. Effectiveness of primary care-based vestibular rehabilitation for chronic dizziness. Ann Intern Med 2004;141(8):598–605

[39] Yardley L, Barker F, Muller I, et al. Clinical and cost effectiveness of booklet based vestibular rehabilitation for chronic dizziness in primary care: single blind, parallel group, pragmatic, randomised controlled trial. BMJ 2012;344:e2237

[40] Essery R, Kirby S, Geraghty AWA, Yardley L. Older adults' experiences of internet-based vestibular rehabilitation for dizziness: a longitudinal study. Psychol Health 2017;32(11):1327–1347

[41] Geraghty AWA, Essery R, Kirby S, et al. Internet-based vestibular rehabilitation for older adults with chronic dizziness: a randomized controlled trial in primary care. Ann Fam Med 2017;15(3):209–216

[42] van Vugt VA, van der Wouden JC, Bosmans JE, et al. Guided and unguided internet-based vestibular rehabilitation versus usual care for dizzy adults of 50 years and older: a protocol for a three-armed randomised trial. BMJ Open 2017;7(1):e015479

[43] Fife TD. Dizziness in the outpatient care setting. Continuum (Minneap Minn) 2017;23(2, Selected Topics in Outpatient Neurology):359–395

[44] Edlow JA, Newman-Toker D. Using the physical examination to diagnose patients with acute dizziness and vertigo. J Emerg Med 2016;50(4):617–628

第9章 颅神经 IX、X、XII：吞咽困难
Cranial Nerves IX, X, XII: Dysphagia

Erica E. Jackson　Anna M. Pou　著
夏　鸣　汪永新　巴永锋　译　张洪钿　校

摘　要

　　颅神经 IX（舌咽神经）、X（迷走神经）和 XII（舌下神经）的运动和感觉功能完好对正常的声音和吞咽至关重要。这些颅神经中的一支或全部瘫痪可导致声音嘶哑、味觉障碍及吞咽 /呼吸困难，在不同程度上影响吞咽的各个阶段。头部、颈部、面部和口腔的疼痛可能是另一个症状。诸如此类的多发性颅神经病可能会危及生命，而且难以治疗。病史和体格检查通常可以诊断这些神经瘫痪，病因通常是由于下脑干、颅底或颅外神经传导通路的病变所致。除了吞咽功能检查外，还应包括颅脑、脑干、颅底及颈部的影像学检查。治疗是基于病因和症状的严重程度。无论采用何种治疗方法，所有这些患者都需要进行语言和吞咽功能康复锻炼，有些患者还可能需要进行经皮内镜下胃造瘘术和（或）气管切开术。

关键词

　　吞咽困难，误吸，高位迷走神经病变，声带中轴化，环咽肌功能障碍，喉部封闭

一、正常的吞咽机制

　　吞咽是一种需要复杂协调的行为，依赖于完整的感觉输入和运动输出及完整的生理结构。颅神经 V、VII、IX、X 和 XII 参与了正常的吞咽过程。吞咽有四个阶段：口腔准备阶段、口腔阶段、咽部阶段和食管阶段。口腔准备阶段和口腔阶段是自主的，而咽部阶段和食管阶段是非自主的。吞咽的口腔准备阶段，食物与唾液混合并被咀嚼。准备好的食物团由舌向后推移到咽部。咽部阶段是在食物团到达鳃弓时开始的，由喉上神经触发。在咽部阶段会发生以下

情况：呼吸停止，软腭抬高并接触咽后壁以防止食物进入鼻腔，喉部抬高，三个括约肌（会厌 / 副会厌襞、假声带和真声带）收缩引起声门关闭，收缩肌的收缩使食物团向前移动，环咽肌的放松使食物团进入食管，最后进入胃。

二、初步检查

　　大多数有吞咽障碍的患者通常向其社区保健医师诉食物噎住感。怀疑吞咽困难的第一项检查应该是改良型吞钡造影（220 美元）。如果怀疑有发热和咳嗽的迹象，在进行吞咽检查之

前，还可进行胸部正位（posteroanterior，PA）和侧位 X 线检查（30 美元），评估是否有吸入性肺炎或肺炎。初步评估后，应将患者转到耳鼻咽喉科医师处。如果怀疑有严重的神经系统疾病或肿瘤，应立即转诊至神经外科。

（一）症状

颅神经 IX、X 和 XII 麻痹的患者通常有味觉改变，对固体和液体都有严重的吞咽困难，症状主要包括难以形成食物团，食物团难以向咽部推移，误吸导致吸入性肺炎及鼻反流。语言的变化包括呼吸困难（音质变化）和构音障碍（口齿不清）。这些症状是由于缺乏运动和感觉神经传入，对上腭、咽、喉和食管的调控下降。由于呼气末正压的消失（迷走神经麻痹）导致呼吸困难和咳嗽减弱，继而导致这些患者的全身状况不佳，如体重下降[1]。

（二）病史

对每个患者的评估应从详细的病史询问开始。医师需要确定以下内容：症状的持续时间和加重情况；有无诱因；近期头颈部创伤或手术史；个人或家族的遗传史、神经肌肉或结缔组织疾病史；肌肉无力史；头颈部癌症史和吸烟酗酒史等。多发性后组颅神经麻痹的最常见原因是颅底创伤、颅底肿瘤和神经肌肉疾病[1]。在询问患者病史时，要注意他或她的声音和音质。特别是高位迷走神经病变，声音可能带有呼吸音。喉部和下咽部的痰液聚集时，声音可能会伴有湿啰音（图 9-1）。由于舌下神经麻痹，还可能出现构音障碍，在未代偿时出现言语不清。

（三）检查

对每个患者都要进行全面的头颈部检查。应特别注意怀疑是肿瘤的肿块或病变。

应当进行全面的颅神经检查，特别注意对舌咽神经、迷走神经和舌下神经的检查。舌咽神经在吞咽的咽部阶段起着重要作用。舌咽神经麻痹的最佳检查方法是让患者说"啊……"，并观察腭部是否抬高。此外，还可以通过使用压舌板刺激上腭来测试咽喉反射。舌咽神经麻痹的患者由于腭部感觉减退和腭部抬高减少，会表现出吞咽反射减少。腭与咽后壁的接触减少，可导致鼻咽密封不完全，从而导致食物从鼻腔反流。患者也可能表现为咽部收缩肌收缩

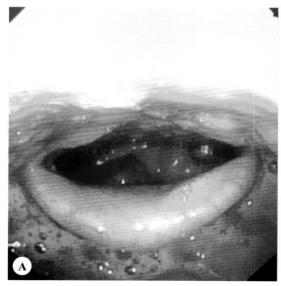
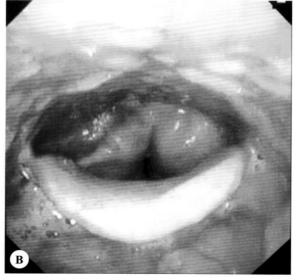

▲ 图 9-1 双侧声带麻痹
A. 瓣膜中的分泌物汇集；B. 固定的声带处于旁侧位置

力差。上述表现可以通过柔性纤维喉镜（flexible fiberoptic laryngoscopy，FFL）进行评估，该检查是通过一个小的柔性内镜经鼻从上面观察咽喉部。嘱咐患者用力发"咿……"，同时观察咽壁收缩（咽部挤压动作）。检查结果分为正常或异常，当功能不佳时，它可能表明有误吸的危险。

舌下神经支配舌部肌肉，因此在吞咽的口腔准备阶段和口腔阶段发挥着重要作用，它有助于形成和移动食物团。检查舌下神经的方法是要求患者伸出舌头并将其向两侧移动。患有舌下神经麻痹的患者，舌会偏向弱侧，并有肌肉萎缩和痉挛。也可以要求患者将舌推到脸颊上，以检查力量。

迷走神经在吞咽的咽部阶段起着重要作用，其中声门关闭是其标志。结状神经节以上的迷走神经病变导致喉返神经和喉上神经的缺失，分别导致单侧声带麻痹和声门上喉部感觉减弱。这可能导致"无声地"误吸，即由于咳嗽反射的丧失而无症状地发生误吸。失去迷走神经对咽部神经丛的协调也可能导致咽部收缩的不协调和吞咽时环咽肌的不完全放松。与舌咽神经损伤后的咽丛损伤类似，迷走神经损伤的患者会表现出咽反射减弱，悬雍垂可能偏向病变的一侧。呼吸、音调和投射用来评估声音。

喉部最好用柔性纤维喉镜（115 美元）进行评估，它可以在检查室或床旁进行。它应该是耳鼻咽喉科医师进行的吞咽困难和发音障碍检查的一部分。在测试喉部运动和感觉时，不应通过鼻孔喷洒麻醉药，因为这可能会显示出感觉丧失的假阳性反应；应将麻醉药置于纱条上，只放在鼻腔内，以防止麻醉咽部和喉部。

喉返神经的损伤通常表现为发音障碍和声带麻痹，声带麻痹时可在喉旁位置看到声带，导致声门关闭不全。随着时间的推移，声带萎缩，引起声带弓形和松弛。声带萎缩后通常会缩短，并伴有杓状腺膜的前移。许多人可以适应这种缺陷，但当感觉丧失时，如前面提到的

高位迷走神经损伤，这往往会导致严重的误吸。

可以用窥镜的尖端来测试喉部的感觉。如果患者在触摸咽壁和声门上部时没有感觉，这表明喉上神经受累。可以看到同侧梨状窦和环状体后部有分泌物汇集，表明咽部无力。如果严重的话，这可能会导致喉部检查不理想。当唾液被自由地吸进气管支气管时，也可以见到 Frank 静默性误吸。同样，咽部挤压在评估咽部肌肉收缩方面是很有用的，如果体征消失则标志着误吸的风险更高。

三、鉴别诊断

后组颅神经的病变 / 瘫痪有许多原因：遗传性、血管性、创伤性、先天性、传染性、免疫逻辑性、代谢性、营养性、退行性或肿瘤性。其中一些原因包括运动神经元疾病、肌萎缩侧索硬化症（amyotrophic lateral sclerosis，ALS）、缺血性卒中、动脉瘤、血管炎、颅底骨折、颈动脉手术、水痘带状疱疹、吉兰 - 巴雷综合征、多发性硬化症（multiple sclerosis，MS）、糖尿病、B 族维生素缺乏、颅底肿瘤（如副神经节瘤）（图 9-2）。下文所述的内容将有助于确定确切的原因和随后的治疗。

四、检查

（一）影像学检查

在评估吞咽困难的过程中，影像学检查是必不可少的。第一项检查是改良吞钡检查（modified barium swallow study，MBSS），这是一种"实时"透视法，可以看到通过喉咙的食物团，以确定吞咽 / 吸气困难的程度以及病变的位置。颅底和颈部的 CT 和 MR 检查通常用于评估颅内、颅底或颈部的病变。

（二）改良吞钡检查

如果转诊前医师没有做过 MBSS，则必须

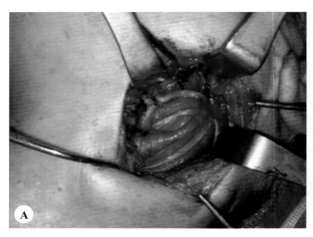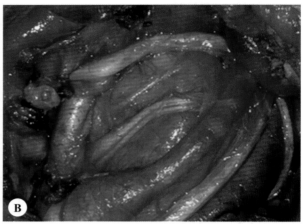

▲ 图 9-2　颈部脂肪瘤伸展到舌咽神经、副神经和舌下神经

将其作为初步检查。MBSS 是诊断和治疗吞咽困难的金标准（图 9-3）。需要病理专家和放射科医师在放射科室共同完成这项检查。这是一项动态研究，测试食物有三种浓度：稀薄（液体）、浓稠（果泥）和固体食物。吞咽的所有阶段都会得到评估。吞咽的每个阶段都会被仔细分析，在检查期间会向患者传授治疗方法，并确定其有效性。向患者推荐饮食并传授改善吞咽困难的方法。如果患者吸出所有浓度的食物，特别是如果存在无声的吸入，则建议患者在接受康复治疗或手术治疗吞咽困难时，采用经皮胃造瘘术或空肠造瘘术来获得营养。MBSS 的缺点包括需要前往放射科室，需要专门的人员，以及不能明确提供有关腭部、声带、咽部肌肉组织和感觉的细微异常。

（三）纤维内镜吞咽功能检查（FEES）

纤维内镜吞咽功能检查（fiberoptic endoscopic evaluation of swallowing，FEES）也用于评估吞咽困难，但它仅限于吞咽的咽部阶段。它是对 MBSS 的补充。该检查包括一个标准的柔性纤维喉内镜检查。患者摄入不同浓度的染色食物。注意物质在咽部隐窝和下咽部的滞留，以及对染色食物的吸入。感官测试也可以通过光纤镜产生脉冲空气刺激来增加，被称为纤维内镜吞咽功能检查和感官测试（fiberoptic

endoscopic evaluation of swallowing and sensory testing，FEESST）。这种测试在提供有关腭、咽壁和声带结构异常的方面很敏感。当患者无法前往放射科室或没有其他资源时，它也可以在检查室或床旁进行。它在跟踪治疗效果方面也很有用。

（四）脑部影像学检查

含钆或不含钆的颅脑 MRI（235 美元）可用于评估中枢神经系统的病变，如脱髓鞘疾病和肿瘤。

（五）颅底影像学检查

为了确定下颅神经麻痹的病因，可能需要对脑干、颅底和颈部进行影像学检查。成像的厚度应为 0.5～0.6mm。如果怀疑病因来自颅底病变，则应同时完成 CT（205 美元）和 MRI（325 美元），因为这些检查可以互补。建议对乳突、颞骨和整个颅底进行无增强 CT 扫描（图 9-4）。有或没有钆增强 MRI 可以检查软组织的病变。如果与 MRI 结果相矛盾，那么需要增强 CT 扫描。在这种情况下，非增强 CT 扫描是没必要的[2]。

高分辨率 CT 是确定颅底骨性解剖结构的首选方式，也是评估颅底骨折的金标准。MRI 应包括轴位和冠状位图像，使用快速旋转回波

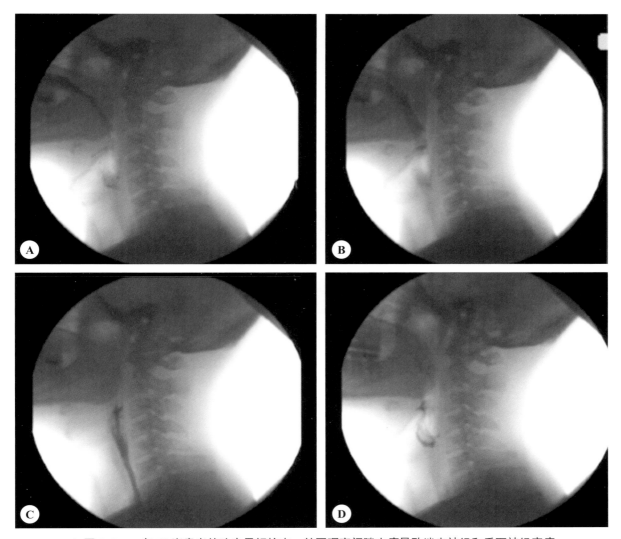

▲ 图 9-3 一名 50 岁患者的改良吞钡检查，其因咽旁间隙肉瘤导致迷走神经和舌下神经麻痹

的 T_1 和 T_2 加权图像，并伴有脂肪抑制技术，以及层厚为 3mm 或更小的增强后图像。此外，短时反转恢复（short tau inversion recovery，STIR）序列可以更好地抑制脂肪。MRI 对诊断炎症病变更准确，因为炎症病变较高的含水量可以产生较高的 T_2 加权强度信号[3]。

（六）颈部影像学检查

首先进行颈部的 CT 扫描（205 美元），再进行含钆和不含钆的 MRI 检查。密切注意口腔、咽部、喉部和气管通道以及喉部的软骨框架。应排除任何可能引起占位效应、吞咽神经或肌肉功能障碍的肿块病变[3]。

五、非手术治疗

吞咽困难和言语治疗

经过 MBSS 和言语治疗的评估，可以根据每个患者的吞咽缺陷制订个性化的方案。治疗的目的是防止误吸，并通过克服各种颅神经病变的影响，建立一个安全有效的吞咽机制。治疗师使用各种技术，包括改变饮食的一致性、吞咽时的姿势，以及在每次吞咽时诱发的不同动作。

对于舌下神经麻痹和吞咽功能障碍的患者，可以采用"头向后仰姿势"。这种姿势利用重力

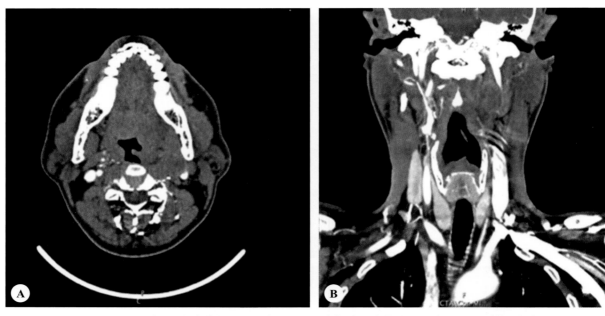

▲ 图 9-4　一名 55 岁患者的 CT 图像，显示咽旁间隙肿块导致迷走神经和舌下神经麻痹

将食物团推入咽部阶段 [4]。其他咽部阶段不佳的患者可以从较小容量的喂食中获益，以较慢的速度在每一口之后进行多次干咽，从而防止误吸 [5]。通常情况下，迷走神经功能缺陷患者会缺乏喉部的感觉，从而影响患者感知食物和激活吞咽的能力。现已采用增强感觉的技术，如用勺子向下压舌头或使用碳酸药丸 [6]。总的来说，言语治疗师使用了许多技术来最大限度地提高患者安全吞咽的能力。治疗的成功需要患者的参与和家庭练习。

六、外科治疗

（一）气管切开术

由于许多患者身体状况不佳，误吸的手术治疗应尽可能简单。我们还应该记住，没有一种手术绝对适用于所有患者。尽管气管切开术不能防止误吸（在某些患者中实际上可能会产生误吸），但它确实有助于误吸患者排痰。起初，患者可能需要带气囊的气管切开导管进行机械通气和吸痰，但在康复后，应尽可能拔除气管导管，以减少吸入性肺炎的风险。对于神

经功能受损的患者，应建立胃造瘘术或空肠造瘘术进行肠内营养 [7]。

（二）Passy-Muir 瓣

对于不能拔管的患者，Passy-Muir 瓣（Passy-Muir valve，PMV）是一种说话的瓣膜，可以通过增加声门下压力来帮助发声和吞咽。研究表明，与没有安装 PMV 的成年人相比，安装 PMV 的成年人在饮水时的误吸率要低得多。应在选择的误吸患者中评估 PMV 的益处。可以在使用和不使用 PMV 的情况下进行改良吞钡检查，以确定其使用是否会减少误吸。如果是这样的话，可以在用餐时放置 [8-10]。

（三）环咽肌的治疗

当环咽肌（cricopharyngeus muscle，CPM）在吞咽的咽部阶段不能放松时，如在高位迷走神经病变中所看到的那样，就会加重误吸的情况。环咽肌切开术可作为主要手术进行，或者与其他手术（如声带中位化）联合进行。研究者利用数据库检索了 1990—2013 年的 567 篇文章，比较了环咽扩张术、肉毒杆菌毒素注射（Botox）和环咽肌切开术治疗环咽肌功能障碍

的疗效[11]。对患者结果的 Logistic 回归分析显示，环咽肌切开术的成功率明显高于肉毒杆菌毒素注射和扩张术的中位成功率，环咽肌切开术和肉毒杆菌毒素注射没有统计学差异。此外，与开放式手术相比，内镜下环咽肌切开术的成功率更高（P=0.0025）。

在决定处理环咽肌的方法时，必须考虑到患者的整体情况，因为肉毒杆菌毒素的注射可以由有经验的临床医师在检查室完成。一项纳入 36 名患者的回顾性研究，对接受吞咽治疗后仍有环咽肌功能障碍的患者进行肌电图指导下注射肉毒杆菌毒素的有效性和安全性评估[12]。MBSS、FEES、残疾评分表、穿透 - 吸气评分和美国国立卫生研究院吞咽安全量表用于评估患者吞咽困难。对于不再需要胃造瘘管喂食的患者和残疾评分有改善的患者，总的成功率为 63.9%。

肉毒杆菌毒素注射在舌咽神经和迷走神经麻痹的患者中更成功（P=0.006）。并发症发生率非常低，只有一名患者出现暂时性单侧声带麻痹。

（四）声带中轴化和杓状突起

见第 10 章 "颅神经 Ⅹ：发音障碍"。

七、腭咽功能不全的治疗

腭咽括约肌是由软腭和咽侧壁及咽后壁的肌肉形成。其功能是在说话和吞咽时将鼻腔和口腔分开。闭合不完全会导致说话时鼻音过重，或者食物从鼻腔中反流出来。非手术治疗包括语言治疗和腭部提升术，但更多时候需要手术治疗。一般来说，咽后皮瓣和括约肌咽喉成形术等手术已被成功使用，但它们的围术期发病率很高。最近，人们用脂肪、生物材料［如透明质酸（hyaluronic acid，HA）］和羟基磷灰石钙注射到咽后部，以增加体积和减少声门间隙[13, 14]。2017 年的一项研究评估了 25 名接受连续治疗的患者，他们在 2011 年 1 月 1 日至

2014 年 12 月期间被注射了 HA 和葡聚糖共聚物。对于较大的缝隙，注射量为 2.5~4.1ml。手术在诊所进行，采用局部麻醉、监控麻醉护理和全身麻醉。总的来说，25 名患者中有 19 名在第一次注射后，其感知的鼻腔共鸣有了改善。在 12 名诉鼻腔反流的患者中，有 6 名得到了改善，2 名没有改善，其余 4 名没有数据。25 人中有 19 人只需要注射一次就能达到最终效果。那些有良性原因和良好侧壁运动的患者比那些因恶性肿瘤而导致耳咽功能不足的患者有更好的结果。并发症的发生率极低，包括术后颈部疼痛、吞咽困难，以及 2 名患者的咽后积液需要引流。组织学研究表明，透明质酸作为一种运输介质，在几周内从注射部位消散，组织膨大效应主要是由对葡聚糖微球的免疫反应驱动的，它刺激胶原蛋白和合成，以及成纤维细胞和肌成纤维细胞的涌入，形成坚固的组织膨大[15]。

八、终末期的外科治疗

对于保守治疗无效的顽固性、危及生命的误吸患者，可以选择以下几种手术，以完全防止气管和支气管的污染。这种情况经常发生在因脑血管意外、脑干梗死、ALS 和多发性硬化症而造成的神经系统破坏的患者，或者是做了大量头颈部或颅底手术的患者。

（一）喉部闭合手术

喉部闭合手术可分为声门、声门上和声门下闭合。所有的手术都需要永久性的气管切开，并且有可能再次发生误吸的情况。在声门闭合术中，真假声带自由边缘的黏膜被剥离，并将它们彼此缝合在一起。声门关闭会牺牲正常的语言。这种闭合可能是可逆的。对于真声带可移动的患者来说，声门水平的闭合是不可靠的，这可能是由于持续的喉咽运动对闭合产生了过度的张力。

声门上段的闭合是通过剥离会厌、杓状体和杓状体褶皱的黏膜边缘，然后通过下咽喉切口将它们缝合在一起。应该注意的是，声门和声门上闭合术的失败率相对较高，复发误吸的情况也不少见。

（二）环状软骨部分切除术

Krespi 等多年前描述了一种环状软骨部分切除术，以减少接受舌底和咽部广泛切除的患者的吸入物。气道需要永久性气管切开。该技术包括黏膜下剥离和切除环状软骨的后层，保留环状软骨关节和环状软骨后部肌肉及其神经支配。它是用 CPM 进行的。其结果是喉部前后尺寸减小，下咽部入口扩大[16]。随着时间的推移，其他关闭喉部的方法已经被开发出来，但都是基于上述原则。在 Kimura 等最近的一项研究中，发现严重吞咽困难和发声功能障碍的患者在 Kanno 手术后的生活质量得到明显改善（$P<0.05$）。家庭照顾者的生活质量也得到明显改善（$P<0.05$）。9 名接受 Konno 方法的患者分别使用功能性口腔摄入量表和 Barthel 指数作为生活质量的指标，对口腔摄入和日常生活活动进行了评估。还分析了炎症等其他因素，以及询问 7 名家庭护理人员关于吸痰频率、家庭护理人员的情绪和术后满意度。结果显示术后满意度非常高[17]。

（三）喉气管分离术

喉气管分离术包括在喉部下方分割气管，关闭近端残端或将其转入皮肤或食管。经典的 Lindeman 手术，以其最初描述的作者命名，在气管的上环进行分割，近端残端转到食管前部[18]。

由于与食管前部的吻合在技术上具有挑战性，导致高渗漏率，因此这种手术基本上被放弃了。Tucker 后来描述了"双管"气管造口技术，将近端气管缝合到颈部皮肤上，作为受控瘘管[19]。

Lindeman 手术的变种是喉气管分离术（laryngotracheal separation，LTS），目前被广泛使用。近端气管残端自行闭合，可以用带状肌肉制作的皮瓣进行加固。分泌物汇集在盲袋中，当患者采取仰卧姿势时，会被排空。如果患者以前做过高位气管造口术，导致气管残端过短，那么这种闭合方式可以防止与食管的高压吻合。据报道，LTS 的瘘管率大于 33%，在以前做过气管造口术的患者中发生率更高。任何一种手术对吸入物的预防率都接近 100%，每种技术都有成功逆转的报道[20-22]。

（四）全喉切除术（TL）

全喉切除术（total laryngectomy，TL）将呼吸道和消化道明确分开，多年来一直被认为是对有生命危险的吸入物患者进行最终治疗的首选手术[23]。狭义的喉切除术可以从舌骨到环状体下缘的喉被切除，这样可以保留舌骨、杓状体和环状体后区的黏膜及带状肌肉。使用带状肌肉来加强黏膜的闭合。虽然 TL 仍然是实现完全停止吸入的最可靠和最明确的方法，但它不具有可逆性，而且对患者和家庭有很大的负面作用。

一些有严重吸痰并发症、神经系统功能和预后不佳的患者可能永远无法恢复口服能力。对于这样的患者，应该用胃造口术或空肠造口术建立永久性喂食管。结扎腮腺和颌下腺管可以有效地减少唾液流量，减少植物人对口腔分泌物的吸入[24]。

（五）喉部支架

喉部支架是完全可逆的，其插入和取出都比较简单。有多种尺寸可供选择。也许使用最广泛的支架是由 Eliachar 设计的支架。它是一种硅胶管，被设计用于黏附在喉部和上气管的结构上。有多种尺寸可供选择。管子上部的圆顶状突起可以被切开，形成一个单向阀，允许空气从气道中排出，同时仍然防止吸入。通过该阀门的气流允许敏感的患者进行一些功能性发音。支架周围可能发生泄漏，但可以通过放置更大尺寸的支架来纠正。支架可以保持

9～12 个月。支架置入是阻止重症患者误吸的合理首选方法，特别是当他们的病情可能是可逆的。

结论

慢性咽功能障碍可以发生在有各种病理过程的患者身上。确定病因是最重要的，因为它将指导治疗并决定所有的预后。早期诊断步骤应包括由耳鼻咽喉科医师进行 MBSS 和纤维喉镜检查。如果怀疑有恶性肿瘤或神经麻痹，则应进行影像学检查。对于已确认的吞咽困难的患者，干预的选择范围从保守的测量方法，如语言和吞咽治疗，到越来越积极的外科手术，如声带注射、气管造口术（使用 / 不使用 Passy-Muir 瓣）、微创技术，以及最终完全

分离呼吸道和消化道（喉部闭合手术、喉切除术）。耳鼻咽喉科医师经常需要评估这些患者，应当彻底了解评估和治疗的方法。

保持气道对生命至关重要，而某些形式的吞咽困难伴有误吸，如果不加以治疗，可能会危及生命。虽然有许多可以进行成本分析的诊断和治疗方案，但由于气道的极端重要性，因此关于成本效益的决定较少，而关于保护生命的决定较多。

早期干预和治疗可以防止危及生命的并发症，并加速原发疾病的恢复。根据资深医师的经验，这些早期干预措施应包括语言和吞咽治疗，通过注射生物材料进行声带复位，然后用肉毒杆菌毒素治疗环咽肌，上述这些治疗都可以在门诊环境下进行，与更积极的手术相比，具有良好的性价比。

参考文献

[1] Finsterer J, Grisold W. Disorders of the lower cranial nerves. J Neurosci Rural Pract 2015;6(3):377–391

[2] Hudgins PA, Baugnon KL. Head and neck: skull base imaging. Neurosurgery 2018;82(3):255–267

[3] Raut AA, Naphade PS, Chawla A. Imaging of skull base: pictorial essay. Indian J Radiol Imaging 2012;22(4):305–316

[4] Calvo I, Sunday KL, Macrae P, Humbert IA. Effects of chin-up posture on the sequence of swallowing events. Head Neck 2017;39(5):947–959

[5] Nascimento WV, Cassiani RA, Santos CM, Dantas RO. Effect of bolus volume and consistency on swallowing events duration in healthy subjects. J Neurogastroenterol Motil 2015;21(1):78–82

[6] Turkington LG, Ward EC, Farrell AM. Carbonation as a sensory enhancement strategy: a narrative synthesis of existing evidence. Disabil Rehabil 2017;39(19):1958–1967

[7] George BP, Kelly AG, Schneider EB, Holloway RG. Current practices in feeding tube placement for US acute ischemic stroke inpatients. Neurology 2014;83(10):874–882

[8] Dettelbach MA, Gross RD, Mahlmann J, Eibling DE. Effect of the Passy-Muir valve on aspiration in patients with tracheostomy. Head Neck 1995;17(4):297–302

[9] Elpern EH, Borkgren Okonek M, Bacon M, Gerstung C, Skrzynski M. Effect of the Passy-Muir tracheostomy speaking valve on pulmonary aspiration in adults. Heart Lung 2000;29(4):287–293

[10] Stachler RJ, Hamlet SL, Choi J, Fleming S. Scintigraphic quantification of aspiration reduction with the Passy-Muir valve. Laryngoscope 1996;106(2, Pt 1):231–234

[11] Kocdor P, Siegel ER, Tulunay-Ugur OE. Cricopharyngeal dysfunction: a systematic review comparing outcomes of dilatation, botulinum toxin injection, and myotomy. Laryngoscope 2016;126(1):135–141

[12] Kim MS, Kim GW, Rho YS, Kwon KH, Chung EJ. Office-based electromyography- guided botulinum toxin injection to the cricopharyngeus muscle: optimal patient selection and technique. Ann Otol Rhinol Laryngol 2017;126(5):349–356

[13] Brigger MT, Ashland JE, Hartnick CJ. Injection pharyngoplasty with calcium hydroxylapatite for velopharyngeal insufficiency: patient selection and technique. Arch Otolaryngol Head Neck Surg 2010;136(7):666–670

[14] Cantarella G, Mazzola RF, Mantovani M, Baracca G, Pignataro L. Treatment of velopharyngeal insufficiency by pharyngeal and velar fat injections. Otolaryngol Head Neck Surg 2011;145(3):401–403

[15] Peck BW, Baas BS, Cofer SA. Injection pharyngoplasty with a hyaluronic acid and dextranomer copolymer to treat velopharyngeal insufficiency in adults. Mayo Clin Proc Innov Qual Outcomes 2017;1(2):176–184

[16] Krespi YP, Pelzer HJ, Sisson GA. Management of chronic aspiration by subtotal and submucosal cricoid resection. Ann Otol Rhinol Laryngol 1985;94(6, Pt 1):580–583

[17] Kimura Y, Kishimoto S, Sumi T. Improving the quality of life of patients with severe dysphagia by surgically closing the larynx. Ann Otol Rhinol Laryngol 2019; 128(2):96–103

[18] Eisele DW, Yarington CT Jr, Lindeman RC, Eisele DW,

Yarington CT. Indications for the tracheoesophageal diversion procedure and the laryngotracheal separation procedure. Ann Otol Rhinol Laryngol 1988;97(5, Pt 1):471–475

[19] Tucker HM. Double-barreled (diversionary) tracheostomy: long-term results and reversibility. Laryngoscope 1993;103(2):212–215

[20] Eibling DE, Snyderman CH, Eibling C. Laryngotracheal separation for intractable aspiration: a retrospective review of 34 patients. Laryngoscope 1995;105(1):83–85

[21] Francis DO, Blumin J, Merati A. Reducing fistula rates following laryngotracheal separation. Ann Otol Rhinol Laryngol 2012;121(3):151–155

[22] Zocratto OB, Savassi-Rocha PR, Paixão RM, Salles JM. Laryngotracheal separation surgery: outcome in 60 patients. Otolaryngol Head Neck Surg 2006;135(4):571–575

[23] Topf MC, Magaña LC, Salmon K, et al. Safety and efficacy of functional laryngectomy for end-stage dysphagia. Laryngoscope 2018;128(3):597–602

[24] Klem C, Mair EA. Four-duct ligation: a simple and effective treatment for chronic aspiration from sialorrhea. Arch Otolaryngol Head Neck Surg 1999;125(7):796–800

第 10 章　颅神经Ⅹ：发音障碍
Cranial Nerve Ⅹ：Dysphonia

Lacey Adkins　Melda Kunduk　Andrew J. McWhorter　著

吴鹏飞　王　凯　巴永锋　译　　汪永新　校

摘　要

　　喉返神经是迷走神经的一个分支，它的瘫痪经常导致呼吸困难和潜在的吞咽困难。柔性喉镜可用于初步诊断，而频谱镜可对黏膜和声门关闭进行更好的评估。喉肌电图可以用来帮助确诊。其他检查包括沿喉返神经走行的影像学检查，血清检查保留给特定病例。治疗方案包括观察，同时等待神经重塑或语音治疗。注射填充术可以帮助声带内移以提供更好的闭合。如果麻痹未能解决，也可采用喉部成形术。除了甲状软骨成形术外，还可以通过杓状腺内收术、杓状软骨固定术和（或）环甲软骨半脱位获得进一步改善。喉部神经重塑是另一种治疗方案，有助于声带恢复体积和音调。

关键词

　　声带麻痹，喉肌电图，甲状软骨成形术，喉部神经重塑

一、初始表现

　　喉部神经支配基本来源于迷走神经。喉返神经（recurrent laryngeal nerve，RLN）和喉上神经（superior laryngeal nerve，SLN）是迷走神经的分支，支配运动和感觉。当活动功能不足时，通常会导致发音困难。有发音障碍征兆的患者需要进行彻底的评估。通常情况下，患者首先到他们的初级保健医师那里就诊，美国医疗保险非设施价格大约是 75 美元。目前美国耳鼻咽喉科学会的指南建议，如果发音障碍存在超过 4 周，他们应该被转诊给耳鼻咽喉科医师（170 美元），并进行喉部检查[1, 2]。如果怀疑有严重的潜在原因，近期有颈部或胸部手术、插管、颈部肿块或吸烟史，则应尽早转诊[2]。

（一）症状

　　当患者的迷走神经或其分支麻痹或瘫痪时，由此产生的发音障碍通常会导致呼吸音暂停。患者经常会感觉发声困难或发声的时候有噪声。发音困难、声带疲劳、高声调或麻痹性假声也很常见。他们可能会有轻微的咳嗽，甚至在用力时出现呼吸困难，这是因为自主呼吸末梢压力的丧失。他们经常会有吞咽困难，从误吸到吞咽困难，再到鼻腔反流[3, 4]。

（二）病史

初步的耳鼻咽喉科评估应从全面的病史开始。发音障碍是突然发生的还是逐渐发生的？是在最近的手术后开始的吗？声带麻痹最常见的病因是医源性的，其次是恶性肿瘤和特发性的[5, 6, 7]。有任何其他神经系统症状的病史也应加以阐明。任何相关的症状，如前面讨论过的症状，也应予以回顾。

（三）检查

病史询问后，应进行声音检查。临床医师应仔细聆听患者的声音质量。应评估是否存在气息声或麻痹性假声。当患者通过拉长声带和减少声带松弛来慢慢提高音调时，他们会出现少量气息声，这就是为什么有些患者会出现麻痹性假声。当被要求发声时，麻痹的患者会经常表现出复音（同时发出多个音），这在安静的对话中可能不会出现。音域也经常减小，最常见的是在高频率。咳嗽常常很弱，最大的发声时间通常少于 10s[4]。偶尔当 SLN 受累时，环甲肌的神经支配受到影响，患者会出现音调变低或单调的声音[3]。

还应进行全面的头颈部检查，特别是要寻找任何颈部肿块或相关的颅神经病变。迷走神经的高位病变，在迷走神经发出分支以前，沿迷走神经走行的更近端，由于迷走神经的咽部分支受累，麻痹一侧的腭部可能会出现腭部上升无力的情况。间接喉镜检查也可用于评估声带的一般活动性或分泌物聚集的证据。

内镜检查（115 美元），无论是柔性的还是硬性的，都可以提供更多的信息[1]。除了可以评估大幅度运动外，还可以对垂直和水平运动及声带弯曲或萎缩进行更全面的评估。通过柔性喉镜检查，还可以了解腭部运动和腭咽闭合，以及咽壁运动。让患者发出并保持一个响亮的高音，正常的咽部收缩应该沿着侧壁和后壁清晰可见。然而，当咽的一侧麻痹时，如所预测的高位迷走神经病变，肌肉缺乏隆起，后中缝

会经常被拉向健侧[4]。此外，单侧梨状窝内的分泌物也表明该侧咽部无力。图 10-1 是这些研究结果的一个例子，在后方，可以看到右侧声带萎缩和弯曲，以及梨状窝内的分泌物，提示有高位迷走神经病变。在评估过程中，可以用内镜的尖端来测试喉部的感觉。如果没有感觉，则表明 SLN 受累，这有助于定位病变。在检查声带的整体外观时，注意其静止状态下的位置及轮廓。肌肉萎缩可能导致声带弯曲、松弛或咽腔扩大。

在检查声带的整体外观时，要注意其静止位置及轮廓。肌肉萎缩可能导致声带弓形、松弛或心室扩大。图 10-2 显示了一个左侧声带麻痹的患者。左侧声带萎缩并弯曲导致咽腔扩大。增加频闪喉镜（180 美元），在发音或黏膜波不对称的情况下，可以仔细评估声门关闭情况。然而，当静止状态下的声带是单侧性时，可能难以看到任何情况[1]。松弛度也可以通过让患者保持较低的音调进行评估；在较低的音调上，声带开始横向屈曲且不固定，随着患者发出更高的频率后消失。重要的是，要注意任何垂直高度不匹配，可能存在声带麻痹和杓状软骨扭转。尽管任何位置都是可能的，但通常是声带

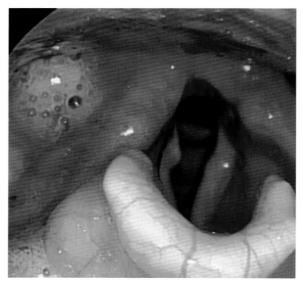

▲ 图 10-1　右侧声带麻痹，声带弯曲，右侧梨状窝内有分泌物汇集，提示有高位迷走神经病变

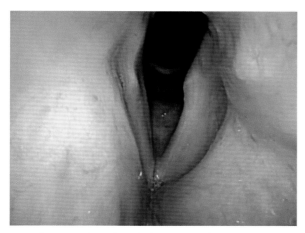

▲ 图 10-2　左侧声带麻痹合并声带萎缩及咽腔扩大

麻痹后缩短伴随杓状软骨前移[8]。

如果患者有联带运动的神经再支配或麻痹，检查结果会更微妙。症状与完全麻痹时的症状相似，很少与吞咽问题有关。在内镜检查中，通常会出现声带活动减弱或弯曲。在检查过程中，让患者重复动作可能会有帮助，能够使病变的一侧疲劳，让声带滞后更加明显[3]。检查结果可能只是声带张力不对称和声门上功能亢进。

SLN 也可能参与其中，无论是其感觉还是运动部分。感觉部分用于声门上的感觉，而运动功能则为环甲肌提供神经支配。当 SLN 受累时，患者会经常出现音调降低，说话更加单音调。此外，它还会引起发声疲劳和呼吸困难。如果是感觉部位的原因，患者还可能出现呛咳和清嗓子的情况。检查时，当患者以较高的音调发声时，后联合会经常向患侧旋转。由于麻痹的一侧松弛，这将导致它在弯曲时缩短[3]。

二、病情评估

（一）影像学

一旦发现麻痹，就应该尝试确定病因。由于恶性肿瘤仍然是最常见的病因，因此沿着麻痹神经的走行（从颅底到剑突水平）进行成像。病因也会影响治疗，因为炎症和压迫可能导致

短暂的麻痹，而外伤或恶性肿瘤可能是更永久的。最常用的影像学检查包括胸部 X 线检查（chest X-ray，CXR）、超声检查、计算机断层扫描（CT）和磁共振成像（MRI）。

最佳的影像学检查是有争议的，没有很好的证据支持。在对美国支气管 – 食管协会（American Broncho Esophagological Association，ABEA）成员的调查中，大多数受访者（70%～73%）表示，在麻痹检查中总是或经常需要进行 CXR 或颈部 / 胸部 CT。然而，大多数人还说，MRI 只是有时需要。超声检查的使用情况未作调查[9]。

一项针对临床病因不明（或近期没有发病相关的头、颈或胸部手术）患者的对比研究，其观测了增强头部 CT（165 美元）、颈部 CT（205 美元）和胸部 CT（200 美元）[1]，同时观察了瘫痪和麻痹的情况。常规影像学检查发现 21% 的患者有病变，其中甲状腺异常是最常见的发现。最终，这些病变被认为只在 6% 的病例中导致了麻痹[6]。其他研究表明，CT 可以确定 23.5% 的临床病因不明患者的病因，其中肺部疾病和甲状腺疾病是最常见的原因[11]。另一项研究显示，30.9% 的患者通过胸部 CT 确定了相关病变，颈部 CT 为 24.5%，头部 CT 为 14.8%[12]。CT 成像对麻痹的价值要低很多，研究表明为 0%～2.9%[13, 14]。

在 CT 与 CXR（30 美元）的比较中，CXR 对 59% 的胸部病变和 80% 的心血管病变具有诊断作用。如预期一般，CXR 不能很好地识别纵隔疾病或涉及颅底或颈部的病变。然而，所有在 CXR 上发现的胸部病变都需要增强 CT 来进一步评估和分期。由于 CXR 阴性不能排除恶性肿瘤，而阳性的 CXR 仍然需要 CT 检查，因此它的效用似乎很低[11]。

在比较颈部超声（120 美元）和 CT 结果时，超声能够识别 100% 的颈部病变和 12% 的胸部病变。另一项研究显示，颈部 CT 和颈部超声的识别率相当，分别为 24.5% 和 26.2%[12]。

关于 MRI 的研究很少。脑部、颈部和胸部 MRI 的费用分别为 235 美元、325 美元和 465 美元[1]。总的来说，他们似乎觉得 MRI 更适合用于更"近端"的病变，因为它们能更好地显示颅底的情况[15]。然而，它们的假阳性率很高，尤其是在较低可疑病例中[16]。

（二）血清学

偶尔，血清学也可用于检查。在对 ABEA 成员的调查中，大多数人表示可以使用实验室测试；但是，80% 的人表示这些测试应该是偶尔或较少使用[9]。最常见的检查是莱姆病抗体滴度（20 美元）、类风湿因子（7 美元）、红细胞沉降率（5 美元）和抗核抗体（15 美元）[1]。遗憾的是，这些测试的证据很薄弱，大多数文章都是病例报告。唯一的一项代表性研究似乎显示了声带麻痹与全身性疾病之间的关系，发现它在糖尿病患者中更为常见，非糖尿病患者为 0.44%，糖尿病患者为 4%～5.6%[17]。一次血糖检测需要 5 美元，糖化血红蛋白约 10 美元[1]。一般认为，鉴于这些血清检查呈阳性的可能性很低且缺乏证据，只有怀疑某种特定疾病时才应进行这些检查。

（三）喉肌电图

喉肌电图（laryngeal electromyography，LEMG）可由耳鼻咽喉科医师与神经生理学专家一起操作，以确认声带麻痹，推测病变部位，并对预后提供建议。根据最近的一份共识声明，进行这项检查的最佳时间是在最初受创后 4 周至 6 个月[18]。通常情况下，对环甲肌和杓状肌进行检测，以帮助确定 SLN 和 RLN 受累情况。如果两根神经都受累，则表明其分支的近端有病变或迷走神经损伤。

在 LEMG（150 美元）中，肌肉细胞的负静息电位的变化是产生电活动的原因。研究的基本成分是运动单位动作电位（motor unit action potential，MUAP），它是由一个运动神经元支配的所有肌肉纤维电位的电总和，最初

为双相或三相波。神经完全损伤后，在静止状态和试图运动时都会出现电沉默。然而，如果损伤是不完全的，一些纤维仍然是完整的，导致振幅下降的 MUAP。随着神经再支配的发生，由于无序的再支配和肌纤维的萎缩，出现低振幅的多相 MUAP，振幅随时间增加[19]。图 10-3 是一个正常活动的甲杓肌 LEMG 结果（图 10-3A）与麻痹患者的结果进行比较（图 10-3B）的例子。请注意，在正常情况下，收缩时有多个运动单位发射，由于基线被掩盖，单一的 MUAP 不能再被区分出来（图 10-3A）。这与图 10-3B 形成对比，后者的电反应不太强烈，基线清晰可辨。

当针头最初被插入时，一些纤维会在安静下来之前发生去势。如果这种活动持续时间长，这可能表明肌肉不稳定或持续的去神经化。在静止状态下，肌纤维通常有一些自发活动和不传播的负偏转，但如果它们持续发射并形成尖峰颤动或正尖波，这就提示有去神经化。通常情况下，在最初受伤后 3 周就可以看到这种情况，尽管有些研究表明，这种情况甚至可能发生更早[19]。

在 LEMG 中，正尖波、多相 MUAP 或纤颤是神经系统损伤的证据。然而，当它是麻痹而不是瘫痪时，剩余肌肉活动的信号通常会掩盖这些发现。麻痹时可能看到的是信号减少，这一发现也可以通过针头放置不当或肌肉收缩不完全来模仿[20]。此外，横纹肌在最大收缩力的 30% 时仍会达到最大干扰模式，因为多个运动单元以高频率发射，掩盖了单纯 MUAP 的特征，这意味着麻痹甚至可能无法在 EMG 上识别。考虑到这一点，LEMG 对麻痹的诊断可能并不比体格检查更准确。事实上，最近对喉科医师的调查显示，他们中的大多数（89%）仅依靠检查。他们认为喉镜下预测价值最高的检查结果是运动异常，如运动迟缓和张力下降[21]。然而，也有研究表明，当预检提示麻痹时，都存在评分者之间较差的一致性[22]。当试

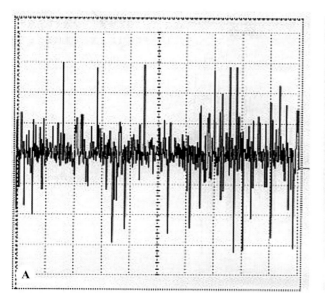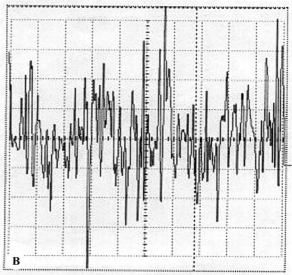

▲ 图 10-3　正常声带的甲杓肌 LEMG 结果（A）和麻痹声带（B）之间的比较

A. 有多个运动单元发射，掩盖了基线；B. 电反应不太强烈，基线清晰可辨

图将频闪镜检查结果与 LEMG 证实的麻痹联系起来时，与之关联性最强的检查结果似乎是同侧轴线偏移、声带变短、声带变薄、声带弯曲、运动性降低和相位滞后[23]。

有一些研究表明，LEMG 可以用来评估麻痹后的恢复潜力。通常用来定义"愈后良好"的标准包括没有纤维化或具有良好运动恢复能力的阳性尖波。然而，即使使用这些标准，也有不同的成功率，研究表明这些患者的康复率为 13%～90%[24-30]。最近的一项 Meta 分析显示，有 MUAP 比没有 MUAP 增加了 53% 的康复可能性，虽然没有足够的证据证明纤颤电位和尖锐波的实用性。电刺激的缺失被发现有正预测值，恢复率为 68%，敏感性为 93%[18]。

（四）吞咽困难评估

当出现声带麻痹时，多达一半的患者可能会伴有吞咽困难或误吸。这是声门关闭不全以及咽喉收缩和感觉下降的结果[31, 32]。有多种方法来评估他们的吞咽。也许在表现和结果方面最基本的是床边吞咽（85 美元）[1]。理论上，床边吞咽时出现的湿性发音障碍可能

提示渗透或误吸；然而，这种测试既不敏感也不具有特异性[33]。改良吞钡试验（modified barium swallow，MBS）和柔性纤维内镜吞咽评估（flexible fiberoptic endoscopic evaluation of swallowing，FEES）可以提供更多的信息，而且更准确。

1. 改良吞钡试验

一个 MBS（220 美元）可以通过透视来显示药丸的实况。利用这一点，也可以确定任何代偿性策略的有效性，也可以试验各种一致性。除了显示误吸或渗透，它还能提供有关咽部运动和收缩的进一步信息，这可能有助于沿着迷走神经进一步定位病变。具体来说，这是由咽部收缩率来衡量的，即当药丸放在口腔内时，X 线片上可见的咽部面积除以最大收缩点的咽部面积[34]。吞咽无力的患者由误吸的风险，因为存在咽部残留，导致吞咽后误吸。图 10-4 是一个声带麻痹患者 MBS 的例子。吞咽开始之前（图 10-4A），注意气管内没有钡剂。随着吞咽的进行，开始看到穿透（图 10-4B），接着是误吸的证据（图 10-4C）。

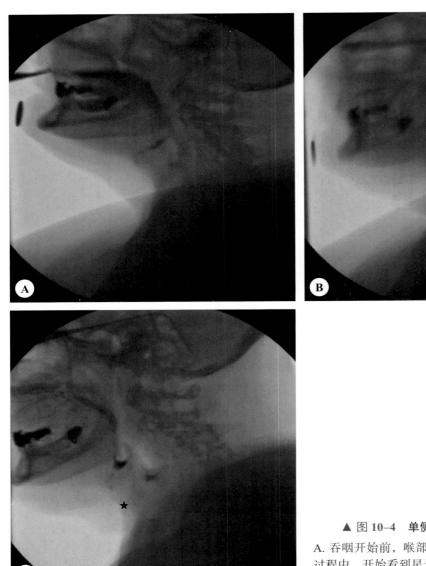

▲ 图 10-4　单侧声带麻痹患者的改良吞钡研究

A. 吞咽开始前，喉部入口或气管内没有钡剂；B. 在吞咽过程中，开始看到星号显示的喉部穿透；C. 最后是误吸，再次显示气管内的钡剂（★）

2. 喉镜吞咽功能评估

FEES（235 美元）可以直视吞咽时的咽部情况[1]。如同前面提到的柔性喉镜检查，任何腭部或咽部的运动障碍也可以被发现。可以看到误吸或穿透的迹象，但由于会厌倾斜的"不透明"，实际吞咽时有关误吸/穿透的信息都是有限的。然而，FEES 是确定患者如何处理其分泌物以及是否存在短暂误吸的唯一方法。感觉测试（180 美元）可以添加到 FEES 中，通过向喉部黏膜吹气脉冲来引起喉内收肌反射，SLN 的内侧支传入，RLN 传出[1]。能引起反射的最低空气脉冲被定义为阈值，正常感觉是≤4.0mmHg[19, 20]。

三、治疗

一旦诊断为麻痹，就有各种治疗方案。根据病因的不同，神经有不同的再支配潜力。由于肿瘤或医源性损伤导致的麻痹，恢复的可能性较小，而特发性麻痹患者恢复的可能性更大。虽然完全恢复是理想的，但声音恢复并不等同于运动恢复。最近的一篇文献回顾显示，平均有 39% 的人有部分运动恢复[35]。在声音恢复方面，52% 的患者完全恢复，61% 的患者不完全恢复[35]。既往认为，如果有任何恢复，一般都发生在最初麻痹后 1 年内。通常约有 2/3 的康复患者在前 6 个月内恢复。每增加 1 个月，整体恢复的机会就会下降[37]。无论是运动还是声音，都有可能随着时间的推移而恢复，由于有恢复的可能，所以一些患者最初可能选择观察。

（一）发音治疗

除了观察，另一种非侵入性的治疗方法是语音治疗（每次 80 美元）[1]。最常见的是，包括腹式呼吸锻炼、共鸣声和硬声门攻击，即在发声前将声带强行合拢，所有这些操作都是为了试图缩小声门，同时努力避免声门上功能亢进。如果有任何吞咽困难或呼吸困难也可以使用治疗技术，如收下巴、转头和声门上吞咽。接受语音治疗的患者常有到主观感知的改善以及声学测量的改善。然而，这些结果也会受到因神经功能恢复的影响[38-40]。

（二）注射成形术

注射成形术是使用自体或异体的填充材料注射或填充至声带不同的层次或声门旁间隙，使声带游离缘内移，从而暂时或可永久地改善声门闭合状况。声带内注射法需要在全身麻醉下通过喉镜进行操作（医师操作费用 255 美元，不包括麻醉费用和麻醉监护费用），也可以在诊室内局麻下进行（1035 美元）。两种方法成功率分别为 97% 和 99%，并发症发生率分别为 2% 和 3%[1, 41]。近年来，采用经口或经皮（经环甲膜径路）穿刺注射法数量有所增加。

经口注射可以通过助手使用软性纤维喉镜或主刀医师用非优势手操作硬性纤维喉镜检查看到图像。麻醉起效后，张口将舌向下压，使用穿刺针经口咽部插入真声带的侧面（图 10-5），注意避免穿刺到声带表浅的黏膜固有层。根据材料的性质判断可能需要超剂量注射，即便填充物吸收后也能保证声带向中线内移成

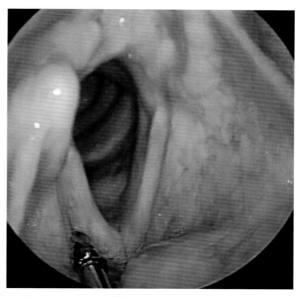

▲ 图 10-5　右侧声带损伤固定患者接受经口注射成形术。注意穿刺针沿侧声带的位置，允许填充物被注射到声门旁间隙

型良好。

经皮穿刺使用软性纤维喉镜同样可以看到清晰的图像。经环甲膜径路是在局麻起效后，经环甲膜进行穿刺，穿刺针穿入甲状腺侧翼下方，稍微偏离中线，当看到穿刺针在声门下形成隆起再刺入上方的声带膜。经甲状软骨入路是将穿刺针穿进真声带水平的甲状软骨。以上这两种技术在理想情况下穿刺针不会进入气道，内镜可以看到针头端在黏膜下来回移动，说明穿刺针到达正确的位置。甲状腺舌骨膜入路是采用穿刺针经甲状软骨上切迹缘经皮进针，穿过甲舌膜向后外下方进入，使其在甲状腺叶柄处进入气道，该路径可在直视下进入正确的注射部位[42]，之后可在视图下注入填充材料使声带向中线移位。图 10-6 是一位左侧声带损伤固定的患者，与图 10-2 为同一患者。患者接受脱细胞真皮基质注射成形术，根据填充物的类型选择适当的过度注射。

根据注射材料的不同，注射效果可能是暂时的，也可能是持久的。在既往的研究中，特氟龙（聚四氟乙烯）是最常用的材料，但由于异物反应或肉芽肿形成等一些长期并发症，这

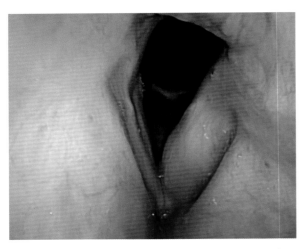

▲ 图 10-6　左侧声带损伤固定的患者，接受脱细胞真皮基质注射成形术，需要适当的过度注射

种材料已经基本不再使用。现在有多种材料将其取代。临床上最常用的是羧甲纤维素、胶原蛋白和羟基磷灰石钙，手术室使用的是羧甲纤维素和羟基磷灰石钙[41]。牛胶原是作用持续时间最短的临时填充材料，可持续 4～8 周，需要加压注射大口径针头。脱细胞真皮基质呈粉末状，需要溶解后进行注射，通常可持续 3～6 个月，也有一些报道证明它的持续作用时间会更久。羧甲纤维素是美国食品药品管理局批准的填充材料，可持续 2～3 个月。透明质酸是一种天然存在于细胞外基质的黏多糖，通常可持续 4～6 个月。羟基磷灰石钙是一种长期的植入物，可持续 12 个月，注射后，纤维化取代凝胶载体，羟基磷灰石钙微球保留，由于凝胶载体的损失，故需要稍过量地注射。最后，自体脂肪虽然容易获取，但其吸收率和程度无法预测，故作用效果无法预测[42,43]。

在声门恢复之前声带暂时内移能够弥补声门的功能障碍。最近一些数据表明，在声门功能缺失 3～6 个月内早期行声带内移成形术能够减少经后行甲状腺软骨成形术的可能[44-47]。可信的是，早期注射成形可以通过神经纤维重建（声门接触引起振动觉反馈）或纤维化改变而影响声门的结构。普遍认为，声带内移成形产生神经重建有助于减少进一步行喉框架手术的需要[44]。

注射成形术引起的并发症相对较少，包括气道损伤 / 气喘、植入材料移位、脓肿形成和声嘶，必须要小心避免注射位置太浅引起的声嘶[8,41]。

对于效果持久的成形术可选择作用时间相应更久的植入材料。只有很少的研究将"永久性"注射成形术的结果和视为金标准的甲状腺软骨成形术进行比较，其中大部分随访时间较短。有一项研究将使用脱细胞真皮基质或羟基磷灰石钙进行声带注射成形术和杓状软骨手术（有或无杓状软骨内收）的效果进行比较，在术后第 3 个月时完善频闪喉镜检查、知觉分析和患者主观的发声评估两者类似[48]。有一项更大的队列随访研究在第 6 个月证实了类似的结果[49]。自体脂肪注射成形和甲状腺软骨成形术有相似的声学参数，然而在随访过程中，自体脂肪注射成形组有 20% 的患者需要再次填充或改为甲状腺软骨成形术[50]。

（三）改变喉结构的手术

1. 甲状软骨成形术

甲状软骨成形术（Ⅰ 型）是治疗声带运动障碍喉框架手术中最常用的术式，手术费用约 1065 美元[1]。此手术是在镇静状态下完成的，因此患者在手术过程中可发声，包括在患侧甲状软骨板上开窗，切开内软骨膜，将填充材料填塞到甲状软骨的声带平面，使声带向中线内移。如图 10-7 所示，可以清楚地看到甲状软骨中的窗口，其中硅橡胶材料已经填充到位。这是由 Isshiki 等在 20 世纪 70 年代推广，自从不同材料的使用后，手术也得到了相应的改进[51]。最常报道的植入物是硅橡胶、钛或 Gore-Tex，但只有少数研究来比较这些材料的不同。一项对 57 例接受 Montgomery 植入物和 Gore-Tex 的患者进行研究，患者自我感觉无明显差异，然而接受 Montgomery 植入物的患者在频率微扰、振幅微扰和谐波噪声比方面有所改善[52]。在比较羟基磷灰石与钛时，另一项对 26 名患者的研究显示，植入钛的患者的声

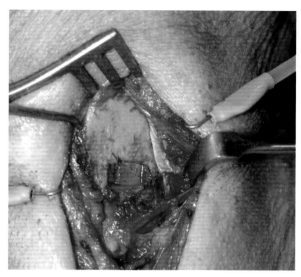

▲ 图 10-7　一名患者接受甲状软骨成形术。图片显示甲状软骨前下方窗口，植入物填充到位。这允许植入物进入声门旁间隙，以帮助声带居中

带闭合、最大发声时间和声音强度更好[53]。第三项研究将钛合金植入物与硅树脂进行了比较，结果表明钛合金植入者的语音障碍指数有所改善，最大发声时间有改善的趋势[54]。

耳鼻咽喉科医师的调查显示，甲状软骨成形术的平均并发症发生率为 15%。在这些并发症中，0.1% 的患者需要插管，0.07% 需要气管切开。偶尔手术必须提前终止（2.2%），或发现植入物溢出（0.8%）。4% 的患者的发音困难持续恶化，6% 的植入物需再次手术[55]。其他研究报告的总体并发症发生率为 14%～29%[56, 57]。

通常在术后患者需留院观察一夜，虽然在这一问题上需要更多的研究。但最新表明，需进行合适的风险评估，对一部分人可以进行日间手术[58]。对于正在接受抗凝治疗的患者，再次翻修手术的患者以及喉部萎缩或缺失的患者可能有较高的并发症风险，因此需要进行夜间观察[59]。

2. 杓状软骨内收术

另一种喉框架手术是环杓关节内收术，费用约为 1005 美元，用缝线缝合杓状软骨肌突和环杓侧肌，通过向前、内方向牵拉缝线带动杓状软骨肌突使声带内收[1]，通常与 I 型甲状软骨成形术同时进行，手术适应证包括声门后间

隙大、声带缩短固定、两侧声带可能不在同一平面以及最大发声时间小于 5 秒[42]。根据最近的一项回顾性研究，结果好坏参半[60]，无统计学意义[61]。当比较喉镜检查的结果时，Abraham 等研究显示声门后部闭合改善，而 Li 等无法得到同样的结果[57, 62]。I 型甲状软骨成形术结合环杓关节内收术也不会增加并发症的发生率[57]。

3. 环杓关节固定术

环杓关节固定术是另一种喉框架手术的治疗方法，费用约为 1005 美元[1]。切开环杓关节，将杓状软骨固定在环状软骨最佳的位置。理论上，这有助于避免杓状软骨内收时出现的过度内旋。尸体研究表明，与杓状软骨内术收相比，膜性声带长度增加[63]。接受该手术的患者，随着声门气流的减少，平均最大发声时间和平均强度有所改善，但并没有将其与甲状软骨成形术或杓状软骨内收术进行比较[64]。尸体研究直接比较了杓状软骨内收术和环杓固定，虽然只进行了 5 例尸体试验，但环杓关节固定导致的发生阈值压力是杓状软骨内收的 80%。环杓关节固定后的患者在一个主频及其谐波下振动，环杓关节内收术后的患者声带在两个主频下振动[65]。

4. 环甲软骨半脱位

环甲软骨半脱位是一种治疗固定缩短声带的方法。半脱位可以导致前连合从中线旋转到瘫痪对面，从而延长声带。在 Zeitels 等的文章中，所有 9 名患者都超过 2 个八度音阶的正常最大频率范围，相比之下，只行甲状软骨成形术的患者这一比例为 22%[66]，但仍然需要与其他声带内移技术进行直接比较。

（四）喉神经肌肉手术

近来，喉神经重建用于改善痉挛麻痹声带所造成的发音障碍，任何功能锻炼的恢复都受到了其他连带的限制，其作用就是增加肌肉的张力来改善发音。有多种神经重建的技术，从初级吻合、神经 - 肌肉蒂转移到甲杓肌、直接

将神经转移到甲杓肌以及 RLN（喉返神经）和供体神经之间的吻合。常用的供体神经包括颈神经襻、膈神经和舌下神经。认为神经重建有助于维持甲杓肌的张力和体积，缓解甲状软骨成形术可能出现长期声带的位置变化。此外，由于没有植入物，声带柔韧性和黏膜褶皱的变化较小[67]。不同技术结果的回顾性分析显示，所有神经重建技术的患者在感知和肌电图分析中有所改善，颈神经襻移植至 RLN 在声门闭合方面的改善最大，颈神经襻移植至甲杓肌在声学分析方面的改善最为显著[68]。

一项直接比较喉神经重建和甲状软骨成形术的随机试验显示了相同的感知评分。然而，一项亚组分析显示，52 岁以下接受过喉神经重建术的患者比甲状软骨成形术组有更好的评分。对于 52 岁以上的患者，甲状软骨成形术效果更好。据推测，由于年轻患者具有更好的神经再生潜力，因此他们的神经再生效果更好。然而，这是一项小型研究，两组各纳入 12 人[67]。

由于神经再生支配需要一定时间来改善肌肉张力，因此偶尔可与喉支架手术结合进行。在比较甲状软骨成形术后未行神经 – 肌肉蒂移植的患者和甲状软骨成形后神经重建的患者，神经重建长期能更好地改善发音[69]。另一项研究比较了带神经肌肉蒂移植的杓状软骨内收术与带和不带甲状软骨成形的杓状软骨内收术，这两种方法都改善了平均发声时间、振幅、频率、噪声比和主观感知。然而，在 2 年的随访过程中，有神经肌肉移植的患者仍在改善，超过了未进行神经重建的患者[70]。在第二年，那些没有接受神经再支配的人的振幅、频率、整体感知等级和呼吸强度实际上也有所增加。Chhetri 等比较了单独的环杓内收术结合 ansa-RLN 吻合的患者，并报道在声门闭合、黏膜褶皱、气流、声门下压力和感知方面的改善无显著差异[71]。

很少有研究特别提到并发症或不足。Chhetri 等和 Miyauchi 等在神经重建术患者中均未发现难以处理的复杂情况[71, 72]。Blumin 和 Merati 比较了并发症发生率，并表明框架手术和未进行神经重建的患者之间的主要并发症（气道损害、吞咽困难、死亡）和次要并发症（伤口愈合不良或血管瘤）发生率之间无统计学差异[73]。

结论

迷走神经病变，由于 RLN 和（或）SLN 的麻痹，可能导致发音困难和真声带麻痹。内镜检查和 LEMG 可用于确认诊断，而通过神经走行成像，选择性使用血清学检查，可用于确定病因。在第一年内有可能出现自发的神经再生，即使偶尔不能恢复活动能力，联动神经再生也能提供足够的音调，使声音恢复。语音治疗或临时注射成形可用于帮助改善声门闭合。如果声带瘫痪被认为是永久的，可以进行喉框架手术，如甲状软骨成形术，以帮助固定声带内移。喉神经重建也可为延长声带并改善发音，具有良好的效果。

参考文献

[1] Centers for Medicare & Medicaid Services. Physician Fee Schedule Search. https://www.cms.gov/apps/physician-fee-schedule/search/search-criteria. aspx. Accessed August 1, 2018

[2] Stachler RJ, Francis DO, Schwartz SR, et al. Clinical Practice Guideline: Hoarseness (Dysphonia) (Update). Otolaryngol Head Neck Surg 2018;158 (1, Suppl):S1–S42

[3] Rubin AD, Sataloff RT. Vocal fold paresis and paralysis. Otolaryngol Clin North Am 2007;40(5):1109–1131, viii–ix

[4] Richardson BE, Bastian RW. Clinical evaluation of vocal fold paralysis. Otolaryngol Clin North Am 2004;37(1):45–58

[5] Spataro EA, Grindler DJ, Paniello RC. Etiology and time to presentation of unilateral vocal fold paralysis. Otolaryngol Head Neck Surg 2014;151(2):286–293

[6] Rosenthal LH, Benninger MS, Deeb RH. Vocal fold immobility: a longitudinal analysis of etiology over 20 years.

Laryngoscope 2007;117(10):1864–1870

[7] Takano S, Nito T, Tamaruya N, Kimura M, Tayama N. Single institutional analysis of trends over 45 years in etiology of vocal fold paralysis. Auris Nasus Larynx 2012;39(6):597–600

[8] Misono S, Merati AL. Evidence-based practice: evaluation and management of unilateral vocal fold paralysis. Otolaryngol Clin North Am 2012;45(5):1083– 1108

[9] Merati AL, Halum SL, Smith TL. Diagnostic testing for vocal fold paralysis: survey of practice and evidence-based medicine review. Laryngoscope 2006;116(9):1539–1552

[10] Chen DW, Young A, Donovan DT, Ongkasuwan J. Routine computed tomography in the evaluation of vocal fold movement impairment without an apparent cause. Otolaryngol Head Neck Surg 2015;152(2):308–313

[11] Kang BC, Roh JL, Lee JH, et al. Usefulness of computed tomography in the etiologic evaluation of adult unilateral vocal fold paralysis. World J Surg 2013;37(6):1236–1240

[12] Bilici S, Yildiz M, Yigit O, Misir E. Imaging modalities in the etiologic evaluation of unilateral vocal fold paralysis. J Voice 2018:S0892–1997(18)30089–4

[13] Badia PI, Hillel AT, Shah MD, Johns MM III, Klein AM. Computed tomography has low yield in the evaluation of idiopathic unilateral true vocal fold paresis. Laryngoscope 2013;123(1):204–207

[14] Paddle PM, Mansor MB, Song PC, Franco RA Jr. Diagnostic yield of computed tomography in the evaluation of idiopathic vocal fold paresis. Otolaryngol Head Neck Surg 2015;153(3):414–419

[15] Jacobs CJ, Harnsberger HR, Lufkin RB, Osborn AG, Smoker WR, Parkin JL. Vagal neuropathy: evaluation with CT and MR imaging. Radiology 1987;164(1): 97–102

[16] Liu AY, Yousem DM, Chalian AA, Langlotz CP. Economic consequences of diagnostic imaging for vocal cord paralysis. Acad Radiol 2001;8(2):137–148

[17] Schechter GL, Kostianovsky M. Vocal cord paralysis in diabetes mellitus. Trans Am Acad Ophthalmol Otolaryngol 1972;76(3):729–740

[18] Munin MC, Heman-Ackah YD, Rosen CA, et al. Consensus statement: using laryngeal electromyography for the diagnosis and treatment of vocal cord paralysis. Muscle Nerve 2016;53(6):850–855

[19] Sulica L, Blitzer A. Electromyography and the immobile vocal fold. Otolaryngol Clin North Am 2004;37(1):59–74

[20] Sulica L, Blitzer A. Vocal fold paresis: evidence and controversies. Curr Opin Otolaryngol Head Neck Surg 2007;15(3):159–162

[21] Wu AP, Sulica L. Diagnosis of vocal fold paresis: current opinion and practice. Laryngoscope 2015;125(4):904–908

[22] Estes C, Sadoughi B, Mauer E, Christos P, Sulica L. Laryngoscopic and stroboscopic signs in the diagnosis of vocal fold paresis. Laryngoscope 2017;127(9):2100–2105

[23] Woo P, Parasher AK, Isseroff T, Richards A, Sivak M. Analysis of laryngoscopic features in patients with unilateral vocal fold paresis. Laryngoscope 2016;126(8):1831–1836

[24] Sittel C, Stennert E, Thumfart WF, Dapunt U, Eckel HE. Prognostic value of laryngeal electromyography in vocal fold paralysis. Arch Otolaryngol Head Neck Surg 2001;127(2):155–160

[25] Min YB, Finnegan EM, Hoffman HT, Luschei ES, McCulloch TM. A preliminary study of the prognostic role

of electromyography in laryngeal paralysis. Otolaryngol Head Neck Surg 1994;111(6):770–775

[26] Wang CC, Chang MH, Wang CP, Liu SA. Prognostic indicators of unilateral vocal fold paralysis. Arch Otolaryngol Head Neck Surg 2008;134(4):380–388

[27] Parnes SM, Satya-Murti S. Predictive value of laryngeal electromyography in patients with vocal cord paralysis of neurogenic origin. Laryngoscope 1985;95(11):1323–1326

[28] Munin MC, Rosen CA, Zullo T. Utility of laryngeal electromyography in predicting recovery after vocal fold paralysis. Arch Phys Med Rehabil 2003;84(8):1150–1153

[29] Wang CC, Chang MH, De Virgilio A, et al. Laryngeal electromyography and prognosis of unilateral vocal fold paralysis: a long-term prospective study. Laryngoscope 2015;125(4):898–903

[30] Smith LJ, Rosen CA, Munin MC. Vocal fold motion outcome based on excellent prognosis with laryngeal electromyography. Laryngoscope 2016;126 (10):2310–2314

[31] Bhattacharyya N, Kotz T, Shapiro J. Dysphagia and aspiration with unilateral vocal cord immobility: incidence, characterization, and response to surgical treatment. Ann Otol Rhinol Laryngol 2002;111(8):672–679

[32] Leder SB, Ross DA. Incidence of vocal fold immobility in patients with dysphagia. Dysphagia 2005;20(2):163–167, discussion 168–169

[33] Splaingard ML, Hutchins B, Sulton LD, Chaudhuri G. Aspiration in rehabilitation patients: videofluoroscopy vs bedside clinical assessment. Arch Phys Med Rehabil 1988;69(8):637–640

[34] Leonard R, Rees CJ, Belafsky P, Allen J. Fluoroscopic surrogate for pharyngeal strength: the pharyngeal constriction ratio (PCR). Dysphagia 2011;26(1):13–17

[35] Sulica L. The natural history of idiopathic unilateral vocal fold paralysis: evidence and problems. Laryngoscope 2008;118(7):1303–1307

[36] Mor N, Wu G, Aylward A, Christos PJ, Sulica L. Predictors for permanent medialization laryngoplasty in unilateral vocal fold paralysis. Otolaryngol Head Neck Surg 2016;155(3):443–453

[37] Husain S, Sadoughi B, Mor N, Levin AM, Sulica L. Time course of recovery of idiopathic vocal fold paralysis. Laryngoscope 2018;128(1):148–152

[38] D'Alatri L, Galla S, Rigante M, Antonelli O, Buldrini S, Marchese MR. Role of early voice therapy in patients affected by unilateral vocal fold paralysis. J Laryngol Otol 2008;122(9):936–941

[39] Busto-Crespo O, Uzcanga-Lacabe M, Abad-Marco A, et al. Longitudinal voice outcomes after voice therapy in unilateral vocal fold paralysis. J Voice 2016;30(6):767.e9–767.e15

[40] Mattioli F, Bergamini G, Alicandri-Ciufelli M, et al. The role of early voice therapy in the incidence of motility recovery in unilateral vocal fold paralysis. Logoped Phoniatr Vocol 2011;36(1):40–47

[41] Sulica L, Rosen CA, Postma GN, et al. Current practice in injection augmentation of the vocal folds: indications, treatment principles, techniques, and complications. Laryngoscope 2010;120(2):319–325

[42] Simpson CB, Rosen CA. Operative techniques in laryngology. Berlin: Springer; 2008

[43] Kwon TK, Buckmire R. Injection laryngoplasty for

management of unilateral vocal fold paralysis. Curr Opin Otolaryngol Head Neck Surg 2004;12(6):538–542

[44] Friedman AD, Burns JA, Heaton JT, Zeitels SM. Early versus late injection medialization for unilateral vocal cord paralysis. Laryngoscope 2010;120 (10):2042–2046

[45] Prendes BL, Yung KC, Likhterov I, Schneider SL, Al-Jurf SA, Courey MS. Longterm effects of injection laryngoplasty with a temporary agent on voice quality and vocal fold position. Laryngoscope 2012;122(10):2227–2233

[46] Yung KC, Likhterov I, Courey MS. Effect of temporary vocal fold injection medialization on the rate of permanent medialization laryngoplasty in unilateral vocal fold paralysis patients. Laryngoscope 2011;121(10):2191–2194

[47] Alghonaim Y, Roskies M, Kost K, Young J. Evaluating the timing of injection laryngoplasty for vocal fold paralysis in an attempt to avoid future type 1 thyroplasty. J Otolaryngol Head Neck Surg 2013;42:24

[48] Morgan JE, Zraick RI, Griffin AW, Bowen TL, Johnson FL. Injection versus medialization laryngoplasty for the treatment of unilateral vocal fold paralysis. Laryngoscope 2007;117(11):2068–2074

[49] Vinson KN, Zraick RI, Ragland FJ. Injection versus medialization laryngoplasty for the treatment of unilateral vocal fold paralysis: follow-up at six months. Laryngoscope 2010;120(9):1802–1807

[50] Hartl DM, Hans S, Crevier-Buchman L, Vaissière J, Brasnu DF. Long-term acoustic comparison of thyroplasty versus autologous fat injection. Ann Otol Rhinol Laryngol 2009;118(12):827–832

[51] Isshiki N, Morita H, Okamura H, Hiramoto M. Thyroplasty as a new phonosurgical technique. Acta Otolaryngol 1974;78(5–6):451–457

[52] Nouwen J, Hans S, De Mones E, Brasnu D, Crevier-Buchman L, Laccourreye O. Thyroplasty type I without arytenoid adduction in patients with unilateral laryngeal nerve paralysis: the montgomery implant versus the Gore-Tex implant. Acta Otolaryngol 2004;124(6):732–738

[53] Storck C, Fischer C, Cecon M, et al. Hydroxyapatite versus titanium implant: comparison of the functional outcome after vocal fold medialization in unilateral recurrent nerve paralysis. Head Neck 2010;32(12):1605–1612

[54] van Ardenne N, Vanderwegen J, Van Nuffelen G, De Bodt M, Van de Heyning P. Medialization thyroplasty: vocal outcome of silicone and titanium implant. Eur Arch Otorhinolaryngol 2011;268(1):101–107

[55] Young VN, Zullo TG, Rosen CA. Analysis of laryngeal framework surgery: 10–year follow-up to a national survey. Laryngoscope 2010;120(8):1602–1608

[56] Cotter CS, Avidano MA, Crary MA, Cassisi NJ, Gorham MM. Laryngeal complications after type 1 thyroplasty. Otolaryngol Head Neck Surg 1995;113(6): 671–673

[57] Abraham MT, Gonen M, Kraus DH. Complications of type I thyroplasty and arytenoid adduction. Laryngoscope 2001;111(8):1322–1329

[58] Zhao X, Roth K, Fung K. Type I thyroplasty: risk stratification approach to inpatient versus outpatient postoperative management. J Otolaryngol Head Neck Surg 2010;39(6):757–761

[59] Bray D, Young JP, Harries ML. Complications after type one thyroplasty: is day-case surgery feasible? J Laryngol Otol 2008;122(7):715–718

[60] Siu J, Tam S, Fung K. A comparison of outcomes in interventions for unilateral vocal fold paralysis: a systematic review. Laryngoscope 2016;126(7): 1616–1624

[61] Mortensen M, Carroll L, Woo P. Arytenoid adduction with medialization laryngoplasty versus injection or medialization laryngoplasty: the role of the arytenoidopexy. Laryngoscope 2009;119(4):827–831

[62] Li AJ, Johns MM, Jackson-Menaldi C, et al. Glottic closure patterns: type I thyroplasty versus type I thyroplasty with arytenoid adduction. J Voice 2011;25(3):259–264

[63] Zeitels SM, Hochman I, Hillman RE. Adduction arytenopexy: a new procedure for paralytic dysphonia with implications for implant medialization. Ann Otol Rhinol Laryngol Suppl 1998;173:2–24

[64] Franco RA, Andrus JG. Aerodynamic and acoustic characteristics of voice before and after adduction arytenopexy and medialization laryngoplasty with GORE-TEX in patients with unilateral vocal fold immobility. J Voice 2009;23(2):261–267

[65] McNamar J, Montequin DW, Welham NV, Dailey SH. Aerodynamic, acoustic, and vibratory comparison of arytenoid adduction and adduction arytenopexy. Laryngoscope 2008;118(3):552–558

[66] Zeitels SM, Hillman RE, Desloge RB, Bunting GA. Cricothyroid subluxation: a new innovation for enhancing the voice with laryngoplastic phonosurgery. Ann Otol Rhinol Laryngol 1999;108(12):1126–1131

[67] Paniello RC, Edgar JD, Kallogjeri D, Piccirillo JF. Medialization versus reinnervation for unilateral vocal fold paralysis: a multicenter randomized clinical trial. Laryngoscope 2011;121(10):2172–2179

[68] Aynehchi BB, McCoul ED, Sundaram K. Systematic review of laryngeal reinnervation techniques. Otolaryngol Head Neck Surg 2010;143(6):749–759

[69] Tucker HM. Long-term preservation of voice improvement following surgical medialization and reinnervation for unilateral vocal fold paralysis. J Voice 1999;13(2):251–256

[70] Hassan MM, Yumoto E, Sanuki T, et al. Arytenoid adduction with nervemuscle pedicle transfer vs arytenoid adduction with and without type I thyroplasty in paralytic dysphonia. JAMA Otolaryngol Head Neck Surg 2014;140(9):833–839

[71] Chhetri DK, Gerratt BR, Kreiman J, Berke GS. Combined arytenoid adduction and laryngeal reinnervation in the treatment of vocal fold paralysis. Laryngoscope 1999;109(12):1928–1936

[72] Miyauchi A, Inoue H, Tomoda C, et al. Improvement in phonation after reconstruction of the recurrent laryngeal nerve in patients with thyroid cancer invading the nerve. Surgery 2009;146(6):1056–1062

[73] Blumin JH, Merati AL. Laryngeal reinnervation with nerve-nerve anastomosis versus laryngeal framework surgery alone: a comparison of safety. Otolaryngol Head Neck Surg 2008;138(2):217–220

第 11 章　颅神经XI：脊髓副神经病变
Cranial Nerve XI: Spinal Accessory Neuropathy

Rizwan Aslam　著

马木提江·木尔提扎　周庆九　巴永锋　译　　张洪钿　校

摘　要

颅神经病变会显著影响患者的生活质量，因此必须了解这些损伤的病因和治疗。在本章中，我们将讨论脊髓副神经和第XI对颅神经病变的临床表现和治疗。脊髓副神经麻痹可能会导致严重的疼痛和肩部活动障碍。

关键词

脊髓副神经麻痹，脊髓副神经病变，脊髓副神经瘫痪

脊髓副神经（spinal accessory nerve，SAN）是支配斜方肌和胸锁乳突肌（sternocleidomastoid，SCM）运动的主要神经。SAN 在后颈部有很长的走行，因此很容易被损伤。SAN 的损伤包括医源性、创伤性、神经源性和炎症性损伤，可能导致肩部疼痛（最常见）和活动范围受限（range of motion，ROM），也可能会严重影响患者的日常生活质量。手术中的医源性损伤可能会给医师带来压力和挑战。早期诊断和治疗可能会减轻患者的症状并进一步降低成本，综合干预将减少医师和患者的压力。

一、解剖学

SAN 的走行较长，起于上段颈椎，止于颈部。SAN 起始段由两部分组成，即脊髓部分和运动部分，包含起源于脊髓前角的纤维，通常来自上 4 个颈段（$C_1 \sim C_4$）脊髓。然后这些纤维沿脊髓上升并通过枕骨大孔进入颅内。进入颅内后，这些纤维与 SAN 的第二个组成部分或副神经部分汇合，副神经部分纤维起自于脑干延髓副神经核。汇合通过颈静脉孔出颅底，并存在两部分分开出颅的解剖变异性。组合部分被分为上支和下支。上支（副神经支）直接或通过神经节加入迷走神经，然后参与咽、喉和心脏的交感神经纤维。下支（脊髓支）是纯运动神经支，支配 SCM 和斜方肌[1]。SAN 随后深入二腹肌后腹，在 SCM 上端附近通过颈内静脉（internal jugular vein，IJV）。SAN 和 IJV 的这种关系是可变的——最常见的是走行在颈内静脉上方，偶尔在深部，但很少以分叉方式绕过颈内静脉。SAN 在到达 SCM 之前与第二颈神经相连[2]，然后从 SCM 的后方穿出，并斜向穿过颈后三角后向下、向外走行进入斜方肌。

二、病理生理学

SAN 损伤可能由多种原因引起，最常见的是肿瘤侵袭或 SAN 附近手术相关的医源性损伤。由于 SAN 从颅底到肩部走行于其他重要的解剖结构，因此常会在不同的部位受到损伤。如果神经周围有恶性侵犯，切除肿瘤边缘的代价是牺牲神经。此外，在癌症标准的颈淋巴结清扫术中，SAN 必须被识别、牵开，有时还必须被完全游离出来。

颈部的显露可以根据淋巴结切除的区域或"水平"进行划分，"水平"则代表沿颈动脉鞘的肌下隐窝中的淋巴结引流池。颈部 Ⅱ～Ⅳ级水平指沿靠近乳突尖端的 IJV 向下至锁骨下。Ⅴ级为 SCM 后缘、斜方肌及锁骨之间区域的水平。

颈淋巴结清扫术后的 SAN 损伤率根据疾病所需切除程度而有所不同。这种决定通常是在手术中根据恶性侵犯程度和肿瘤边缘的显露需要而做出的。

传统的根治性颈淋巴清扫术（radical neck dissection，RND）包括 Ⅱ～Ⅴ级的淋巴清扫术，外加牺牲 SAN、IJV 和 SCM，以切除头颈部恶性肿瘤相关的淋巴结。不出所料，在接受 RND 的患者中，有 60%～80% 的患者存在严重的功能缺损[3]。

改良根治性颈淋巴结清扫术（modified radical neck dissection，MRND）仍涉及 Ⅱ～Ⅴ级的颈淋巴清扫，但其目的是如果淋巴结未提示恶变，至少保留上述 3 个关键结构中的 1 个。报告的 MRND 后损伤率约为 42.5%[4]。

此外，为了不牺牲神经的情况下保留所有 3 个关键结构而进行的 Ⅱ～Ⅳ级选择性颈淋巴清扫术也报道了高达 30% 的损伤率。这可能与游离时导致的神经牵拉或血供重建有关[5]。

Ⅱ级水平是有争议的。这个水平位于 SCM 的上界、二腹肌的后腹和 IJV。根据 SAN 进一步分为 Ⅱa 级和 Ⅱb 级，Ⅱb 级水平位于 SAN 后方，分离时可能需要对 SAN 进行牵拉。一些有经验的术者建议避免 Ⅱb 级（除非有临床指征），因为这样可能使 SAN 损伤率降低。颈淋巴结清扫术后损伤率从 46.7%（RND）和 42.5%（MRND）显著下降到 25%（选择性清扫）[4]。

SAN 在离开颅底的颈静脉孔处也很脆弱。颈静脉孔副神经节瘤或脑膜瘤等肿瘤可能直接造成后组颅神经的损伤，或者因手术切除或对该区域进行的放射治疗导致 SAN 损伤。

SAN 损伤还有一些其他不太常见的原因。例如，其他可导致损伤的外科手术，包括颈后三角淋巴结切除术、颈部肿块切除术、腮腺切除术、颈动脉手术、颈静脉操作和整容[6]。

创伤也能造成 SAN 损伤。穿透性和钝性创伤与 SAN 损伤有关。包括曲棍球棒伤、摔跤和挥鞭伤在内的运动创伤也会导致 SAN 的损伤。神经系统疾病也与 SAN 损伤相关，如 Collet-Sicard 综合征、Vernet 综合征、脊髓灰质炎、运动神经元疾病、臂神经炎和脊髓空洞症等。而自发的孤立性神经损伤的报道极为少见[7]。

在任何事件中，SAN 都有被切断、阻断血供或拉伸的可能。探查时神经可能被横断，广泛游离时神经可能被切断，或在牵开时被拉伸。缺血可能导致节段性脱髓鞘，导致神经功能丧失[8]。SAN 的损伤可引起轴突变性，导致肌肉萎缩和挛缩。肌电图（electromyography，EMG）结果和瘢痕组织的形成证明了这一点[7]。

三、临床表现

SAN 损伤的患者临床表现可从无症状到明显的运动无力和肩部疼痛。损伤的类型通常决定了随后的后遗症。颈段脊神经根和 SAN 的运动支配存在变异性。

预测不同类型神经损伤的结果可能具有挑战性。1961 年，Nahum 将疼痛和肩部功能障碍综合征描述为"肩部综合征"。与肩部综合征相关的大多数体征和症状源于斜方肌的神经支配缺失。肩痛是最常见的初始症状。疼痛可能会放射到颈部、上背部，有时还会放射到同侧手臂。疼痛可继发于周围肌肉过度代偿和臂丛的牵拉。患者可能会出现无力症状，即肩部持续性外展运动的丧失。这种活动受限是 SAN 损伤最常见的初始症状。作为一种晚期后遗症，一些患者可能继发于粘连性关节囊炎并伴有活动度受限而发展为"冻结肩"。典型表现为翼状肩胛骨和肱骨头内旋。

四、诊断性检查

必须进行全面的病史采集和体格检查。详细的病史可以使临床医师做出早期有效的诊断。仔细回顾颈部或颅底的手术报告对于了解是否存在与手术相关的损伤至关重要。包括关节活动度和肌肉力量在内的体格检查在评估功能障碍方面有重要作用。Constant 肩关节评分量表是一种有效的评估方式，可在 0～100 分范围内评估患者的症状和客观结果，分数越高，功能越好[9]。有多种生活质量调查可用于评估肩部功能，包括肩部残疾问卷（shoulder disability questionnaire，SDQ）、颈清扫损伤指数（neck dissection impairment index）和华盛顿大学生活质量量表（University of Washington QOL scale）。

客观检查可能对疑似 SAN 麻痹的评估有一定作用。虽然 CT 和 MRI 有助于评估颅底或中枢神经病变特发的 SAN 麻痹，但通常不适用于疑似医源性损伤的术后病例。

此外，高分辨率超声（high-resolution ultrasound，HRUS）和肌电图也可能在评估受损神经方面发挥作用。HRUS 可用于评价周围神经完全或部分切断、神经肿大、撕裂伤、神经外膜血肿和神经瘤的形成[10]。在 Peer 等的一项前瞻性研究中，HRUS 成功显示了神经肿胀、瘢痕组织、神经瘤和手术修复，这些发现与神经修复的手术干预一致[11]。它还可用于评估软组织（包括肌肉、瘢痕、炎症和感染）的变化。

电生理检测（如肌电图等）是神经传导损害最敏感的检查[5]。它可用于术中神经监测，以最大限度地减少损伤的可能性。它还可以用于监测斜方肌的恢复及物理治疗（physical therapy，PT）计划[12]。

通过检查和肌电图密切随访，患者可以了解神经功能自然发展过程。

在 Lee 等的一项研究中，作者前瞻性地验证了术中神经监测在颈淋巴清扫术中的作用。这项研究是为了验证在特定条件下颈淋巴清扫术后的结果，并将这些结果与术后肩部综合征相关联。他们纳入了 25 名接受颈淋巴清扫术的患者，并在术中进行了神经监测。在神经首次识别和治疗结束时也进行检测。术后 1 个月评估肩关节功能状态。同样，术后 1 个月行肌电图检查，结果显示 40% 的患者在静息状态下有纤颤电位，64% 的患者有正尖波。他们的结论是，即使使用神经监测，与牵拉相关的神经功能缺失仍然会发生；然而，使用神经监测可能会减少肩部综合征相关疼痛的发生[13]。在我们的医疗中心，我们并不常规进行神经监测。重点关注解剖细节和谨慎的分离，以保持和维持肩部功能。

所有上述诊断性检查方式都是患者可以负担得起的选择。门诊检查（包括体格检查）与诊室费用相关。诊断性 HRUS 是一种简单的门诊检查，主要受限于临床医师的专业知识。特殊手术中，肌电图检测需要 30～90 分钟，该检测包括神经传导检查和探针测试。EMG 通常由保险承保，根据承保范围的不同，可能是 10～50 美元的共付额，或 10%～50% 的共保额，具体视保险范围而定。对于那些没有保险的患者来说，肌电图的花费可能在 150～500 美元，这取决于检测部位的数量。医疗保健提供者之间也存在差异，在 Kaiser Permanente 医院估计每个地点分别为 247～350 美元。

五、治疗

治疗方案包括保守治疗和手术干预。系列患者的临床和肌电图检查将推动决策向适当的治疗方向发展。保守治疗可用于最轻的不适感和运动功能障碍的情况。非甾体抗炎药（non-steroidals anti-inflammatory drug，NSAID）、经皮神经刺激和局部神经阻滞是短期解决方案，可能需要反复服用以维持症状的缓解。

患者也可以进行物理治疗，目的是改善活动受限，减轻疼痛。这是通过维持或恢复肩膀的被动活动来实现的。我们建议所有颈淋巴清扫术后的住院患者进行早期理疗。Salerno 等的一项研究强调早期和持续的理疗，在手术后 1

个月内开始，平均持续 3 个月[14]。在本研究中，所有患者都有颈淋巴清扫术史，理疗组能够获得 0° 位置或 165° 位的屈曲，这是日常生活活动所必需的范围。

Laska 和 Hannig 报道了一例颈动脉内膜剥脱术后 SAN 损伤的理疗选择（图 11–1）。他们建议的方案时间是 30 周，先每周 2 次，持续 3 周，然后分别在术后 16 周、18 周、22 周和 30 周进行 1 次，共 10 次[15]。

Salerno 等推荐了以下练习方式[14]。

- 仰卧位、半卧位时双上肢在肩胛骨水平被动前举。
- 被动向前抬高双手，保持仰卧，半坐着，随后做伸展动作。
- 双肘外旋，屈肘 90°。

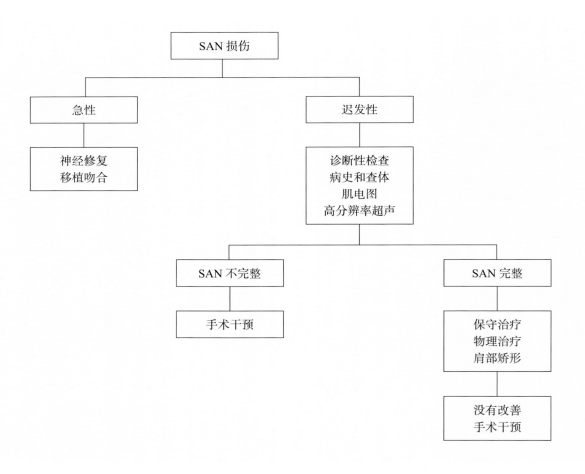

▲ 图 11–1　颈动脉内膜剥脱术后 SAN 损伤的治疗流程

- 双手置于背后内旋。

肩部的早期活动可以帮助预防继发于粘连性关节囊炎的可怕的冻结肩。患者可以在家中进行以下具有成本效益的操作：避免在患侧举起重物，钩住患侧拇指或将患侧手放在口袋里，并使用手臂吊带[16]。

Akman-Sari 矫形器可以缓解症状，是手术干预的替代方法。矫形器通过调整肌肉组织从而缓解疼痛症状。

非手术治疗的适应证包括连续查体发现的临床改善，肌电图显示电再生，轻微疼痛和轻度肩部功能障碍[17]。部分患者经保守治疗后症状未见改善，需手术治疗。

SAN 损伤的手术治疗指征包括术中医源性损伤、迟发的肩部综合征、保守治疗无改善、肌电图显示功能减退[10, 13]。手术选择包括神经修复手术、神经移植和神经再生。

在最初意识到损伤时，如果可行，应考虑立即修复。已知损伤或需要牺牲神经时，进行初次修复或移植可预防疼痛和其他症状的发生。如果几乎无张力，可以完成神经的一期吻合。

然而，如果神经被牺牲，其距离有可能不允许通过神经移植进行初步修复。利用耳大神经的移植已被报道。在 Weisberger 等的一项研究中，与未进行神经重建的患者相比，神经重建患者的预后有所改善[18]。

可选择的手术方案还包括肌腱或肌肉转移以稳定肩胛骨，这适用于对神经修复无反应的患者。其中一个广泛应用的手术技术是肩胛骨胸椎融合术。最常见的是 Eden-Lange 手术，通过固定肩胛提肌和菱形肌的方式来稳定肩胛骨，从而模拟斜方肌的功能。其治疗指征包括损伤后间隔超过 20 个月，神经重建手术失败，诊断延误的患者。

结论

总之，在我们的医疗机构中，我们认为对手术解剖的彻底了解、术前评估和早期治疗可以帮助预防 SAN 损伤的一些不良后果。通过了解病理并做出早期诊断和干预，可以以经济有效的方式治疗 SAN 损伤。

参考文献

[1] Shiozaki K, Abe S, Agematsu H, et al. Anatomical study of accessory nerve innervation relating to functional neck dissection. J Oral Maxillofac Surg 2007;65(1):22–29

[2] Overland J, Hodge JC, Breik O, Krishnan S. Surgical anatomy of the spinal accessory nerve: review of the literature and case report of a rare anatomical variant. J Laryngol Otol 2016;130(10):969–972

[3] Leipzig B, Suen JY, English JL, Barnes J, Hooper M. Functional evaluation of the spinal accessory nerve after neck dissection. Am J Surg 1983;146(4):526–530

[4] Popovski V, Benedetti A, Popovic-Monevska D, Grcev A, Stamatoski A, Zhivadinovik J. Spinal accessory nerve preservation in modified neck dissections: surgical and functional outcomes. Acta Otorhinolaryngol Ital 2017;37(5):368–374

[5] Cappiello J, Piazza C, Giudice M, De Maria G, Nicolai P. Shoulder disability after different selective neck dissections (levels II–IV versus levels II–V): a comparative study. Laryngoscope 2005;115(2):259–263

[6] Millett PJ, Romero A, Braun S. Spinal accessory nerve injury after rhytidectomy (face lift): a case report. J Shoulder Elbow Surg 2009;18(5):e15–e17

[7] Ozdemir O, Kurne A, Temuçin C, Varli K. Spontaneous unilateral accessory nerve palsy: a case report and review of the literature. Clin Rheumatol 2007;26(9):1581–1583

[8] Kierner AC, Burian M, Bentzien S, Gstoettner W. Intraoperative electromyography for identification of the trapezius muscle innervation: clinical proof of a new anatomical concept. Laryngoscope 2002;112(10):1853–1856

[9] Rogers SN, Scott B, Lowe D. An evaluation of the shoulder domain of the University of Washington quality of life scale. Br J Oral Maxillofac Surg 2007;45(1):5–10

[10] Chiou H-J, Chou Y-H, Chiou S-Y, Liu J-B, Chang C-Y. Peripheral nerve lesions: role of high-resolution US. Radiographics 2003;23(6):e15

[11] Peer S, Bodner G, Meirer R, Willeit J, Piza-Katzer H. Examination of postoperative peripheral nerve lesions with high-resolution sonography. AJR Am J Roentgenol 2001;177(2):415–419

[12] Erisen L, Basel B, Irdesel J, et al. Shoulder function after

accessory nervesparing neck dissections. Head Neck 2004;26(11):967–971

[13] Lee CH, Huang NC, Chen HC, Chen MK. Minimizing shoulder syndrome with intra-operative spinal accessory nerve monitoring for neck dissection. Acta Otorhinolaryngol Ital 2013;33(2):93–96

[14] Salerno G, Cavaliere M, Foglia A, et al. The 11th nerve syndrome in functional neck dissection. Laryngoscope 2002;112(7, Pt 1):1299–1307

[15] Laska T, Hannig K. Physical therapy for spinal accessory nerve injury complicated by adhesive capsulitis Phys Ther 2001;81(3):936–944

[16] Bodack MP, Tunkel RS, Marini SG, Nagler W. Spinal accessory nerve palsy as a cause of pain after whiplash injury: case report. J Pain Symptom Manage 1998;15(5):321–328

[17] Chandawarkar RY, Cervino AL, Pennington GA. Management of iatrogenic injury to the spinal accessory nerve. Plast Reconstr Surg 2003;111(2):611–617, discussion 618–619

[18] Weisberger EC, Kincaid J, Riteris J. Cable grafting of the spinal accessory nerve after radical neck dissection. Arch Otolaryngol Head Neck Surg 1998;124(4):377–380

第 12 章　颅神经病变的放射影像学
Radiology in Cranial Neuropathy

Richard K. Gurgel　Vanessa Torrecillas　Richard H. Wiggins, Ⅲ　著

张开元　邹志浩　巴永锋　译　　汪永新　校

摘　要

　　当患者有颅神经病变时，影像学检查通常是病史采集和体格检查的重要辅助检查手段。每条颅神经及其周围血管、骨骼和软组织都有独特的解剖特点，因此掌握颅神经的正常解剖结构对于解释放射影像学结果至关重要。临床医师必须选择合适的成像方式来研究单个或多个颅神经病变及其解剖变化。完整颅神经成像的最佳方法是磁共振成像（MRI）；椎间孔和周围的骨结构成像的辅助手段通常是计算机断层扫描（CT）。本章将简要回顾颅神经病变的常见临床表现、相关颅神经解剖、影像学检查方法及重要的影像学改变。

关键词

　　颅神经，颅神经病变，磁共振成像，计算机断层扫描，影像学

　　颅底是一个复杂的解剖区域，包括大脑、眼眶、颅神经（cranial nerve，CN）、血管、软组织和多个特殊的骨性结构。由于颅底的很多结构无法直接由病史采集和体格检查进行临床评估，因而影像学检查在颅底病变的诊断和治疗中至关重要。虽然目前有很多成像技术，但MRI 和 CT 是评估颅底和颅神经最常用的成像方式。这些不同的成像技术可以相互补充，经常被结合使用[1-4]。

　　MR 对比（增强）成像有助于颅底周围软组织、中枢神经系统（central nervous system，CNS）及颅神经的评估。MRI 可以更好地描述软组织结构，尤其对在颅内、神经周围或血管周围弥散的肿瘤组织更为敏感。此外，MRI可以在任何平面获取图像，因而检查人员可以根据具体的研究问题对具体结构进行针对性研究。结合本章讨论的内容，MRI 是评价颅神经的最佳方式；CT 成像是评估骨性结构和颅神经孔的首选成像方式，在检测病变内钙化灶、评估骨性结构和相关疾病（包括骨折、侵蚀 / 开裂、硬化或骨质增生）方面更加敏感。由于这两种成像方式的优势相辅相成，因而 MR 和 CT 常一起用于评估颅底和颅神经病变[3-6]。

　　虽然影像学检查是病史采集和体格检查的重要辅助检查手段，但医师必须意识到患者的相关成本。不同的检查类型（CT 与 MRI）、医疗保险（社会与商业）、区域差异和实际情

况（学术与个人）都会造成较大的价格差异。表 12–1 是根据医疗蓝皮书网站（Healthcare Bluebook website）摘录的不同成像检查的费用比较。成本差异也存在于不同的执业机构类型之间，一项研究将高等学术中心医院与私营的成像机构进行比较，其中头颅 CT 非对比（平扫）成像的成本可能在 211～2015 美元，学术中心医院的检查费用明显处于较高水平[7]。

此外，医师应考虑与影像学检查相关的潜在安全问题。辐射暴露的测量很复杂，但最广泛接受的机制是测量部分身体的有效辐射剂量[8]。有效剂量以毫希沃特（millisievert，mSv）为单位，用于比较不同类型的辐射和成像研究[9]。例如，美国公民每年受到的辐射大约为 3mSv（范围 1～10mSv）。相比之下，头颅 CT 非对比（平扫）成像产生 2mSv，头颅 CT 对比（增强）成像产生 4mSv（范围 1～10mSv）。这种相对较低的辐射剂量被认为不会显著增加癌症风险。但是应该值得注意的是，短时间内的多次检查可能会导致 DNA 损伤，从而导致癌症风险的增加[10, 11]。

同样，目前也有人担心在 MRI 研究中使用的钆对比剂可能产生的问题，包括：沉积、身体清除能力受损、急性生理和超敏反应。已经发现钆在皮肤、大脑、骨骼和肝脏中发生沉积。理论上，组织中钆含量升高会引起毒性，但尚未发现与钆沉积（即使在大脑血管周围区域）相关的已知疾病或症状，但目前仍然缺乏对此问题的充分研究[12]。唯一与钆沉积明确

相关的临床症状是发生在某些肾功能不全患者中的肾源性系统纤维化（nephrogenic systemic fibrosis，NSF）[12-14]。从轻到重的急性不良反应，包括瘙痒、水肿、恶心/呕吐、胸痛、喉水肿、过敏性休克、低血压和（或）癫痫发作。患者的急性不良反应率为 0.06%～0.3%，与碘对比剂相似或更低[12]。因此，必须始终权衡影像学检查的安全性（危害）与有效性（收益）。

一、颅神经 I：嗅神经

嗅神经（olfactory nerve）的解剖结构是独特的：它是最短的颅神经，并且不发源于脑干。相反，嗅神经元在嗅神经上皮，位于鼻腔上部、鼻中隔和上鼻甲内侧。细胞体将气味信号传递给嗅神经，嗅神经通过筛骨的筛板到达颅腔（图 12–1）。神经束形成嗅球，然后信号通过嗅束传输到大脑[15-17]。

MRI 是最适合显示嗅神经的成像检查。标准检查方案通常包括冠状位快速自旋回波模式下的薄层 T$_2$ 加权图像。该视图允许评估嗅觉器官的解剖结构、可视化实质性病变，并且可以测量嗅球的体积。CT 通常是临床上评估筛板骨结构的有力方法，并且是颅面部创伤急诊中最实用的检查方法。CT 还可显示慢性的骨质破坏，如脑脊液漏（cerebral spinal fluid，CSF）。其他类型成像技术，如 X 线、血管造影和正电子发射断层扫描 CT（positron emission tomography，PET-CT），在评估嗅神经时收益较差，因而不

表 12–1　不同成像方式的费用

检查方式	合理价格（美元）	最低价格（美元）	最高价格（美元）
头颅 CT 非对比（平扫）成像	425	203	1856
头颅 CT 对比（增强）成像	503	329	2099
头颅 MR 非对比（平扫）成像	808	414	3456
头颅 MR 对比（增强）成像	921	465	4474

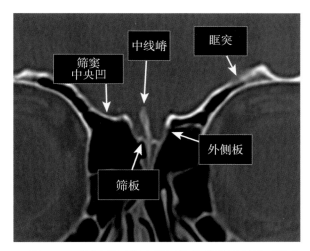

▲ 图 12-1　通过前副鼻窦的冠状位薄层骨扫描（最大边缘增强算法）CT 成像显示嗅球周围的复杂解剖结构，包括中线嵴、筛板、外侧板、筛窦中央凹和眶突，如箭所示

常使用[2, 4, 16-19]。

嗅神经的临床重要性表现在嗅觉障碍（anosmia）。鼻窦 CT 扫描，包括冠状位重建是评估孤立性嗅觉功能障碍的首选方法，可以识别大多数鼻穹隆和筛状板的病变。在更复杂的嗅觉障碍的病例中，可以进行头颅 MRI 检查，并密切关注颅前窝和鼻窦区域的影像检查结果。嗅觉障碍的病因很广泛，可能包括：创伤性疾病，如轴位筛板创伤（图 12-2）；先天性疾病，如卡尔曼综合征（嗅球发育不全或缺失）（图 12-3 和图 12-4）；炎症疾病，如结节病或肉芽肿；肿瘤性疾病，如脑膜瘤或感觉神经母细胞瘤等（图 12-5 和图 12-6）。

二、颅神经 Ⅱ：视神经

视神经（optic nerve）是中枢神经系统的延伸，因此被脑脊液和脑膜包围。视觉信息由视杆细胞和视锥细胞接收，视杆细胞将信号传输到眼球后部的视网膜神经节细胞。视网膜神经节细胞发出视神经，然后在眶腔向后和向内穿过视神经管。视神经向后内侧方向到达视交叉，在此来自双眼的视神经会聚在一起。在视交叉中，每条视神经的颞侧纤维向后与同侧视束相连，每条视神经的鼻侧纤维穿过中线与对侧视束相连。随后，视束中的神经纤维通过光辐射将视觉信号传递到大脑的初级视觉皮质[15-17]。

MRI 特别适合对整个视觉通路（眼球到大脑视觉皮质）进行成像。视神经、视交叉和周围脑脊液成像的标准方案包括轴位 T_1 加权和冠状位成像、T_2 加权成像和 STIR（short tau inversion recovery）序列成像。视神经的颅

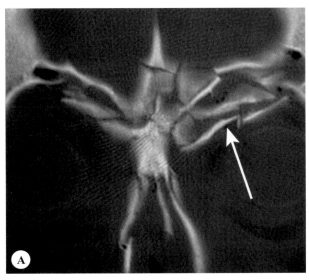

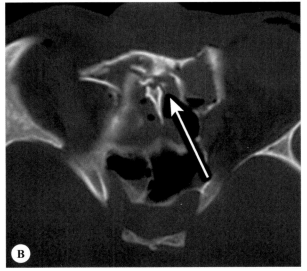

▲ 图 12-2　轴位（A）和冠状位（B）薄层骨扫描 CT 图像显示复杂的双侧眶鼻筛骨骨折（箭）

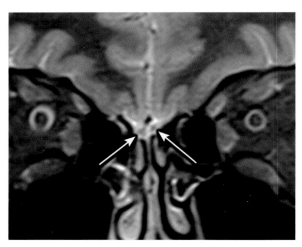

▲ 图 12-3 冠状位薄层 T$_2$ 加权 MRI 图像显示正常双侧嗅球（箭）

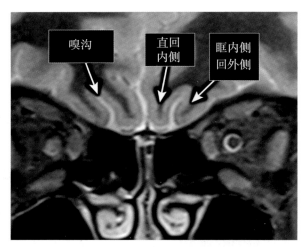

嗅沟

直回内侧

眶内侧回外侧

▲ 图 12-5 冠状位薄层 T$_2$ 加权 MRI 图像显示嗅沟、直回内侧和眶内侧回外侧（如箭所示）

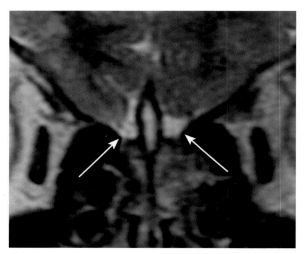

▲ 图 12-4 冠状位薄层 T$_2$ 加权 MRI 图像显示双侧嗅球缺失（箭）

内部分可以使用标准的 T$_1$ 和 T$_2$ 加权图像成像（图 12-7）[2, 4, 16, 17, 20]。CT 检查作为一种重要补充，是识别可能影响到神经的眼眶和颅底骨折的最为敏感的检查方式。CT 也可用于评估眼外肌、检测圆锥肿瘤病变或者显示水肿情况[21]。其他不太常见但有效的成像方法包括光学相干断层扫描（optic coherence tomography，OCT）和眼眶部 B 超。OCT 可用于区分视网膜病变与视神经病变。眼眶部 B 超检查常用于评估视神经增粗的异常情况[21]。

在疑似外伤的情况下，CT 是首选成像检查，用于评估眼眶或颅底骨折、眼眶血肿、颅内损伤以及不透射线的异物（图 12-8）。如果有证据确认没有金属异物，MR 可以评估视神经撕脱、视神经鞘血肿、轴突损伤以及神经缺血[20, 21]。

有视觉结构或相关周围结构疾病的患者，症状通常表现为视力障碍。视力障碍的总体鉴别诊断范围很广，视力缺损的具体类型（包括单眼视力障碍、双颞侧偏盲、同侧偏盲、象限视野缺损等）可以帮助医师缩小鉴别范围。本章将简要介绍视神经病学，尤其是脱髓鞘疾病和肿瘤。

多发性硬化症（multiple sclerosis，MS）是一种常见的脱髓鞘疾病。许多 MS 患者在疾病的某个阶段出现视力障碍。具体而言，MS 患者的最初诊断可能是视神经炎，MRI 表现为视神经水肿和显著的视神经强化（图 12-9）。其他自身免疫和感染过程也可引起视神经病变。眼科相关症状表现还可能由结节病（sarcoidoses）导致，也有少数由系统性红斑狼疮所导致。在上述情况下，MRI 本身通常不能直接诊断疾病，还需要进行进一步结合血清学检查、神经影像学检查或全身影像学检查等[21-23]。

许多肿瘤疾病可通过直接或间接的占位效应累及视网膜。对于疑似肿瘤的患者，MRI 是

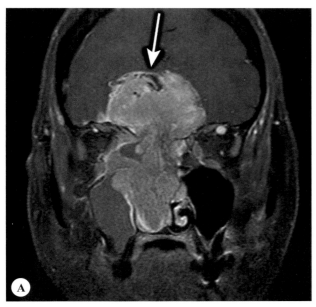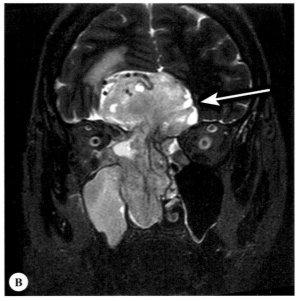

▲ 图 12-6 感觉神经母细胞瘤的 MRI 检查，冠状位 T_1 对比（增强）图像（A）和冠状位 T_2 加权图像（B）显示增强的病灶上的血管（A，箭）位于筛板中心，伴有病变和脑实质间周围囊肿（B，箭）

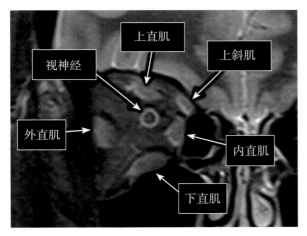

▲ 图 12-7 通过眼眶的冠状位薄层 T_2 加权 MRI 图像，在眼球后方可以显示分辨率更高的解剖结构（如箭所示）

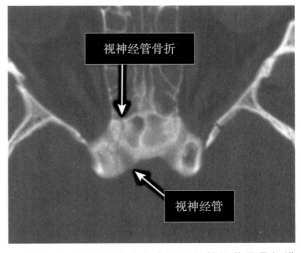

▲ 图 12-8 通过颅底中央水平面的轴位薄层骨扫描 CT 图像，显示视神经管的矢状位急性骨折（如箭所示）

首选的成像检查方法，它是能够完整评估视神经、视交叉以及眶内和颅内受累程度的最有效检查方法。但是在许多情况下，CT 也是区分肿瘤类型所必需的成像方法，可以揭示在MRI 上未发现的情况 [20-22]。例如，MR 与 CT 检查结合，可区分视神经胶质瘤（optic nerve gliomas，ONG）和视神经鞘膜瘤（optic nerve sheath meningiomas，ONSM）。在 MRI 上，神经胶质瘤通常呈梭形外观，视神经可能在眶中部出现扭结。神经胶质瘤在 T_1 加权图像上通常是等信号的，在 T_2 加权图像上是等信号到高信号的（图 12-10）。相反，视神经鞘膜瘤在 MR 上呈管状、球状、梭状或聚焦状。它们在 T_1 加权图像上呈低信号至等信号，在 T_2 加权图像上呈轻微高信号。CT 在评估视神经鞘膜瘤时尤其有价值，因为它可以显示硬脑膜尾症、脑脊液

131

漏、骨侵蚀和（或）病变周围的骨质增生。视神经鞘膜瘤还具有特征性的牛眼征表现，这是低密度的神经周围包绕着高密度增强的脑膜的特征性表现，并且在 MR 和 CT 上都可以表现出这一征象（图 12-11）[20-22]。

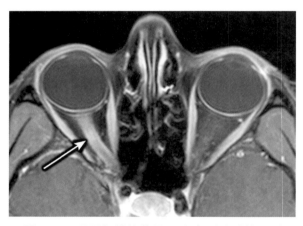

▲ 图 12-9 眼眶部轴位薄层 T_1 加权后脂肪饱和对比（增强）成像，显示右侧视神经（箭）显著强化，提示视神经炎

三、颅神经Ⅲ、Ⅳ和Ⅵ：动眼、滑车和展神经

本章将一起讨论动眼（oculomotor）、滑车（trochlear）和展（abducens）神经这三根眼神经。下文首先简要回顾其解剖结构。动眼神经源于中脑的腹侧（前侧），在大脑后动脉（posterior cerebral artery，PCA）和小脑上动脉（superior cerebral artery，SCA）血管之间向前侧和外侧延伸（图 12-12），然后进入海绵窦上侧壁和内侧壁的动眼神经池（动眼神经池段），随后继续向上和向外侧穿过眶上裂。它穿过环状肌腱，然后分成上、下两支，支配大部分眼外肌，包括上睑提肌、上直肌、内直肌、下直肌、下斜肌以及眼内瞳孔括约肌和睫状肌[15-17]。

滑车神经具有最长的颅内段，是唯一从中脑背侧发出的神经，穿过中线到对侧，沿着中脑外侧延伸（图 12-13），随后穿过海绵窦的外侧壁，穿过眶上裂，穿过环状肌腱上方，止于

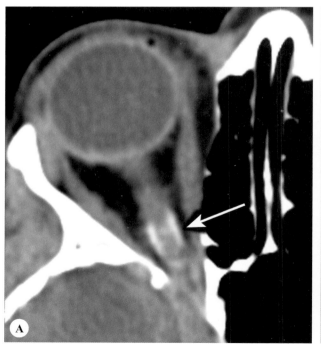

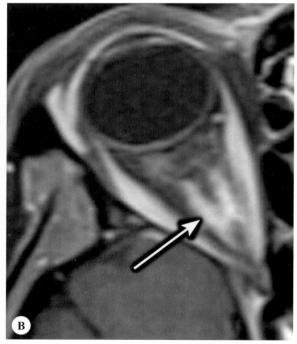

▲ 图 12-10 轴位薄层扫描 CT（A）和轴位薄层扫描 T_1 加权后脂肪饱和对比（增强）成像（B），显示沿视神经的线性"轨迹伴行"样的钙化（A，箭），即沿着视神经的强烈对比（增强）信号（B，箭），与视神经鞘膜瘤影像学表现一致

并支配上斜肌[15-17]。

展神经从脑桥延髓交界的中线外侧发出，然后向上延伸进入外展神经池（图 12-14），穿过海绵窦，随后穿过眶上裂，到达并支配外

直肌[15-17]。

动眼神经、滑车神经和展神经可以分为以下节段：颅内段、池内段、海绵窦段和颅外或眶内段，其中展神经还有位于硬膜内的第

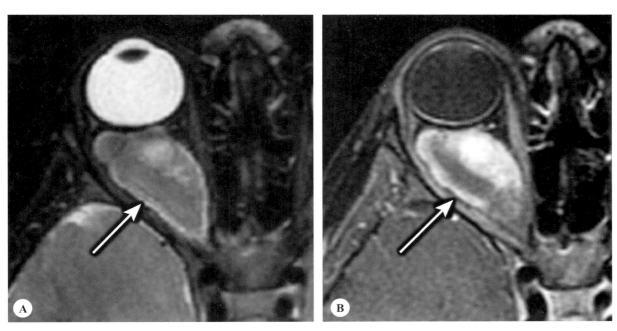

▲ 图 12-11　轴位薄层 T_2 加权图像（A）和轴位 T_1 加权后脂肪饱和对比（增强）成像（B），两者均具有脂肪饱和信号，显示视神经界限清楚，显著扩大伴随强化（B），并且无周围侵袭性变化，与视神经胶质瘤影像学表现一致

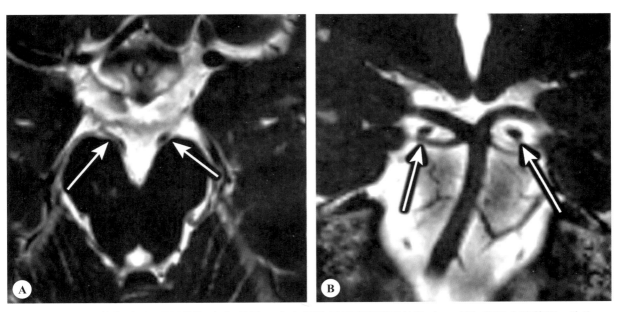

▲ 图 12-12　轴位（A）和冠状位（B）薄层 T_2 加权图像显示双侧动眼神经（A，箭）源于中脑前侧，并从冠状位图像显示（B，箭）在大脑后动脉血管上方和大脑上动脉血管下方之间穿过

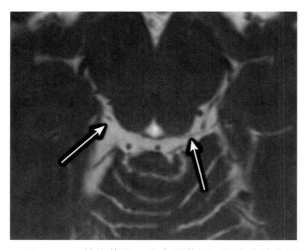

▲ 图 12-13 轴位薄层 T_2 加权图像显示源自中脑背侧的双侧滑车神经（箭）

5 段。MRI 是显示眼神经的最佳成像方式，并且有特定的 MRI 序列（薄层 T_2 加权或脑脊液高信号成像序列），可以在倾斜平面上进行重建，以成像每个神经节段（图 12-2、图 12-3 和图 12-14）。CT 可以更好地辅助检查颅底、颅神经孔的骨性边缘以及眶壁情况[24-27]。

眼神经病变患者临床上常表现为复视。值得注意的是，患者一般不出现孤立性眼神经麻痹。眼神经麻痹与多种其他颅神经病变同时存在更为常见，而结合不同症状的综合判断有利于临床医师做出更具体的诊断，并有针对性地进行影像学检查。

完全性动眼神经麻痹导致眼睛固定在"向下和向外"的位置。30% 的孤立动眼神经麻痹是由动脉瘤引起，这些动脉瘤通常源于后交通动脉（图 12-15），瞳孔受累的症状在此病中非常典型。有此临床表现并高度怀疑是动脉瘤的情况下，首选辅助检查是 MRI。通过 MR 血管造影（MR angiogram，MRA）可以显示各种血管病变。CT 血管成像（CT angiogram，CTA）和（或）导管血管造影（catheter angiogram）也可以辅助进行血管情况评估。孤立性动眼神经麻痹的其他原因还有脑干附近的病变，包括：动—静脉畸形和海绵状血管瘤（出血并导致麻痹）、梗死、脑干胶质瘤、神经鞘瘤、脱髓鞘病

变或创伤性应力损伤[4, 24, 25, 27]。

孤立性滑车神经麻痹并不常见。如果发生这种情况，患者会出现斜视。当受影响的眼睛自发看向鼻侧时，提示情况恶化。由于该神经具有最长的池内段，因此最有可能病因是创伤（受到剪切力或拉伸力）导致滑车神经损伤，而颅脑创伤是最常见的创伤原因。常规 MRI 检查可以显示上斜肌萎缩（滑车神经长时间损伤导致神经营养的缺失），而如果显示神经本身则需要更高分辨率（更高场强）的 MRI。孤立性滑车神经麻痹还可以由下少见情况引起：先天性缺失、感染、梗死、出血或脱髓鞘病变[4, 24, 25, 27, 28]。

孤立性展神经麻痹会导致水平复视。引起颅内压升高的疾病可以导致展神经麻痹，因在斜坡和颞骨岩部上的展神经更易受到压迫。与其他眼神经类似，孤立性展神经麻痹可能由感染、梗死、出血、肿瘤或脱髓鞘病变引起[4, 24, 25, 27]。

患有多发性颅神经麻痹的患者，尤其是颅神经Ⅲ、Ⅳ、Ⅴ和Ⅵ麻痹的患者，应高度怀疑是海绵窦的病变。该区域的病变可涉及这些颅神经中的任何一根，但通常所有相关颅神经都会出现麻痹症状。海绵窦病变的差别很大，可能包括颈动脉瘤、颈动脉夹层、颈动脉海绵窦瘘、海绵窦血栓形成、梗死、感染、肿瘤和特发性眼眶炎性疾病（idiopathic orbital inflammatory disease，IOID）。不太常见的情况是，患者可能患有垂体腺瘤或来自鼻旁窦及鼻咽的病变，这些病变均可能侵犯海绵窦[4, 24, 25, 27]。海绵窦血栓形成的患者通常的临床表现有：眼睑水肿、结膜水肿、眼眶疼痛和眼球突出等。临床高度怀疑海绵窦血栓形成时，首选 MR 对比（增强）成像和 MR 静脉造影（MR venogram，MRV）成像检查，海绵窦内缺乏强化的区域提示海绵窦血栓（图 12-16）[4, 24, 25, 27]。海绵窦内的一个罕见但值得注意的疾病是特发性眼眶炎性疾病（IOID 或 Tolosa-Hunt 综合征），主要表现

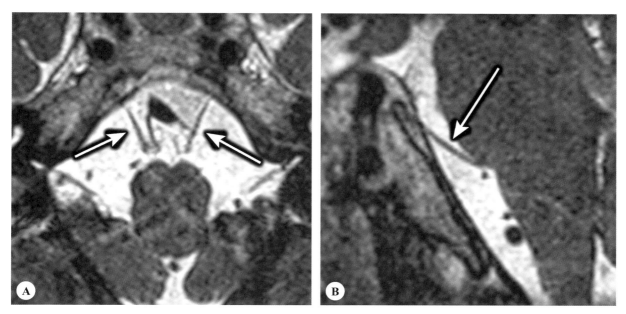

▲ 图 12-14　轴位倾斜薄层 T₂ 加权图像（A）和矢状位中线外侧 T₂ 加权图像，显示展神经源于脑桥延髓交界外侧（A，箭），并向上延伸穿过桥前池（B，箭）进入海绵窦

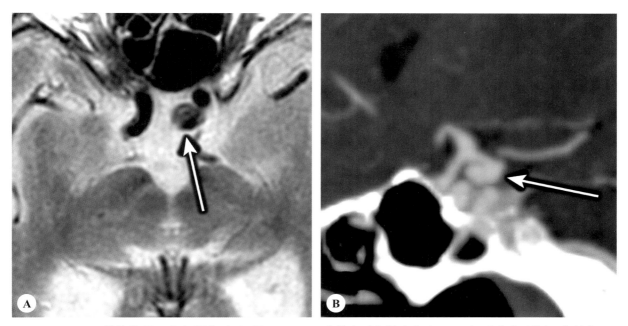

▲ 图 12-15　轴位薄层 T₂ 加权图像（A）显示 Willis 环上的左后交通动脉（PCOM）动脉瘤（箭）。矢状位 CT 血管成像图像（B）显示 PCOM 动脉瘤起源于左颈内动脉后侧（箭）

为严重的单侧头痛、眼眶疼痛和眼肌麻痹，并且该综合征的典型影像学表现为海绵窦炎引起的非对称海绵窦强化。如果患者表现出此特征性 MRI 表现，通常需要进行连续影像检查评估其对类固醇激素的反应（图 12-17）[24, 25, 27, 29]。

四、颅神经 V：三叉神经

三叉神经（trigeminal nerve）是面部的主要感觉神经，同时也支配咀嚼肌运动。它是最粗大的颅神经，有三个分支：三叉神经眼

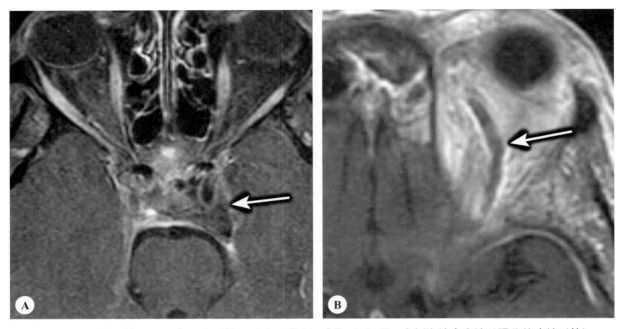

▲ 图 12–16　轴位薄层 T_1 加权后脂肪饱和对比（增强）成像（A）显示左侧海绵窦内缺乏强化的病灶（箭），影像特点与海绵窦血栓一致。轴位 T_1 加权对比（增强）图像（B）显示左侧眼上静脉异常扩大（箭）

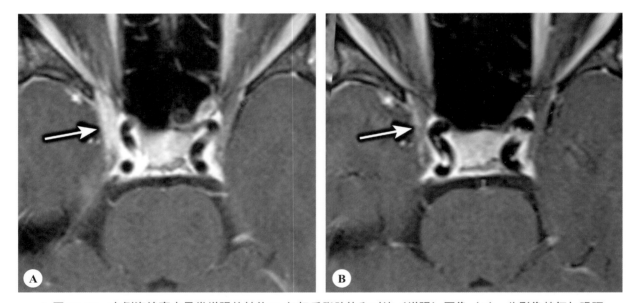

▲ 图 12–17　右侧海绵窦内异常增强的轴位 T_1 加权后脂肪饱和对比（增强）图像（A），此影像特征与眼眶炎性疾病（IOID 或 Tolosa-Hunt 综合征）一致。随访 1 年后，相同平面的轴位 T_1 加权后脂肪饱和对比（增强）图像（B），显示先前异常增强的病灶信号降低，提示炎症好转（箭）

支（ophthalmic，CN V_1）、三叉神经上颌支（maxillary，CN V_2）和三叉神经下颌支（mandibular，CN V_3）。三叉神经源于脑桥外侧，进入颅中窝的三叉神经池（Meckel 腔）并形成三叉神经节（trigeminal ganglion），随后发出

3 个分支（图 12–18）：①三叉神经眼支，穿过海绵窦，穿过眶上裂，从眶上孔穿出，接收来自鼻尖部和眼裂以上面部皮肤的感觉信息，它接收来自角膜、副鼻窦和鼻黏膜的感觉信息；②三叉神经上颌支穿过海绵窦，然后穿过卵圆

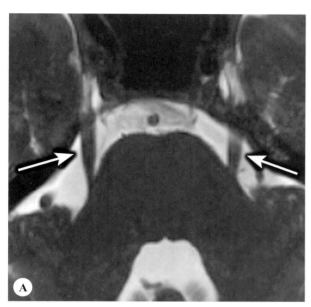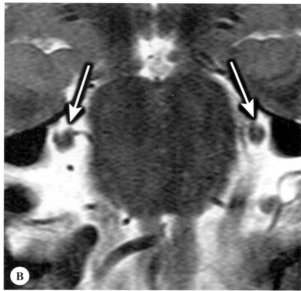

▲ 图 12-18　**A.** 通过脑桥中部的轴位薄层 T_2 加权图像显示双侧粗大的三叉神经（箭）；**B.** 冠状位薄层 T_2 加权图像显示脑桥两侧粗大的三叉神经横截面（箭）

孔进入翼腭窝，随后它横向延伸通过翼上颌裂，进入上颌后脂肪垫，并在矢状面向前转动，在眶下孔处穿出。三叉神经上颌支接收下眼睑和上唇平面之间的皮肤的感觉信息，以及上颌的牙齿、副鼻窦及鼻黏膜的感觉信息；③三叉神经下颌支，从三叉神经池向下穿过卵圆孔，接收来自下颌的皮肤、下颌牙齿、口腔黏膜和舌前 2/3 的感觉信息。同时它还支配咀嚼肌（包括翼内侧肌和翼外侧肌、颞肌和咬肌）的运动[15-17]。

　　MRI 由于其优越的组织对比度和多平面扫描能力，是评估三叉神经的最佳方式。MRI 可以对整个神经进行完整成像，准确观察远端和近端的神经分支以及三叉神经节。MRA 或 CTA 检查可以评估神经血管情况。MRI 与 CT 通常结合检查，以掌握颅底和骨孔相关解剖的详细情况。外伤时 CT 应是首选检查方式[30-34]。

　　临床上，三叉神经功能障碍患者常会出现面部疼痛或麻木，或咀嚼肌运动障碍。对于特发性三叉神经痛患者，电生理学检查结果应正常。当出现电生理检查结果出现异常时，临床医师应高度怀疑是否存在其他病变，患者应进

行 MRI 检查。三叉神经痛最常见的原因是血管襻压迫三叉神经根部。其中神经血管压迫的影像诊断标准包括：血管与神经的接触、血管襻垂直于神经走行轴线并且出现神经凹陷、移位、萎缩和（或）神经包绕。薄层 T_2 加权成像、脑脊液高信号磁共振序列以及 MRA 最能显示神经和血管之间的关系（图 12-19）。与其他颅神经功能障碍类似，病因还可能包括梗死、出血、脱髓鞘疾病、肿瘤或转移瘤，并其他病因也需完善 MR 检查[4, 30, 32, 35-37]。

五、颅神经Ⅶ：面神经

　　面神经（facial nerve）是控制面部表情的随意肌和不随意肌的主要运动神经。它源于脑桥外下侧，与前庭蜗神经一起通过桥小脑角（cerebellopontine angle，CPA）池和内听道（internal auditory canal，IAC），随后呈波形经过颞骨，并在茎突乳突孔穿出，进入腮腺，并将终末分支发送到面部肌肉[4, 15-17]。

　　与其他颅神经不同，CT 是面神经的首选影像学检查。例如，内耳、颞部和乳突段边缘

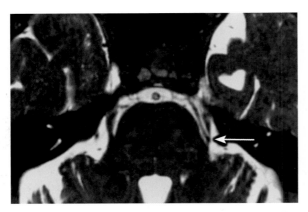

▲ 图 12-19 通过脑桥中部的轴位薄层 T_2 加权图像，显示左侧血管襻（箭）使左侧三叉神经根部明显移位，与三叉神经血管襻综合征的影像学表现一致

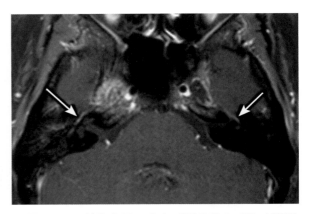

▲ 图 12-20 轴位薄层 T_1 加权后脂肪饱和对比（增强）MRI 图像显示双侧面神经（箭）正常增强，而左侧膝状神经节和左侧岩浅大神经表现轻度强化

的骨质改变评估首选 CT 检查，适用于可能影响面神经损伤的相关骨异常，如纤维发育不良、佩吉特病（Paget's disease）或骨质疏松症。颞骨 CT 检查是先天性畸形、颞骨骨折和中耳病变首选检查方式。面神经颅内段、池内段或轴内段的病变需要完善 MRI 检查，在薄层扫描 MRI 检查中，颞内面神经（尤其是鼓室段）强化是正常的（图 12-20）。MRI 也首选用于评估神经周围侵袭的肿瘤、面肌痉挛以及疱疹性麻痹（尽管对疱疹性麻痹，不推荐常规影像检查）[38]。CT 和 MRI 检查方法可以在面神经相关肿瘤的评估中相互补充[39-41]（图 12-21）。

临床上，面神经功能障碍患者通常表现为面瘫。虽然病因广泛，但有多种常见疾病，诊断简单适合进行临床诊断，而不是进行影像学检查，包括疱疹性面神经麻痹、中耳炎和带状疱疹耳炎（Ramsay-Hunt 综合征）。

疱疹性麻痹是外周面神经损伤的最常见原因。鉴于诊断简单，很少推荐影像检查。在非典型病例中，如果麻痹持续时间较长（＞3 个月），麻痹进展缓慢，有临床病史提示特定病因（如皮肤恶性肿瘤），或有复发性麻痹，则建议进行 MR 检查，MRI 可能显示出整个面神经颞内段的异常强化，以及内听道外侧的面神经迷路段起始部的簇状结节样强化。

带状疱疹耳炎（Ramsay-Hunt 综合征）是由水痘带状疱疹病毒引起的另一种常见面神经炎性疾病，有耳痛、外耳道水疱和同侧面瘫的三联征。临床诊断明确，影像学检查仅限于不寻常病例。耳带状疱疹常累及内耳，存在非对称感音神经性听力损失的病例中，需要进行影像学检查以排除蜗后性病变。与疱疹性麻痹 MRI 的影像学特点相似，颞内面神经异常强化，但内听道内存在沿面神经走行的线性强化。

中耳炎是面神经功能障碍的另一个原因，中耳炎的症状和体征非常典型，更适合进行临床诊断。此外，已知约 50% 的患者存在先天性面神经鼓室段下壁裂，因而中耳特别容易感染和发炎，以致炎症有可能延伸至耳囊。在不明确诊断的情况下，CT 可显示面神经管邻近区域的中耳混浊。MR 检查可能有助于判断感染侵袭程度[39, 40, 42]。

肿瘤性、血管性、先天性和创伤性疾病引起的面神经功能障碍，推荐进行影像学检查。面神经原发性肿瘤较为罕见，其中面神经神经鞘瘤是面神经原发性肿瘤最常见的类型。面神经神经鞘瘤的患者通常伴有面部麻木和听力损失。MR 检查可以显示涉及多段神经的强化病变，典型的面神经神经鞘瘤通常呈哑铃状，从内听道延伸至膝状神经节。对比剂给药前，T_1 加权图像上的信号通常为等信号到低信号，

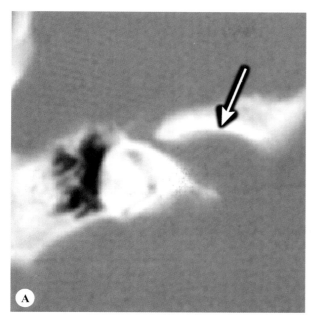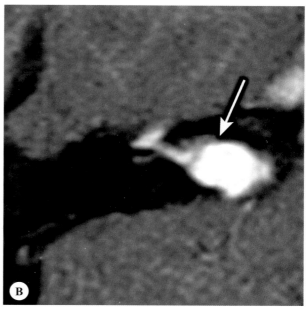

▲ 图 12-21　轴位薄层骨扫描 CT（A）和轴位薄层 T₁ 加权后对比（增强）MRI 图像（B）显示右侧内耳道扩大（A，箭），面神经迷路段向前外侧延伸至膝状神经节并有明显强化（B，箭），与面神经神经鞘瘤影像表现一致

T₂ 加权图像上为高信号，给予对比剂后为显著强化。CT 与 MR 检查可以相互补充，通常显示边缘平滑的骨质增生，无骨质侵蚀或破坏。如果神经鞘瘤源于面神经乳突或鼓室段，可能有听骨链破坏的影像学证据[39, 41, 43, 44]（图 12-21）。

　　与其他创伤性病例一样，通常需要影像学检查来评估面神经损伤，薄层骨扫描 CT 是评估颞骨内面神经的最佳方式。通过使用亚毫米薄层扫描 CT 评估可能延伸支面神经管和（或）耳囊的颞骨骨折。虽然大多数颞骨骨折是纵向骨折，但横向骨折导致面瘫的可能性更大。在外伤患者中面神经麻痹（面部麻木）通常是延迟的和不完全的，因此影像学检查非常重要。当影像学检查提示高度怀疑面神经受损时，通常需要临床医师调整连续监测或使用类固醇的方案[39-41]（图 12-22 和图 12-23）。

六、颅神经Ⅷ：前庭蜗神经

　　前庭蜗神经（vestibulocochlear nerve）是一种参与听力和平衡的特殊感觉神经。它从脑桥下外侧发出，平行于面神经横穿桥小脑角（cerebellopontine angle，CPA）和内听道（internal auditory canal，IAC）。在内听道的中部，它分为前庭神经和耳蜗神经（图 12-24）。然后前庭神经在外侧内听道分为上、下两个分支，并接收前庭（球囊和椭圆囊）和三个半规管的感觉信息。前庭上神经在面神经迷路段后方穿过上前庭管，分为椭圆囊神经、前壶腹神经和外壶腹神经。前庭下神经分为后壶腹神经和球囊神经，后壶腹神经穿过奇异管（singular canal）到达后半规管壶腹，而球囊神经则通过下前庭管到达球囊。耳蜗螺旋神经节的纤维聚集在蜗轴上，形成耳蜗神经，耳蜗神经接收来自基底膜的感觉信息；耳蜗神经离开后耳蜗轴，穿过耳蜗神经管进入内听道到达桥小脑角和脑桥[15-17]。

　　前庭蜗神经与大多数其他颅神经一样，首选 MRI 检查。MRI 可用于评估桥小脑角、内耳道和大脑，对识别内耳、耳蜗结构，以及可能扩大的内淋巴管和淋巴囊及外淋巴液特别敏感。CT 监测是 MRI 检查的有效补充，可以有效显

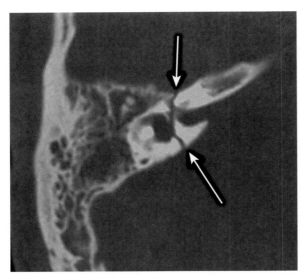

▲ 图 12-22　右侧颞骨的轴位薄层骨扫描 CT 显示横向骨折（箭），该骨折向前延伸穿过右侧面神经迷路段，向后延伸穿过前庭管上侧和前庭内侧

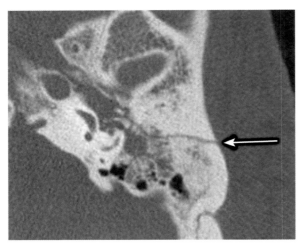

▲ 图 12-23　左侧颞骨的轴位薄层骨扫描 CT 显示纵向骨折（箭），该骨折向中耳腔延伸，锤骨和砧骨分离

示致密耳蜗的骨结构。同样，CT 在评估中耳骨性结构和外伤情况也很重要。

前庭蜗神经损伤在临床上通常表现为听力损失、耳鸣或眩晕。前庭蜗神经和重要的耳部结构损伤的原因可能是感染、炎症、血管病、脱髓鞘疾病、肿瘤和转移瘤。前庭神经病最常见的表现之一是前庭神经炎，患者通常表现为急性发作的剧烈眩晕，伴有恶心、呕吐和平衡障碍。在大多数情况下，通过完整的病史和体

格检查即可做出诊断。但是对于已知患有慢性耳病变、怀疑患有耳源性颅内病变的患者，需要进行颞骨 CT 检查。同时表现出其他神经系统异常的患者，需要 MRI 检查来寻找首要病因[45, 46]。

影像学检查对发现耳蜗后病变有重要意义，如听神经瘤。听神经瘤患者最常出现单侧听力损失，MRI 是首要检查方式。听神经瘤是圆形肿块，几乎均来自内耳道。肿瘤组织对周围结构有明显占位效应，包括内耳道的侵蚀和扩大。MRI 增强前的 T_1 加权图像上呈低信号和 T_2 加权图像上呈低信号，脑脊液高信号序列成像上呈充盈缺损。MRI 增强检查，较小的肿瘤通常呈现均匀强化，但较大的肿瘤因有囊性区域或出血区域的存在而呈现不均匀强化[47-50]（图 12-25）。目前对此病的手术治疗、放射治疗以及是否进行序贯性成像检查，临床医师存在较大争议。一般情况下听神经瘤的生长速度为 1～2 毫米 / 年。虽然更快的肿瘤生长速度一般预示着听力损失的加速，但目前没有可靠的证据表明肿瘤的快速生长与更严重预后相关。鉴于肿瘤生长行为的动态可变性，没有关于随访频率或观察期长短的明确推荐。如果选择的策略是观察，则推荐在 6～12 个月时进行首次随访并完善 MRI 检查，如果此时未发现肿瘤组织明显增大，则可以每年安排一次随访检查，直到确认肿瘤进入休眠状态。值得注意的是，肿瘤生长速度≥2.5 毫米 / 年与更高的听力下降率有关[51]。听神经瘤患者的治疗非常强调个体化，患有巨大听神经瘤的年轻患者通常接受手术治疗，而患有小听神经瘤的老年患者倾向于推荐立体定向放射治疗。不少研究发现小听神经瘤的手术患者，可以实现听力保护[52-55]。

七、颅神经Ⅸ、Ⅹ 和Ⅺ：舌咽神经、迷走神经和脊髓副神经

在本章中，将一起讨论舌咽神经（glossopharyngeal nerve）、迷走神经（vagus nerve）

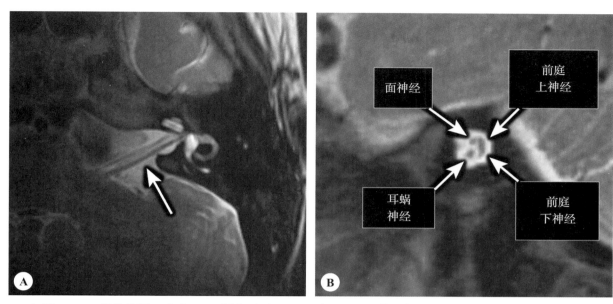

▲ 图 12-24　轴位薄层 T₂ 加权 MRI 图像（A）显示正常的粗大的前庭蜗神经（箭），位于面神经后方，桥小脑角和内耳道（IAC）内。垂直于内耳道长轴的薄层斜矢状位 T₂ 加权 MRI 图像（B）显示穿过内耳道中部的神经（箭），包括前部和上部的面神经、前部和下部的耳蜗神经，以及后部的前庭上神经和前庭下神经

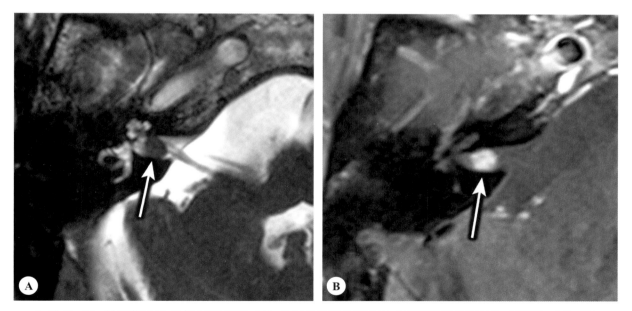

▲ 图 12-25　轴位薄层 T₂ 加权 MRI 图像（A）和相关的轴位薄层 T₁ 加权后脂肪饱和对比（增强）成像（B）显示内听道中部充盈缺陷（A，箭），对比剂给药后出现明显强化（B，箭），提示前庭蜗神经鞘瘤

和脊柱副神经（spinal accessory nerve）。虽然这些较低层面的颅神经确实有其特异病理生理学，但这些神经因共同穿过颈静脉孔（jugular foramen），而经常同时受到影响（图 12-26）。

舌咽神经为咽部提供运动和感觉神经支配，并为味觉和唾液分泌提供副交感神经支配。该神经源于延髓，穿过颈静脉孔神经部，然后穿过血管和肌肉组织区域，并在此分支[4, 15, 17]。迷走神经同样为咽和喉部提供运动和感觉神经支配，为味觉和唾液分泌提供副交感神经

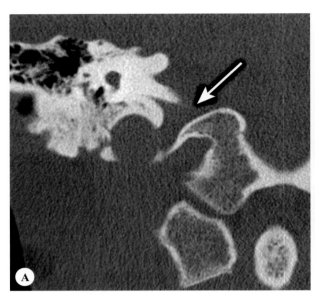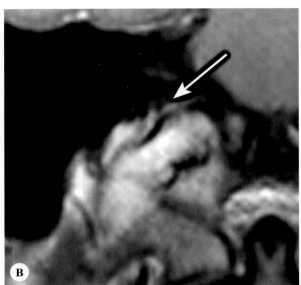

▲ 图 12−26　薄层骨扫描 CT（A）和冠状位薄层 T_1 加权增强 MRI 图像（B）显示包含颈内静脉和第Ⅸ、Ⅹ和Ⅺ颅神经的颈静脉孔（箭）

支配，并为胃肠道提供副交感神经支配。它源于延髓，穿过颈静脉孔血管部，然后下降到颈动脉间隙舌骨上区（suprahyoid neck carotid space）。右迷走神经发出环绕锁骨下动脉的喉返神经分支。左迷走神经向食管、肺和心脏发出分支，并发出环绕主动脉的喉返神经分支。两侧喉返神经分支都支配喉的内部肌肉[4, 15, 17]。脊副神经是一个特殊颅神经，它既有一个颅根又有一个脊根。头颅部分（颅根）来自迷走神经，脊柱部分（脊根）来自 $C_1 \sim C_6$ 颈脊神经。这些脊神经分支汇合在一起形成脊根，穿过枕骨大孔（foramen magnum）与颅根相连形成脊神经，然后脊副神经与迷走神经一起穿过颈静脉孔血管部，随后其发出分支与迷走神经并行，脊神经分支分别支配胸锁乳突肌和胸廓肌[4, 15, 17]。

　　评估颅神经Ⅸ、Ⅹ和Ⅺ的主要方法是颅底和颈部的 MRI 检查。MRI 能够显示脑干和颈脊髓、颅底、颈动脉鞘、颈部和纵隔内的病变。MRI 的多平面扫描允许在整个长度或者某个横截面中观察这些神经。MRI 还可以评估是否存在终末器官去神经支配的情况，如咽部、软腭、

胸锁乳突肌和斜方肌萎缩及脂肪浸润。CT 通常是评估颈部和胸部病变的首选成像方式。在对颈静脉孔进行成像评估时，CT 显示的骨骼变化能够与 MRI 检查结果相互补充。超声检查不太常用于评估颈部神经病变，但通常被用于引导组织活检程序[56−59]。

　　临床上，影响舌咽和迷走神经的疾病表现为吞咽困难和声音嘶哑，这些颅神经原发病变很少见，其中神经纤维瘤和神经鞘瘤是可能的病因，更常见的是受到医源性损伤（在颈动脉附近的心脏手术）。迷走神经的喉返神经分支还可能受到炎症或病毒性疾病的影响，患者将出现单侧声带麻痹。喉返神经同样可能受到医源性损伤（可能累及肺尖部肿瘤或甲状腺肿瘤）[4, 56, 57]。

　　影响脊副神经的疾病表现为肩部功能障碍，尤其是肩部外展和耸肩无力，也可能表现为患侧转头部无力。最常见原因是，该神经在颈部手术中受到医源性损伤（涉及臂丛神经或颈后淋巴结活检等手术）[15, 56]。

　　颈静脉孔的病变可能会影响第Ⅸ、Ⅹ和Ⅺ颅神经。鉴别诊断主要包括副神经节瘤

（paragangliomas）和神经鞘瘤、颅底外伤、感染或血管压迫。副神经节瘤（曾称为血管球瘤）通常会压迫颈静脉孔内的舌咽神经、迷走神经和脊髓副神经。在 MRI 上，血管丰富的颈部副神经节瘤通常显示明显强化、流动空隙（flow void）和"椒盐样"（salt-and-pepper）外观（图 12-27）。在 CT 上，它们可能表现出骨质浸润或破坏，如颈静脉孔周围有虫蚀样骨质破坏和颈动静脉棘（caroticojugular spine）的缺失（图 12-28）。血管造影可能有助于评估这些肿瘤的血管分布以及行术前血管栓塞术[56, 57, 59]。

八、颅神经Ⅻ：舌下神经

舌下神经（hypoglossal nerve）是舌的主要运动神经。它由延髓发出并穿过舌下神经管（hypoglossal canal），接收来自 C_1 和 C_2 的躯体和运动的感觉纤维，穿过面部和颈部重要的神经血管结构，随后向舌和舌骨上肌（suprahyoid muscle）发出分支[4, 15, 17]。

MRI 是评估舌下神经最好的检查方式，可用薄层 T_2 加权或脑脊液高信号 MRI 序列扫描，评估神经在颅底及池内段情况（图 12-29）。CT 是评估相关骨结构和舌下神经管和孔重要辅助检查，用于评估舌骨上颈部区域和口腔病变（舌下神经纤维延伸穿过舌下间隙）[60, 61]（图 12-30）。

临床上，舌下神经周围病变表现为舌运动无力、构音障碍或进食困难。在体格检查时，舌会偏向患侧，并可能出现舌萎缩。在颅底，舌下神经的损伤可能的原因有：骨折、附近血管畸形、颈内动脉夹层、副神经节瘤、神经鞘肿瘤、转移瘤以及颅外肿瘤迁移浸润（图 12-31）。在舌下间隙，舌下神经的损伤可能是由局部恶性肿瘤引起，例如口腔鳞状细胞癌或唾液腺恶性肿瘤（图 12-32）。其他病因包括感染和医源性并发症（颈部手术）[60, 61]。

九、多发性颅神经病

许多患者表现为多发性颅神经病（multiple cranial neuropathies），而不是孤立的某一颅神经功能障碍，因而给患者和医师带来困扰。许

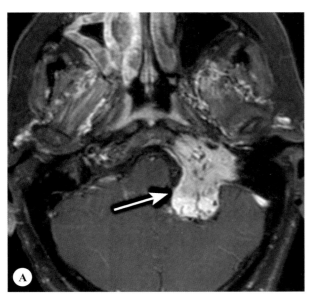
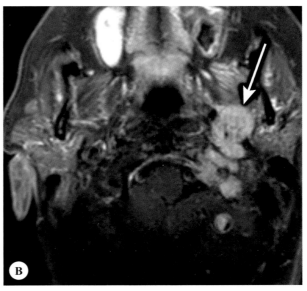

▲ 图 12-27　**A.** 通过颈静脉孔的轴位 T_1 加权后脂肪饱和对比（增强）成像，显示位于左颈静脉孔的巨大肿块（箭），带有多个流动空隙（"胡椒"样），提示为颈静脉孔副神经节瘤；**B.** 图像显示肿块向下延伸至颈动脉间隙舌骨上区（箭）

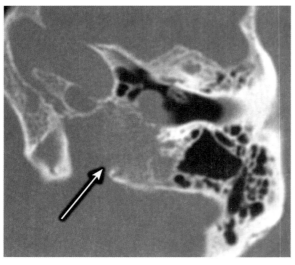

▲ 图 12-28　通过颈静脉孔的轴位薄层骨扫描 CT 图像，显示与左颈部副神经节瘤影像特点一致的虫蚀样骨质破坏（箭）

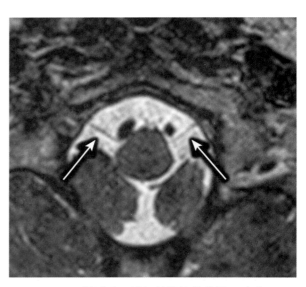

▲ 图 12-29　通过舌下神经管的轴位薄层 T₂ 加权 MRI 图像显示正常的舌下神经（箭），从延髓发出，向外向前延伸至舌下神经管，紧邻椎动脉流空的外侧

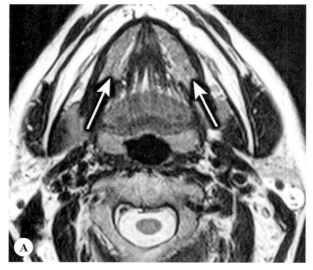

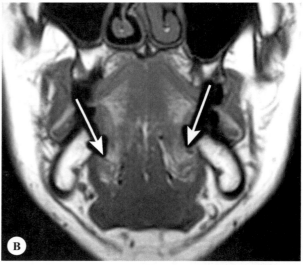

▲ 图 12-30　轴位 T₂ 加权（A）和冠状位 T₁ 加权对比（增强）前（B）MRI 图像，显示舌下腔脂肪的正常高 T₁ 和 T₂ 信号（箭），位于舌骨肌内侧和舌根外侧，外侧包括舌神经和舌下神经，内侧包括舌咽神经

多颅神经之间存在着密切的联系（如共同穿过颅底和头颈部区域），因此，如果临床医师对颅神经解剖有扎实的基础，颅神经损伤的具体症状和体征可能有助于指导患者的诊断和治疗。正如本章所述，MRI 通常是评估颅神经病最有效的影像学检查方法。根据具体情况，CT、血管造影和超声也是有效的辅助检查方法[62, 63]。

结论

影像学检查在评估颅神经解剖和相关疾病上具有重要作用，MRI 和 CT 相辅相成，可以提供互补的影像学信息。经验丰富的临床医师会在适当的时机，开展最适合的影像学检查，以对颅神经疾病患者进行有效临床评估，制订最合理的治疗方案。

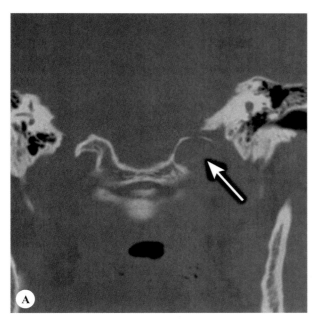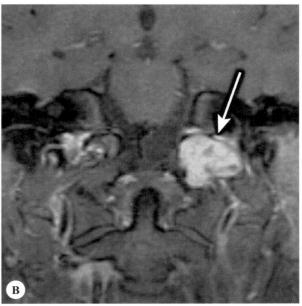

▲ 图 12-31　冠状位薄层骨扫描 CT 图像（A）和通过颈静脉孔水平的冠状位 T₁ 加权后脂肪饱和对比（增强）MRI 图像（B），显示左侧舌下神经管扩大，伴有良性征象的骨边界（A，箭），肿瘤边界清晰均匀强化（B，箭），与舌下神经神经鞘瘤影像学表现一致

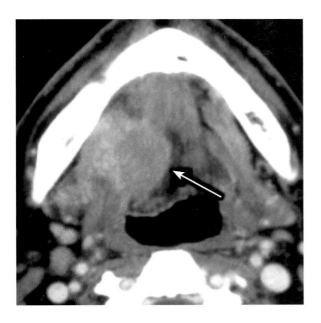

◀ 图 12-32　口腔水平的轴位 CT 对比（增强）成像，显示右侧高密度肿块（箭），其影像特点与侵犯舌下间隙的鳞状细胞癌一致，肿块占位效应使舌中隔低密度脂肪发生明显左侧移位

参 考 文 献

[1] Blitz AM, Choudhri AF, Chonka ZD, et al. Anatomic considerations, nomenclature, and advanced cross-sectional imaging techniques for visualization of the cranial nerve segments by MR imaging. Neuroimaging Clin N Am 2014; 24(1):1–15

[2] Policeni B, Corey AS, Burns J, et al; Expert Panel on Neurologic Imaging. ACR Appropriateness Criteria® Cranial Neuropathy. J Am Coll Radiol 2017; 14(11S):S406–S420

[3] Morani AC, Ramani NS, Wesolowski JR. Skull base, orbits, temporal bone, and cranial nerves: anatomy on MR imaging. Magn Reson Imaging Clin N Am 2011;19(3):439–456

[4] Jha RM, Klein JP. Clinical anatomy and imaging of the cranial

nerves and skull base. Semin Neurol 2012;32(4):332–346

[5] Raut AA, Naphade PS, Chawla A. Imaging of skull base: pictorial essay. Indian J Radiol Imaging 2012;22(4):305–316

[6] Mathur A, Jain N, Kesavadas C, Thomas B, Kapilamoorthy TR. Imaging of skull base pathologies: role of advanced magnetic resonance imaging techniques. Neuroradiol J 2015;28(4):426–437

[7] Paul AB, Oklu R, Saini S, Prabhakar AM. How much is that head CT? Price transparency and variability in radiology. J Am Coll Radiol 2015;12(5): 453–457

[8] The 2007 Recommendations of the International Commission on Radiological Protection. ICRP publication 103. Ann ICRP 2007;37(2–4):1–332

[9] McCollough CH, Christner JA, Kofler JM. How effective is effective dose as a predictor of radiation risk? AJR Am J Roentgenol 2010;194(4):890–896

[10] McCollough CH, Bushberg JT, Fletcher JG, Eckel LJ. Answers to common questions about the use and safety of CT scans. Mayo Clin Proc 2015;90(10): 1380–1392

[11] US Food and Drug Administration. What are the Radiation Risks from CT? Silver Spring, MD: FDA; 2017

[12] Fraum TJ, Ludwig DR, Bashir MR, Fowler KJ. Gadolinium-based contrast agents: a comprehensive risk assessment. J Magn Reson Imaging 2017;46(2):338–353

[13] Kay J. Nephrogenic systemic fibrosis: a gadolinium-associated fibrosing disorder in patients with renal dysfunction. Ann Rheum Dis 2008;67(Suppl 3): iii66–iii69

[14] Schlaudecker JD, Bernheisel CR. Gadolinium-associated nephrogenic systemic fibrosis. Am Fam Physician 2009;80(7):711–714

[15] Rea P. Clinical Anatomy of the Cranial Nerves. San Diego, CA: Academic Press; 2014

[16] Borden N, Forseen S, Stefan C, Moore A. Imaging anatomy of the human brain: a comprehensive atlas including adjacent structures. New York, NY: Demos Medical; 2016

[17] Parry AT, Volk HA. Imaging the cranial nerves. Vet Radiol Ultrasound 2011;52(1, Suppl 1):S32–S41

[18] Duprez TP, Rombaux P. Imaging the olfactory tract (cranial nerve #1). Eur J Radiol 2010;74(2):288–298

[19] Castillo M, Mukherji SK. Magnetic resonance imaging of the olfactory apparatus. Top Magn Reson Imaging 1996;8(2):80–86

[20] Becker M, Masterson K, Delavelle J, Viallon M, Vargas M-I, Becker CD. Imaging of the optic nerve. Eur J Radiol 2010;74(2):299–313

[21] Mallery RM, Prasad S. Neuroimaging of the afferent visual system. Semin Neurol 2012;32(4):273–319

[22] Fadzli F, Ramli N, Ramli NM. MRI of optic tract lesions: review and correlation with visual field defects. Clin Radiol 2013;68(10):e538–e551

[23] Menjot de Champfleur N, Leboucq N, Menjot de Champfleur S, Bonafé A. Imaging of the pre-chiasmatic optic nerve. Diagn Interv Imaging 2013;94(10): 973–984

[24] Ferreira T, Verbist B, van Buchem M, van Osch T, Webb A. Imaging the ocular motor nerves. Eur J Radiol 2010;74(2):314–322

[25] Mark AS. Oculomotor motion disorders: current imaging of cranial nerves 3, 4, and 6. Semin Ultrasound CT MR 1998;19(3):240–256

[26] Tantiwongkosi B, Hesselink JR. Imaging of ocular motor

pathway. Neuroimaging Clin N Am 2015;25(3):425–438

[27] Eisenkraft B, Ortiz AO. Imaging evaluation of cranial nerves 3, 4, and 6. Semin Ultrasound CT MR 2001;22(6):488–501

[28] Choi BS, Kim JH, Jung C, Hwang JM. High-resolution 3D MR imaging of the trochlear nerve. AJNR Am J Neuroradiol 2010;31(6):1076–1079

[29] Schuknecht B, Sturm V, Huisman TA, Landau K. Tolosa–Hunt syndrome: MR imaging features in 15 patients with 20 episodes of painful ophthalmoplegia. Eur J Radiol 2009;69(3):445–453

[30] Bathla G, Hegde AN. The trigeminal nerve: an illustrated review of its imaging anatomy and pathology. Clin Radiol 2013;68(2):203–213

[31] Cassetta M, Pranno N, Pompa V, Barchetti F, Pompa G. High resolution 3-T MR imaging in the evaluation of the trigeminal nerve course. Eur Rev Med Pharmacol Sci 2014;18(2):257–264

[32] Borges A, Casselman J. Imaging the trigeminal nerve. Eur J Radiol 2010;74(2):323–340

[33] Rubinstein D, Stears RL, Stears JC. Trigeminal nerve and ganglion in the Meckel cave: appearance at CT and MR imaging. Radiology 1994;193(1):155–159

[34] Williams LS, Schmalfuss IM, Sistrom CL, et al. MR imaging of the trigeminal ganglion, nerve, and the perineural vascular plexus: normal appearance and variants with correlation to cadaver specimens. AJNR Am J Neuroradiol 2003;24(7):1317–1323

[35] Peschillo S, Delfini R. Trigeminal neuralgia: a new neuroimaging perspective. World Neurosurg 2013;80(3–4):293–295

[36] Leclercq D, Thiebaut JB, Héran F. Trigeminal neuralgia. Diagn Interv Imaging 2013;94(10):993–1001

[37] Harsha KJ, Kesavadas C, Chinchure S, Thomas B, Jagtap S. Imaging of vascular causes of trigeminal neuralgia. J Neuroradiol 2012;39(5):281–289

[38] Baugh RF, Basura GJ, Ishii LE, et al. Clinical practice guideline: Bell's palsy. Otolaryngol Head Neck Surg 2013;149(3, Suppl):S1–S27

[39] Singh AK, Bathla G, Altmeyer W, et al. Imaging spectrum of facial nerve lesions. Curr Probl Diagn Radiol 2015;44(1):60–75

[40] Veillona F, Ramos-Taboada L, Abu-Eid M, Charpiot A, Riehm S. Imaging of the facial nerve. Eur J Radiol 2010;74(2):341–348

[41] Jäger L, Reiser M. CT and MR imaging of the normal and pathologic conditions of the facial nerve. Eur J Radiol 2001;40(2):133–146

[42] Kumar A, Mafee MF, Mason T. Value of imaging in disorders of the facial nerve. Top Magn Reson Imaging 2000;11(1):38–51

[43] Mundada P, Purohit BS, Kumar TS, Tan TY. Imaging of facial nerve schwannomas: diagnostic pearls and potential pitfalls. Diagn Interv Radiol 2016;22(1):40–46

[44] McRackan TR, Wilkinson EP, Rivas A. Primary tumors of the facial nerve. Otolaryngol Clin North Am 2015;48(3):491–500

[45] Jeong SH, Kim HJ, Kim JS. Vestibular neuritis. Semin Neurol 2013;33(3): 185–194

[46] Goddard JC, Fayad JN. Vestibular neuritis. Otolaryngol Clin North Am 2011;44(2):361–365, viii

[47] Haque S, Hossain A, Quddus MA, Jahan MU. Role of MRI

in the evaluation of acoustic schwannoma and its comparison to histopathological findings. Bangladesh Med Res Counc Bull 2011;37(3):92–96

[48] Smirniotopoulos JG, Yue NC, Rushing EJ. Cerebellopontine angle masses: radiologic-pathologic correlation. Radiographics 1993;13(5):1131–1147

[49] Tsunoda A, Komatsuzaki A, Suzuki Y, Muraoka H. Three-dimensional imaging of the internal auditory canal in patients with acoustic neuroma. Acta Otolaryngol Suppl 2000;542: 6–8

[50] Stucken EZ, Brown K, Selesnick SH. Clinical and diagnostic evaluation of acoustic neuromas. Otolaryngol Clin North Am 2012;45(2):269–284, vii

[51] von Kirschbaum C, Gürkov R. Audiovestibular function deficits in vestibular schwannoma. BioMed Res Int 2016;2016:4980562

[52] Lin EP, Crane BT. The management and imaging of vestibular schwannomas. AJNR Am J Neuroradiol 2017;38(11):2034–2043

[53] Jethanamest D, Rivera AM, Ji H, Chokkalingam V, Telischi FF, Angeli SI. Conservative management of vestibular schwannoma: predictors of growth and hearing. Laryngoscope 2015;125(9):2163–2168

[54] Quist TS, Givens DJ, Gurgel RK, Chamoun R, Shelton C. Hearing preservation after middle fossa vestibular schwannoma removal: are the results durable? Otolaryngol Head Neck Surg 2015;152(4):706–711

[55] Raheja A, Bowers CA, MacDonald JD, et al. Middle fossa approach for vestibular schwannoma: good hearing and facial nerve outcomes with low morbidity. World Neurosurg 2016;92:37–46

[56] Larson TC III, Aulino JM, Laine FJ. Imaging of the glossopharyngeal, vagus, and accessory nerves. Semin Ultrasound CT MR 2002;23(3):238–255

[57] Castillo M, Mukherji SK. Magnetic resonance imaging of cranial nerves IX, X, XI, and XII. Top Magn Reson Imaging 1996;8(3):180–186

[58] Li AE, Greditzer HG IV, Melisaratos DP, Wolfe SW, Feinberg JH, Sneag DB. MRI findings of spinal accessory neuropathy. Clin Radiol 2016;71(4):316–320

[59] Ong CK, Chong VF. The glossopharyngeal, vagus and spinal accessory nerves. Eur J Radiol 2010;74(2):359–367

[60] Loh C, Maya MM, Go JL. Cranial nerve XII: the hypoglossal nerve. Semin Ultrasound CT MR 2002;23(3):256–265

[61] Alves P. Imaging the hypoglossal nerve. Eur J Radiol 2010;74(2):368–377

[62] Carroll CG, Campbell WW. Multiple cranial neuropathies. Semin Neurol 2009;29(1):53–65

[63] Keane JR. Multiple cranial nerve palsies: analysis of 979 cases. Arch Neurol 2005;62(11):1714–1717

第 13 章 结论与讨论要点
Conclusion and Discussion Points

Seilesh C. Babu　Neal M. Jackson　著

侯效胜　王建江　译　汪永新　校

如前几章所述，颅神经疾病的诊断和治疗可能非常复杂。虽然有几十种诊断检查方法备选，但最好的诊断检查方法仍然是从详细的病史和体格检查开始。诊断的正确性至关重要，而这需要更充分的诊断检查，通常情况需要专业人员进行特定检查方法（如喉内镜检查、听力测试、神经电生理检查等）进行评估。放射影像检查在许多情况均有重要的作用，如明确或排除危及生命的疾病情况（颅内肿块或恶性肿瘤）。

治疗方案包括观察治疗和手术治疗。对于一些可以自发恢复的自限性良性疾病（如单侧急性面神经麻痹），观察治疗是最恰当的医学决策，并且具有明显的成本效益优势。但是对于某些颅神经病变（如脑桥小脑角肿瘤逐渐生长导致的缓慢、进行性面神经麻痹），手术切除是最恰当的医学决策，但费用高昂。以上实例中两种不同疾病都涉及单侧面神经麻痹这一表现，而详细询问临床病史（尤其是发病时间进程）是正确诊断并制订恰当治疗方案的关键。

显然，准确诊断对基于成本效益的决策极其必要，最低成本效益的行为是由于误诊而导致的一系列错误诊疗，不仅费用昂贵，还可能对患者有害。

最后如前所述，尽管人们越来越关注如何降低医疗费用，但值得我们注意的是，当有危及生命的情况时，请不要过度关注医疗费用本身！

索 引
Index

相 关 图 书 推 荐

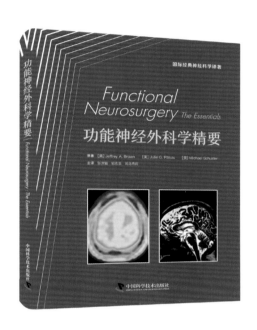

原著　[美] Jeffrey A. Brown

　　　[美] Julie G. Pilitsis

　　　[美] Michael Schulder

主译　张洪钿　邹志浩　司马秀田

定价　158.00元

　　本书引进自 Thieme 出版社，由美国神经外科专家 Jeffrey A. Brown 博士、Julie G. Pilitsis 博士、Michael Schulder 博士共同编写，国内多位临床经验丰富的神经外科专家共同翻译，是一部全面介绍神经系统功能性疾病的专业著作。

　　全书共 41 章，详细阐述了神经外科功能性疾病的临床表现、影像学特征、治疗方案等内容，并以丰富的图片、表格及关键知识点简明展示相关知识。

　　本书内容全，要点突出，图文并茂，既可作为众多神经科临床医生的指导用书，又可作为功能神经外科学相关培训的参考用书。

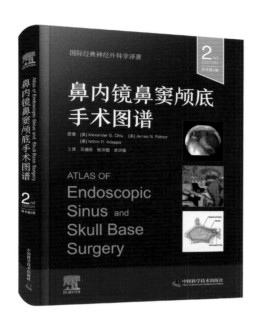

原著 [美] Alexander G. Chiu

[美] James N. Palmer

[美] Nithin D. Adappa

主译 马驰原 张洪钿 余洪猛

定价 258.00元

本书引进自 ELSEVIER 出版社，由国际耳鼻咽喉头颈外科领域的顶级专家 Alexander G. Chiu、James N. Palmer 和 Nithin D. Adappa 联合编写，是一部有关鼻内镜颅底手术的实用图谱。

本书为全新第 2 版，全面清晰地介绍了当今鼻科学和前颅底手术相关的知识与技能，以图片形式一步一步地向读者展示了经鼻内镜开展颅底手术的具体步，同时还为各种手术入路的操作提供了实用的指导建议。

本书共八篇 33 章，编写简洁、图文并茂，非常适合神经外科、颅底外科及鼻科学等专业的医生和相关人员阅读参考。

出版社官方微店